W0268226

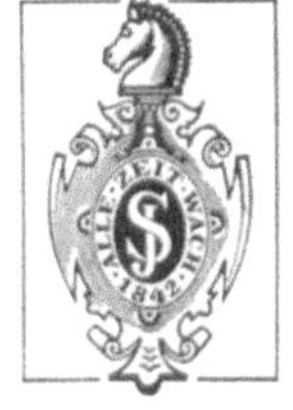

L. Demling   M. Classen   P. Frühmorgen

Atlas der
Enteroskopie

Endoskopie des Dünndarms
und des Dickdarms, retrograde
Cholangio-Pancreaticographie

Unter Mitarbeit von H. Koch und H. Bauerle

Mit 289 zum Teil farbigen Abbildungen

Springer-Verlag
Berlin · Heidelberg · New York 1974

Professor Dr. med. LUDWIG DEMLING,
Direktor der Medizinischen Universitätsklinik Erlangen

Privatdozent Dr. med. MEINHARD CLASSEN,
Oberarzt an der Medizinischen Universitätsklinik Erlangen

Dr. med. PETER FRÜHMORGEN, Wissenschaftlicher Assistent
an der Medizinischen Universitätsklinik Erlangen

ISBN 978-3-642-49158-0   ISBN 978-3-642-49157-3 (eBook)
DOI 10.1007/ 978-3-642-49157-3

Das Werk ist urheberrechtlich geschützt. Die dadurch begründeten Rechte, insbesondere die der Übersetzung, des Nachdruckes, der Entnahme von Abbildungen, der Funksendung, der Wiedergabe auf photomechanischem oder ähnlichem Wege und der Speicherung in Datenverarbeitungsanlagen bleiben, auch bei nur auszugsweiser Verwertung, vorbehalten.

Bei Vervielfältigungen für gewerbliche Zwecke ist gemäß § 54 UrhG eine Vergütung an den Verlag zu zahlen, deren Höhe mit dem Verlag zu vereinbaren ist.

© by Springer-Verlag Berlin · Heidelberg 1974. Library of Congress Catalog Softcover reprint of the hardcover 1st edition 1974 Card Number 73-17987

Die Wiedergabe von Gebrauchsnamen, Handelsnamen, Warenbezeichnungen usw. in diesem Werk berechtigt auch ohne besondere Kennzeichnung nicht zu der Annahme, daß solche Namen im Sinne der Warenzeichen- und Markenschutz-Gesetzgebung als frei zu betrachten wären und daher von jedermann benutzt werden dürften.

Vorwort

Der Atlas für Enteroskopie ist neu in seiner Thematik. Er
befaßt sich mit den Fortschritten der modernen gastroenterologischen Endoskopie. Sie betreffen den Dünndarm vom
Duodenum bis zum Ileum und das gesamte Kolon. Während
vor etwa drei Jahren große Teile des Darmkanals einer direk-
ten Betrachtung noch nicht zugänglich waren, kann man heute
von der Speiseröhre bis zum After jegliche Region optisch
und bioptisch untersuchen, sei es durch die Kombination von
Enteroskopie und Coloskopie oder mit Hilfe der peroralen
Entero-Coloskopie. Entzündliche oder peptische Läsionen,
Tumoren, Divertikel und Stenosen können gesehen und histologisch überprüft werden. Neu ist auch die Darstellung des
biliären und pankreatischen Gangsystems mit Röntgenkon-
trastmitteln über die endoskopisch intubierte Papilla Vateri.
Erstmalig wird das Gangsystem der Bauchspeicheldrüse der
präoperativen Röntgenuntersuchung zugänglich und kann
mit der mesenterialen Angiographie kombiniert werden. Bei
der Differentialdiagnose des Verschlußikterus bedeutet die
retrograde endoskopische Füllung des biliären Systems einen
wesentlichen Fortschritt, da das Verfahren gegenüber der perkutanen und der laparoskopischen Cholangiographie sehr
schonend ist. Neuland wurde auch betreten mit der operativen Endoskopie im Dünn- und Dickdarm. Mit ihrer Hilfe
können Fremdkörper nach außen befördert, umschriebene
Veränderungen lokal behandelt, Blutungen durch Koagulation gestillt und Polypen mit der Diathermieschlinge entfernt
werden. Der Atlas zeigt in erster Linie die Möglichkeiten,
welche sich durch die Weiterentwicklung der Endoskopie und
deren Kombinationen mit dem Röntgenverfahren dem ärztli-
chen Handeln eröffnet haben. So zahlreich die Fälle sind, anhand derer dies nachgewiesen wird, eine vollständige Systema-
tik aller mit der neuen Methode erfaßbaren Krankheiten konnte noch nicht erreicht werden. Der Atlas stellt den Versuch
dar, den gewaltigen Fortschritt aufzuzeigen, welchen die ga-
stroenterologische Endoskopie in den Jahren 1970 — 1973 erreicht hat, und diesen einem interessierten Leserkreis näher

zu bringen. Dazu gehören Gastroenterologen, Internisten,
Chirurgen, Pathologen und all jene Ärzte, welche sich Freude
an der ausgreifenden Entwicklung der modernen Medizin be-
wahrt haben.

Frühjahr 1974   L. DEMLING

Inhaltsverzeichnis

1. Instrumente

1.1 Endoskopische Instrumente

Die technische Perfektion sowie die Schaffung eines Universal- oder Panendoskopes erfährt ihre Grenzen in der Anatomie jener Organe, die passiert und inspiziert werden sollen. Für den Endoskopiker bestimmen die optischen und mechanischen Qualitäten sowie der Verwendungszweck die Beurteilung und die Wahl des Instrumentes, da die von der Industrie angebotenen Duodenoskope und Coloskope technische Unterschiede aufweisen.

Zur leichteren Bewertung der zu beschreibenden Endoskope sollen zunächst die Forderungen erläutert werden, die bei dem heutigen Stand der Technik an brauchbare Duodenoskope und Coloskope zu stellen sind.

Mechanik: Eine in 2 Ebenen stufenlos abwinkelbare Spitze (mindestens 120 Grad), dauerhafte Verarbeitung, übersichtliche Anordnung und leichte Handhabung der Bedienungselemente, automatische Saug- und Spülvorrichtung, automatische Luftinsufflation, Möglichkeiten zur millimetergenauen Biopsie auch bei abgewinkelter Instrumentenspitze und zur Entnahme cytologischen Materials.

Optik: Fiberoptisches lichtstarkes Kaltlichtsystem, gutes Auflösungsvermögen und Detailerkennbarkeit, leichte Foto- und Filmdokumentation mit Belichtung.

Verwendungszweck

a) Duodenoskopie: Vorausblickoptik mit guter Detailerkennbarkeit auch bei geringem Wandabstand für den Bulbus und das postbulbäre Duodenum (pathologische Veränderungen der Darmwand). — Seitblickoptik mit dirigierbarem Katheter und Abwinkelbarkeit der Instrumentenspitze in 2 Ebenen für die retrograde Pancreatico- und Cholangiographie sowie besonderer Fragestellung beim Narbenbulbus.

b) Coloskopie: Geradeausblickoptik mit einer Abwinkelbarkeit der Instrumentenspitze in 2 Ebenen über 90 Grad.

Duodenoskopie

Bulboskopie (Tabelle 1)

ACMI (Wappler International GmbH, München): Oesophago-Gastro-Bulboskop, FO-7088 Typen J, JJ und P (Abb. I). Vorausblickoptik 70 Grad, Nutzlänge 1 050 mm, Fixfocus.

Die Instrumente unterscheiden sich durch eine Weiterentwicklung der Mechanik. Die Abwinkelbarkeit der Spitze beträgt bei Typ J 180 Grad nach oben und 100 Grad nach unten bei einem extrem kleinen Krümmungsradius von nur 2 cm (Typen J und P). Eine weitere Verbesserung stellt Typ P mit Panoramaabwinkelung dar (Abb. II). Durch einen einzigen Bedienungshebel ist die Spitze auf ca. 180 Grad in alle Richtungen abwinkelbar und umschreibt somit eine Halbkugel. Das Inversionsmanöver wird hierdurch erleichtert, die blinden Stellen im Magen vermindert. Das Instrument Typ JJ entspricht

Tabelle 1. Technische Daten der Bulboskope

Technische Daten	ACMI FO-7089 A/J/JJ/P	Olympus		Wolf		Storz Fiberskop
		EF-L	GIF-D	7877	7883	
Arbeitslänge (mm)	1 050	865	1 000	1 300	1 025	1 120
Durchmesser (mm)						
starres Spitzenteil	12,7	12,6	13,0	12,0	13,5	13,0
flexibler Teil	11,4	11,9	12,3	11,8	12,5	12,0
Länge des starren Spitzenteiles (mm)	44,0 (A, J, JJ); 55,0 (P)	40,0	22,0	23,0	20,0	40,0
Abwinkelbarkeit der Spitze						
nach oben	120° (A); 180° (J, JJ); 180° (P)	90°	150°	90°	140°	130°
nach unten	120° (A); 100° (J, JJ); 180° (P)	90°	150°	90°	140°	110°
nach rechts	$\varnothing$ (A); $\varnothing$ (J, JJ); 180° (P)	$\varnothing$	100°	90°	$\varnothing$	90°
nach links	$\varnothing$ (A); $\varnothing$ (J, JJ); 180° (P)	$\varnothing$	100°	90°	$\varnothing$	90°
Abwinkelbarkeit der Zange	$\varnothing$	$\varnothing$	$\varnothing$	90°	$\varnothing$	$\varnothing$
Tiefenschärfe (mm)	6—100	10—50	5—∞	5—50	5—∞	3—∞
Blickwinkel	70°	60°	75°	70°	70°	60°
Blickrichtung	180°	180°	180°	100°	180°	150°
Variabler Focus	$\varnothing$	$\varnothing$	+	$\varnothing$	+	+

dem Typ J, besitzt jedoch zusätzlich eine leichte Vorkrümmung des distalen flexiblen Teiles. Es wird z. Z. nur auf besonderen Wunsch geliefert.

Verbesserungsbedürftig bleiben die optischen Qualitäten für die Fotodokumentation. Ein Gesichtsfeld von 70 Grad mit Fixfocus ermöglicht eine gute Übersicht, schränkt jedoch die Detailerkennbarkeit ein. Der Bedienungsteil ist übersichtlich und handlich. Leider kann die Biopsiezange vollständig bei abgewinkelter Spitze nicht eingeführt werden. Luftzufuhr und Saugung erfolgen automatisch, zur Spülung muß eine Spritze aufgesetzt werden.

Das Instrument eignet sich gut für die kombinierte Oesophago-Gastro-Bulboskopie. Eine entsprechende Technik ermöglicht auch die Inspektion der Bulbusbasis, lediglich bei einem Narbenbulbus

kann im Einzelfall ein Seitblickinstrument zusätzlich nötig sein. Ein Instrumentierkanal zur Entnahme bioptischen und cytologischen Materials und zur Einführung von Instrumenten im Rahmen der operativen Endoskopie ist vorhanden.

Olympus Opt. Co. (Hamburg): Oesophago-Gastroskop EF-L, Vorausblickoptik 60 Grad, Nutzlänge 865 mm, Fixfocus (Abb. III).

Dieses Endoskop eignet sich wegen seiner Nutzlänge von nur 865 mm sowie einer Abwinkelbarkeit der Spitze in einer Ebene von je 90 Grad nicht zur Bulboskopie. Es ist durch den TYP GIF abgelöst worden und wird daher in diesem Rahmen nicht weiter besprochen.

Gastrointestinales Fiberskop GIF-D (Abb. IV). Vorausblickoptik 75 Grad, Nutzlänge 1 000 mm, Fixfocus.

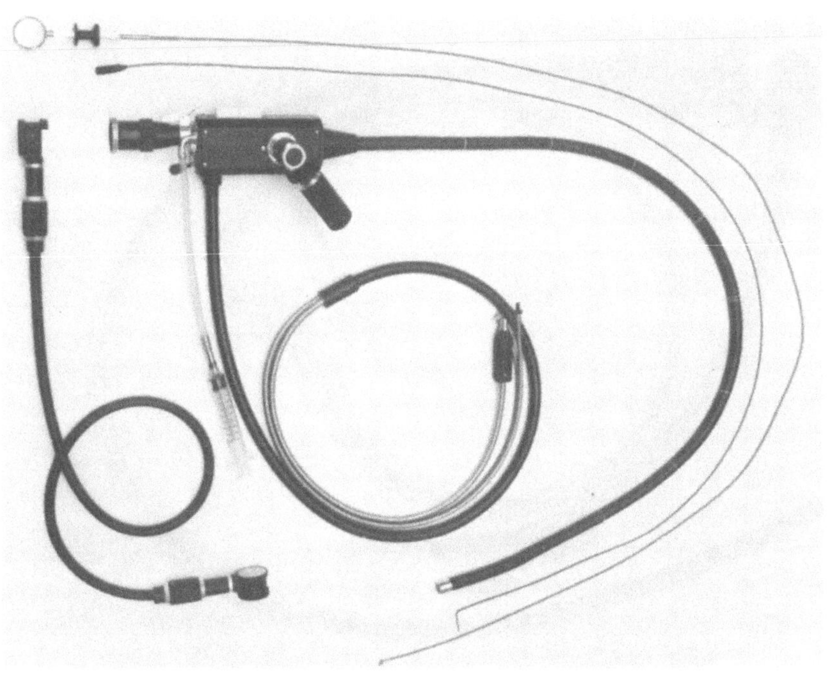

Abb. I. Panendoskop FO-7089 der Fa. ACM, München, mit Meßlatte, Biopsiezange und Teaching Attachment

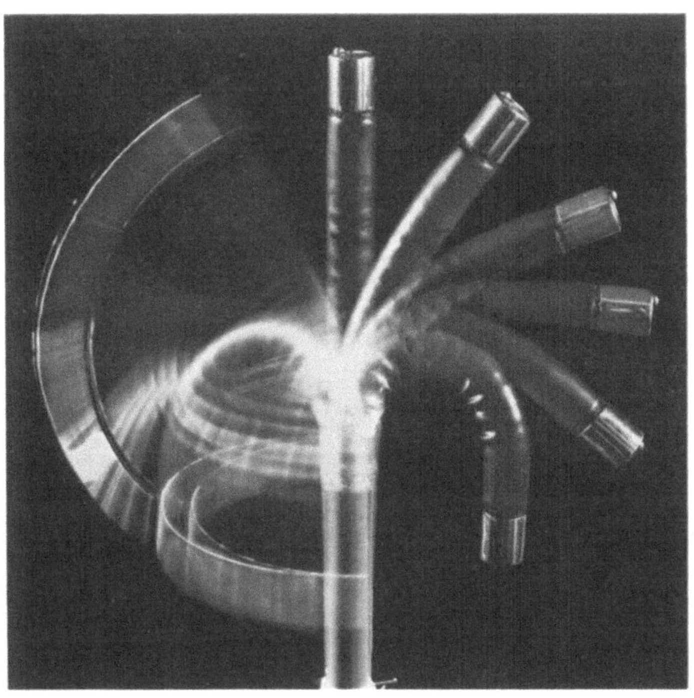

Abb. II. Panorama-Abwinkelung des Panendoskops FO-7089 der Fa. ACM, München

3

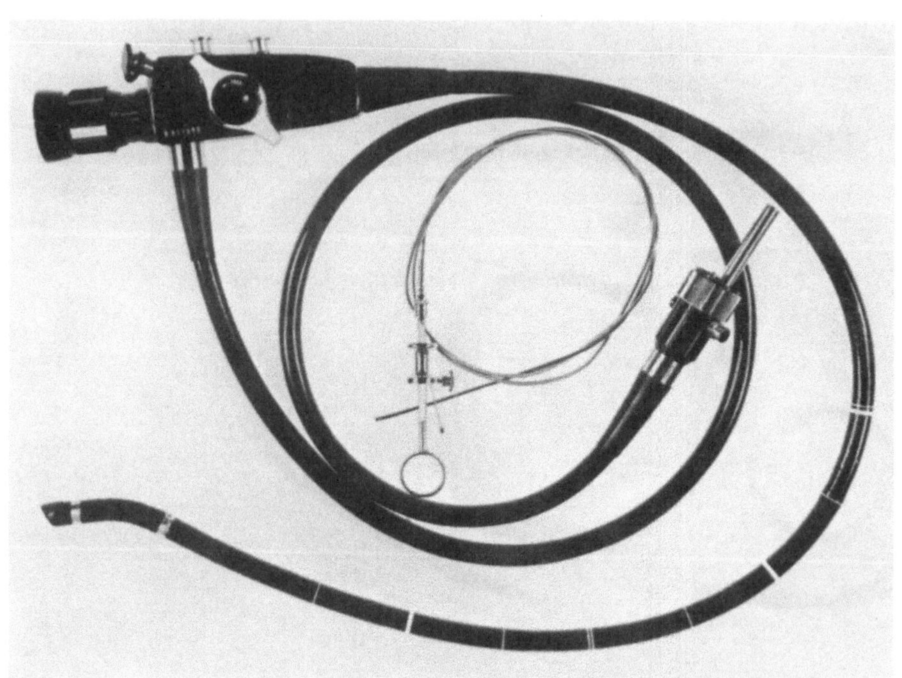

Abb. III. Oesophagoskop EF-L der Fa. Olympus, Hamburg, mit Biopsiezange

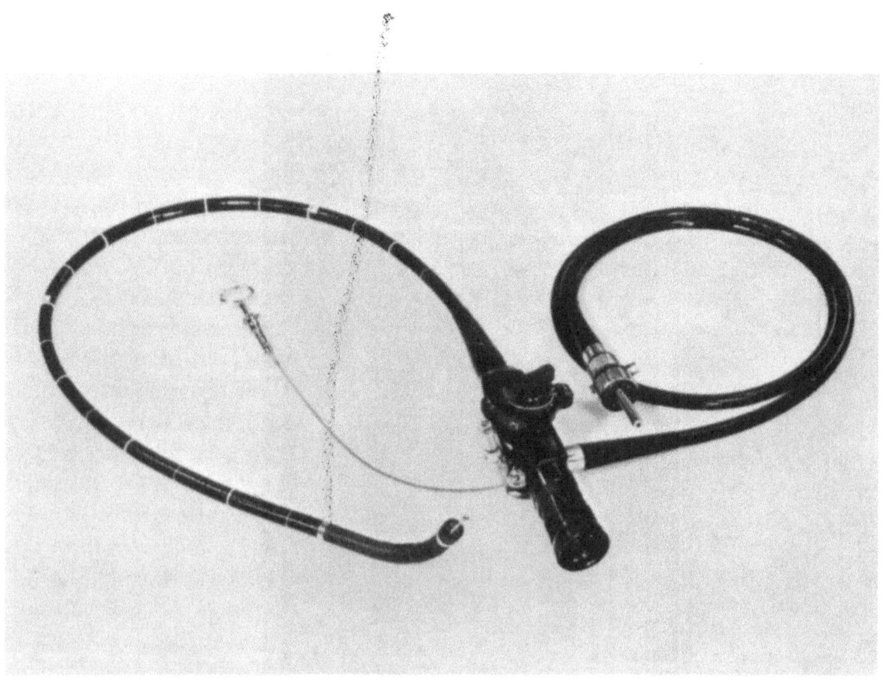

Abb. IV. Panendoskop GIF-D der Fa. Olympus, Hamburg

Dieses Instrument erfüllt die an ein Oesophago-Gastro-Bulboskop zu stellenden Forderungen weitgehend. Die optischen und mechanischen Qualitäten sind als sehr gut zu bezeichnen. Luft-Spül- und Saugvorrichtung sind handlich über 2 Trompetenventile zu bedienen. Durch den variablen Focus wird eine ausgezeichnete Detailerkennbarkeit und Vergrößerung bei geringem Abstand zum Objekt erreicht, eine für die Inspektion des Bulbus besonders nützliche Eigenschaft. Die Beweglichkeit der Spitze in 2 Ebenen um jeweils 150 Grad und 100 Grad erweitert den Aktionsraum im Magen. Dennoch bleiben im Einzelfall blinde oder nicht optimal einzusehende Stellen, für die ein zusätzliches Seitblickinstrument zur Verfügung stehen sollte. Das Fehlen einer zusätzlichen Bewegungsmöglichkeit für die Biopsiezange wird durch die Beweglichkeit der Instrumentenspitze in 2 Ebenen ausgeglichen. Lediglich bei starker Abwinkelung der Spitze ist die Biopsiezange nur schwer oder gar nicht einzuführen.

Storz (Tuttlingen): Fiberskop (Abb. V). Blickrichtung 150 Grad, Blickwinkel 60 Grad, Nutzlänge 1120 mm, variabler Focus.

Eine leicht zu bedienende Druckknopfmechanik am Kopf des Fiberskopes ermöglicht die automatische Insufflation von Luft. Die Spülung und Saugung erfolgen über eine separat stehende Pumpe durch einen Kanal im Instrument. Ein zweiter Instrumentierkanal ermöglicht die Einführung von flexiblen Instrumenten. Die Abwinkelung der Instrumentenspitze in 2 Ebenen beträgt 130 Grad und 90 Grad. Die bisherigen Erfahrungen mit diesem neuen Instrument sind noch gering.

Wolf (Knittlingen): Fiber-Duodenoskop 7877 (Abb. VI). Blickrichtung 100 Grad, Blickwinkel 70 Grad, Nutzlänge 1300 mm, Fixfocus.

Luft- und Flüssigkeitsinsufflation sowie Sekretabsaugung können über Ventile am Bedienungsteil steuerbar durchgeführt werden. Ein Instrumentierkanal gestattet die Anwendung flexibler Hilfsinstrumente. Die Abwinkelbarkeit der Instrumentenspitze in 2 Ebenen um jeweils 90 Grad muß namentlich für die gleichzeitige Inspektion des Magens als unzureichend

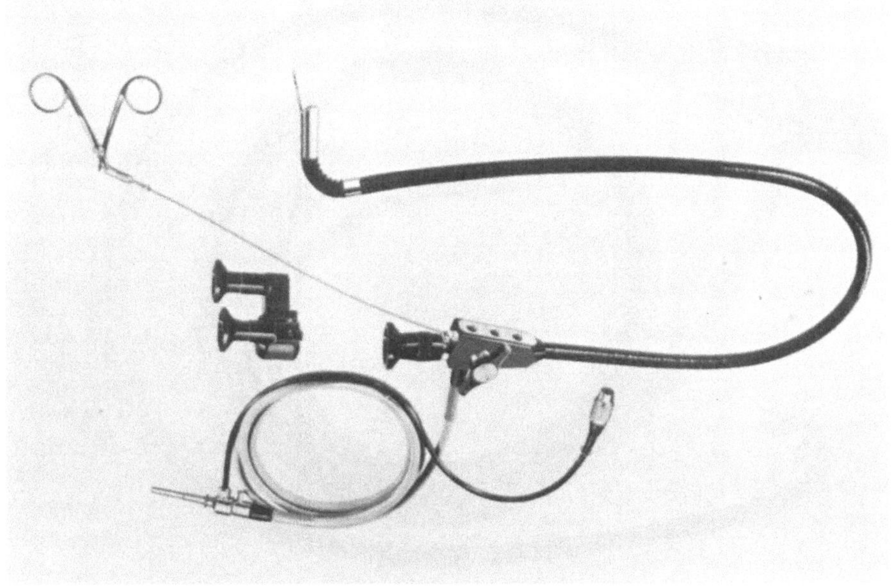

Abb. V. Binokulär Fiberskop der Fa. Storz, Tuttlingen

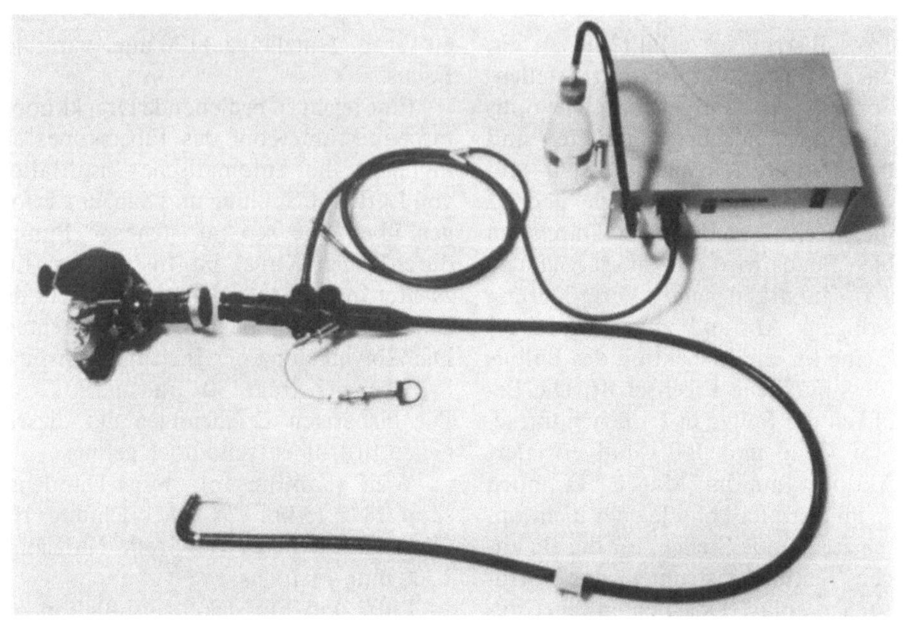

Abb. VI. Fiber-Duodenoskop 7877 der Fa. Wolf, Knittlingen

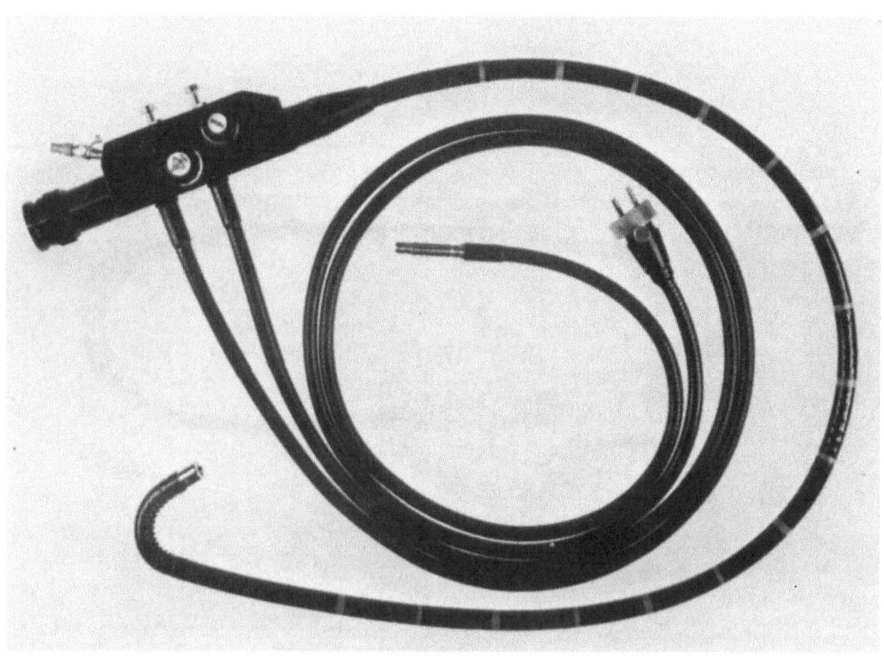

Abb. VII. Panendoskop 7883 der Fa. Wolf, Knittlingen

angesehen werden. Die zusätzliche Beweglichkeit der eingeführten Hilfsinstrumente bis aufwärts 90 Grad erleichtert die millimetergenaue Biopsie im einsehbaren Bereich.

Fiber-Oesophago-Gastro-Bulboskop 7883 (Abb. VII). Vorausblickoptik 70 Grad, Nutzlänge 1 025 mm, variabler Focus.

Die Abwinkelbarkeit der Instrumentenspitze in einer Ebene beträgt je 140 Grad, wobei die Probe-Excisionszange auch bei maximaler Beugung des Spitzenteiles eingeführt werden kann. Die automatische Luftinsufflation, Spülung und Saugung sind, wie bei Typ 7877, durch handliche Ventile steuerbar. Aufgrund begrenzter eigener Erfahrung ist eine objektive Beurteilung noch nicht möglich.

Tiefe oder postbulbäre Duodenoskopie
(Tabelle 2)

Für die tiefe oder postbulbäre Duodenoskopie stehen je nach Verwendungszweck

Tabelle 2. Technische Daten der Duodenoskope

Technische Daten	Machida FDS	Olympus JF-B
Gesamtlänge (mm)	1 520	1 420
Arbeitslänge (mm)	1 300	1 250
Starres Spitzenteil		
Länge (mm)	28,5	17,2
Durchmesser (mm)	12,0	10,0
Durchmesser des flexiblen Teils (mm)	11,0	10,0
Krümmungsradius (mm)	70,0	60,0
Abwinkelbarkeit der Spitze		
nach oben	120°	120°
nach unten	120°	120°
nach rechts	∅	90°
nach links	∅	90°
Rotation der Spitze nach rechts und links	60°	∅
Blickwinkel	52°	64°
Blickrichtung	90°	90°
Tiefenschärfe (mm)	3,5—∞	5—60
Abwinkelbarkeit der Zange	40—90°	30—85°

Endoskope mit Vorausblick- oder Seitblickoptik der Firmen Olympus und Machida zur Verfügung. Ist lediglich die Duodenalwand Ziel der Untersuchung, so empfiehlt sich die Verwendung einer Vorausblickoptik. Zur Darstellung und Intubation der Papilla Vateri ist ein Seitblickinstrument das Endoskop der Wahl.

Olympus Opt. Co. (Hamburg): Duodeno-Fiberskop JF-B (Abb. VIII). Seitblickoptik 64 Grad, Nutzlänge 1250 mm, Fixfocus.

Seit- und Vorausblickduodenoskop unterscheiden sich lediglich in der um 90 Grad versetzten Blickrichtung sowie in einer zusätzlichen Abwinkelbarkeit des durch den Instrumentierkanal eingeführten flexiblen Zusatzinstrumentes. Die automatische Luft-Spül- und Saugvorrichtung wird über 2 am Bedienungsteil angebrachte Trompetenventile in befriedigender Weise manuell gesteuert. Die Abwinkelbarkeit der Instrumentenspitze in 4 Richtungen (nach oben und unten je 120 Grad, nach rechts und links je 90 Grad) erfolgt über ein handliches Zwei-Knopf-System (Abb. IX). Zu diesen Freiheitsgraden kommt eine zusätzliche Abwinkelbarkeit des durch den Instrumentierkanal eingeführten flexiblen Hilfsinstrumentes bis maximal 85 Grad. Detailerkennbarkeit und Übersicht sind gut.

Machida (Tokyo): Fiber-Duodenoskop FDS (Abb. X). Seitblickoptik 52 Grad, Nutzlänge 1 300 mm, variabler Focus.

Die Beweglichkeit der Instrumentenspitze beträgt in einer Ebene jeweils 120 Grad sowie durch eine apikale Rotationsvorrichtung nach rechts und links in der Achse des Instrumentes 60 Grad. Die eingeführte Biopsiezange oder Sonde kann zusätzlich von 40 Grad bis 90 Grad bewegt werden. Die fehlende Abwinkelbarkeit der Spitze in der zweiten Ebene, zu langes Spitzenteil und damit ein vergrößerter Krümmungsradius erschweren bei hervorragenden optischen Qualitäten des Instrumentes das Auffinden und die Intubation der Pa-

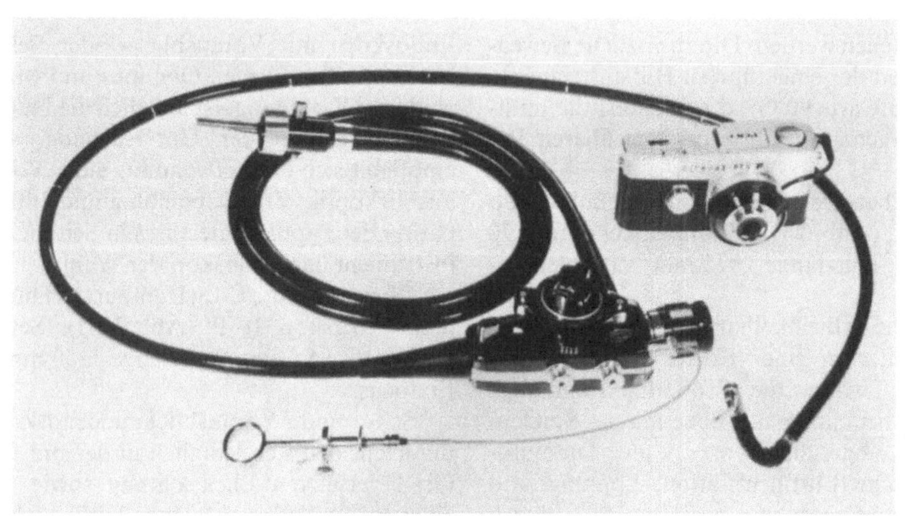

Abb. VIII. Duodenoskop JF-B der Fa. Olympus, Hamburg

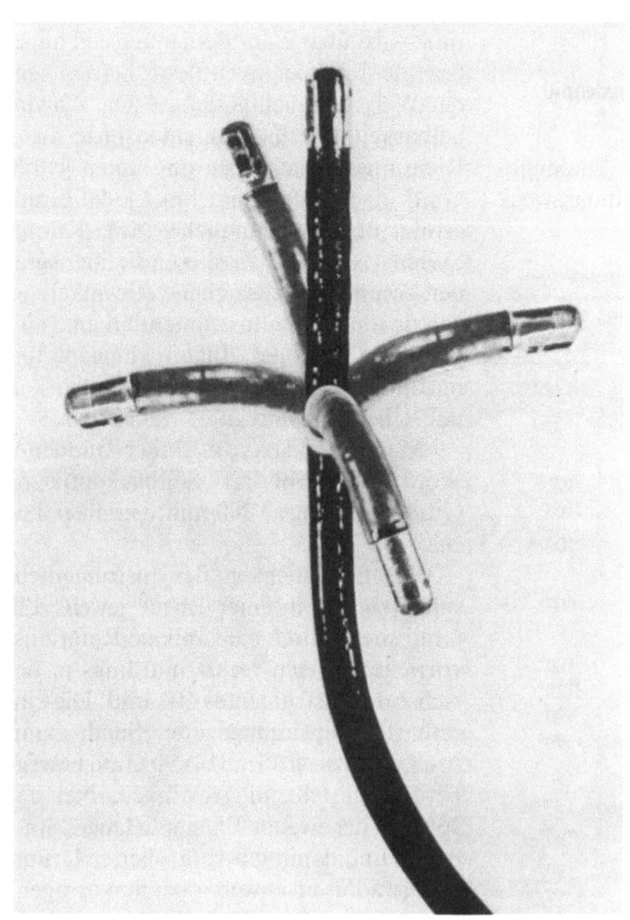

Abb. IX. Abwinkelungsmöglichkeiten der Spitze des Duodenoskopes JF-B der Fa. Olympus, Hamburg

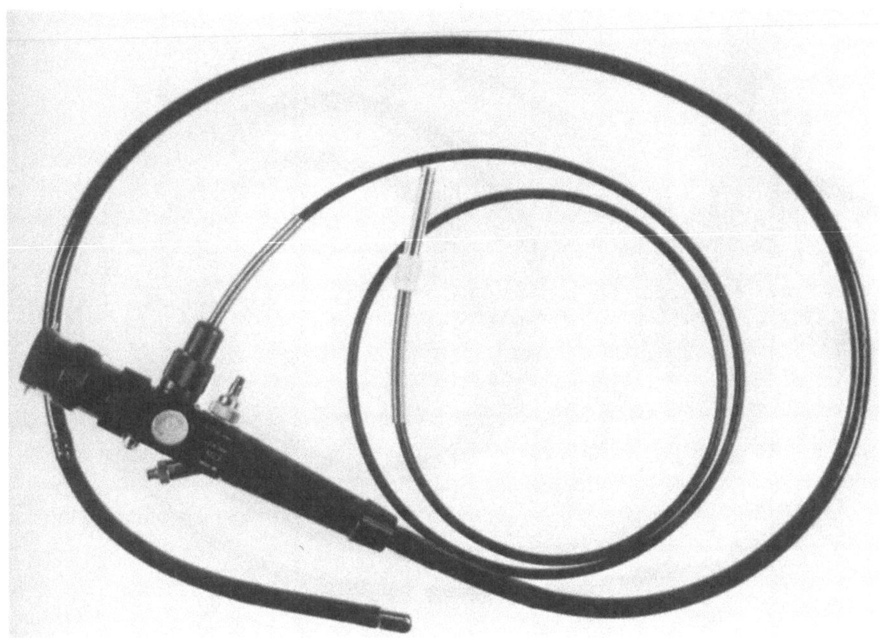

Abb. X. Duodenoskop FDS der Fa. Machida, Tokyo

pilla Vateri. Die Einführung in die Pars descendens duodeni ist bisweilen schwierig. Die manuelle Luftinsufflation mit einem Gummiballon, die Spülung mit einer außen aufgesetzten Spritze sowie die fehlende automatische Saugung sind als Nachteile zu nennen. Auf Wunsch wird das gleiche Instrument mit einer Vorausblickoptik hergestellt, eine 180 Grad Geradeausblickoptik soll in Zukunft lieferbar sein.

Enteroskope

Die derzeit verwendeten Instrumente der Firmen Olympus und Machida stellen Prototypen dar. Eine kurze Beschreibung findet sich im Kapitel Enteroskopie.

Coloskopie (Tabelle 3)

Die fiberoptischen Instrumente für die Endoskopie des Dickdarms werden in einer kurzen Ausführung für die Sigmoi-doskopie und einer langen für die hohe Coloskopie angeboten.

ACMI (Wappler International GmbH, München): Coloskop FO 9000, Typ A, P/PL (Abb. XI). Blickrichtung 180 Grad, Blickwinkel 70 Grad, Nutzlänge 1050/1560 mm, Fixfocus.

Bei einer Arbeitslänge von 105 bzw. 165 cm und einer abwinkelbaren Spitze nach 2 Seiten (90 Grad/140 Grad) bei Typ A sowie nach 4 Richtungen um je 180 Grad bei Typ P/PL besitzt dieses Coloskop die Vorrichtung für ein automatisches Gebläse und Saug-Spüleinrichtung sowie einen Instrumentierkanal zum Einführen der Biopsiezange und anderer flexibler Instrumente. Der Bedienungskomfort sowie die optischen Qualitäten entsprechen dem oben beschriebenen Typ FO-7089. Die Abwinkelbarkeit des kurzen Instrumentes nach nur 2 Seiten erschwert die optimale Beurteilung aller Schleimhautareale. Eine wesentliche Verbesserung stellt das neue Instrument Typ P/PL dar. Seine Spitze ist bei extrem kurzem Biegungsradius mit

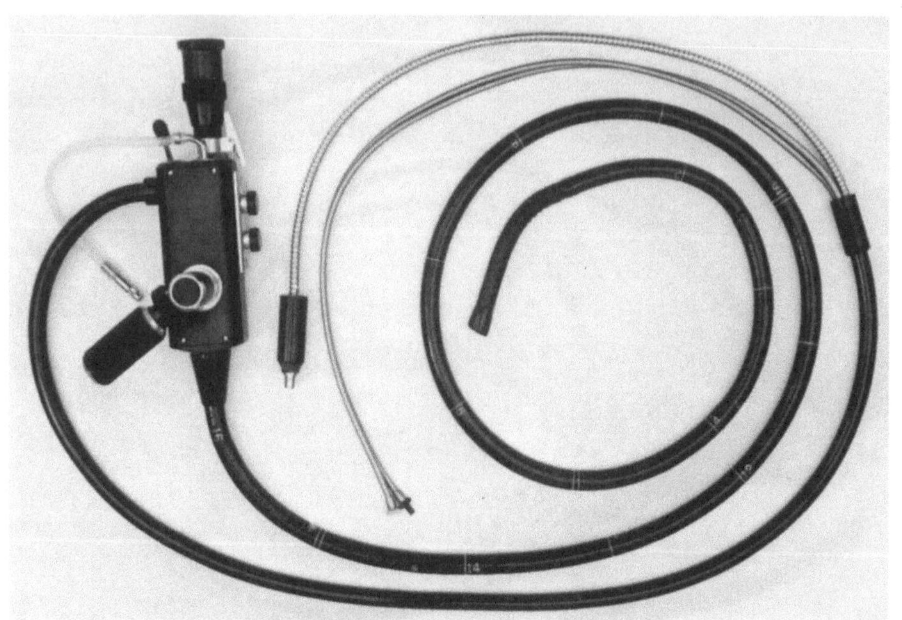

Abb. XI. Coloskop FO-9000 P der Fa. ACM, München

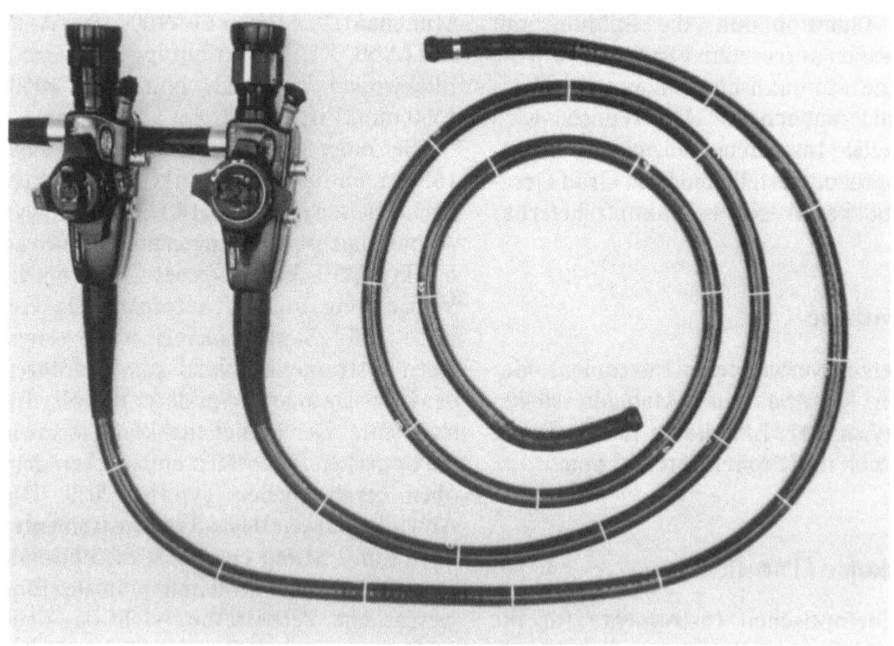

Abb. XII. Coloskope CF-SB/LB und CF/MB der Fa. Olympus, Hamburg

Tabelle 3. Technische Daten der Coloskope

Technische Daten	ACMI FO-9000 A/P/PL	Olympus CF-SB/LB	Machida FSS/FCS	Wolf Sigmoido-skop 7890
Arbeitslänge (mm)	1 050 (A, P); 1 650 (PL)	865/1 865	740/1 830	860
Durchmesser (mm)				
starres Spitzenteil	12,7	13,6	14,5	15,5
flexibler Teil	11,4	13,0	11,6	12,5
Länge des starren Spitzenteiles (mm)	44,0 (A); 55,0 (P, PL)	40,0	20,0	25,0
Abwinkelbarkeit der Spitze				
nach oben	90° (A); 180° (P, PL)	110°/120°	120°/120°	140°
nach unten	140° (A); 180° (P, PL)	70°/120°	120°/120°	140°
nach rechts	∅ (A); 180° (P, PL)	∅/120°	120°/120°	∅
nach links	∅ (A); 180° (P, PL)	∅/120°	120°/120°	∅
Abwinkelbarkeit der Zange	∅	∅	∅	∅
Tiefenschärfe (mm)	6—100	20—50	7—45	5—∞
Blickwinkel	70°	60°	60°	70°
Blickrichtung	180°	180°	180°	180°
Variabler Focus	∅	∅	∅	+

einem einzigen Bedienungshebel bis 180 Grad in jede gewünschte Richtung zu dirigieren.

Olympus Opt. Co. (Hamburg): Coloskop CF-SB/LB (Abb. XII). Blickrichtung 180 Grad, Blickwinkel 60 Grad, Nutzlänge 865/1865 mm, Fixfocus.

Das Sigmoidoskop CF-MB unterscheidet sich lediglich in der Länge von dem langen Fiberendoskop. Beide Endoskope besitzen eine Abwinkelbarkeit von je 120 Grad in 4 Richtungen. Die automatische Luftinsufflation, Spülung der Optik und des Gesichtsfeldes während der Untersuchung sowie die Aspiration sind durch zwei handliche Trompetenventile in befriedigender Weise gelöst. Wegen des weiteren Krümmungsradius der Spitze sind die Zange sowie andere flexible Hilfsinstrumente auch bei maximaler Krümmung ausfahrbar. Die optischen Qualitäten sind als gut zu bezeichnen.

Machida (Tokyo): Coloskop FSS/FCS (Abb. XIII). Blickrichtung 180 Grad, Blickwinkel 60 Grad, Nutzlänge 740/1830 mm, Fixfocus.

Bei gleichen optischen und mechanischen Eigenschaften wird dieses Endoskop in zwei verschiedenen Längen, zur Sigmoidoskopie und hohen Coloskopie angeboten. Die Abwinkelbarkeit nach 4 Seiten bei sehr kurzem starrem Spitzenteil auch des Sigmoidoskopes erleichtert die Arbeit wesentlich. Die optischen Qualitäten beider Instrumente sind hervorragend. Leider vermißt man auch bei den Coloskopen dieser Firma die automatische Luftinsufflation, Saugung und Spülung.

Wolf (Knittlingen): Sigmoidoskop Typ 7890 (Abb. XIV). Blickrichtung 180 Grad, Blickwinkel 70 Grad, Nutzlänge 860 mm, variabler Focus.

Die Abwinkelbarkeit der distalen Instrumentenspitze nach 2 Seiten beträgt je

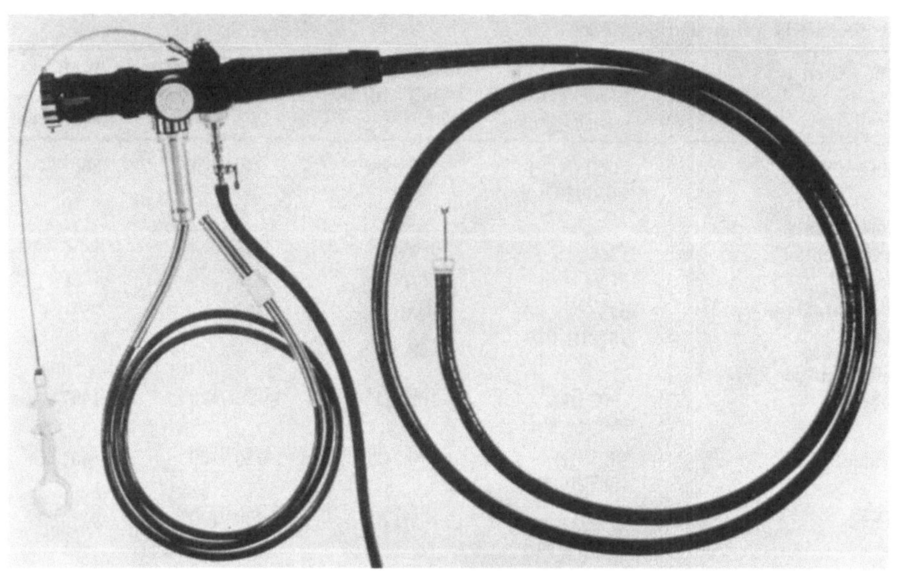

Abb. XIII. Coloskop FSS/FCS der Fa. Machida, Tokyo

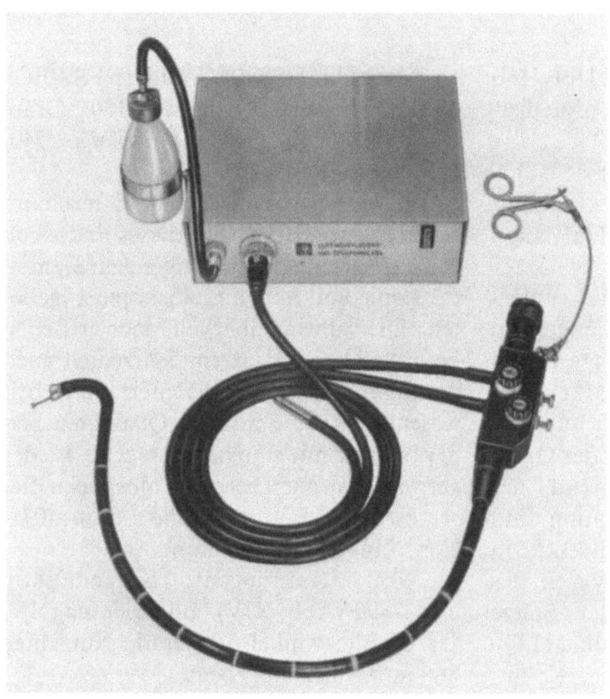

Abb. XIV. Sigmoidoskop 7890 der Fa. Wolf, Knittlingen

140 Grad, eine Fixation ist in jeder Stellung möglich. Automatische Luft- und Flüssigkeitsinsufflation sowie Sekretabsaugung können über Ventile steuerbar leicht durchgeführt werden. Ein Instrumentierkanal gestattet die Einführung flexibler Hilfsinstrumente. Die optischen Qualitäten können aufgrund mangelnder eigener Erfahrung nicht beurteilt werden.

1.2 Röntgeneinrichtung

An der Endoskopischen Abteilung der Medizinischen Universitätsklinik Erlangen wurde in Zusammenarbeit mit der Firma Siemens AG, Bereich Medizinische Technik, eine speziell für endoskopische Untersuchungen vorgesehene Röntgenanlage eingerichtet (Abb. XV). Bei der Planung dieser Anlage mußten einige unterschiedliche Untersuchungsverfahren berücksichtigt werden:

1. Kombinierte endoskopisch-röntgenologische Methoden:
Duodenoskopie mit retrograder Cholangio-Pancreaticographie;
Laparoskopische Splenoportographie;
Laparoskopische Cholangiographie (transhepatisch oder durch die Gallenblase).

2. Endoskopische Untersuchungen, bei denen nur eine gelegentliche Durchleuchtung zur Lokalisation der Instrumentenspitze oder Einzelaufnahmen zur Dokumentation erforderlich sind:
Enteroskopie (Jejuno-Ileoskopie);
Coloskopie;
Blinde Dünndarmbiopsie.
Zusätzlich wünschte die Pulmonologische Abteilung eine Möglichkeit zu bron-

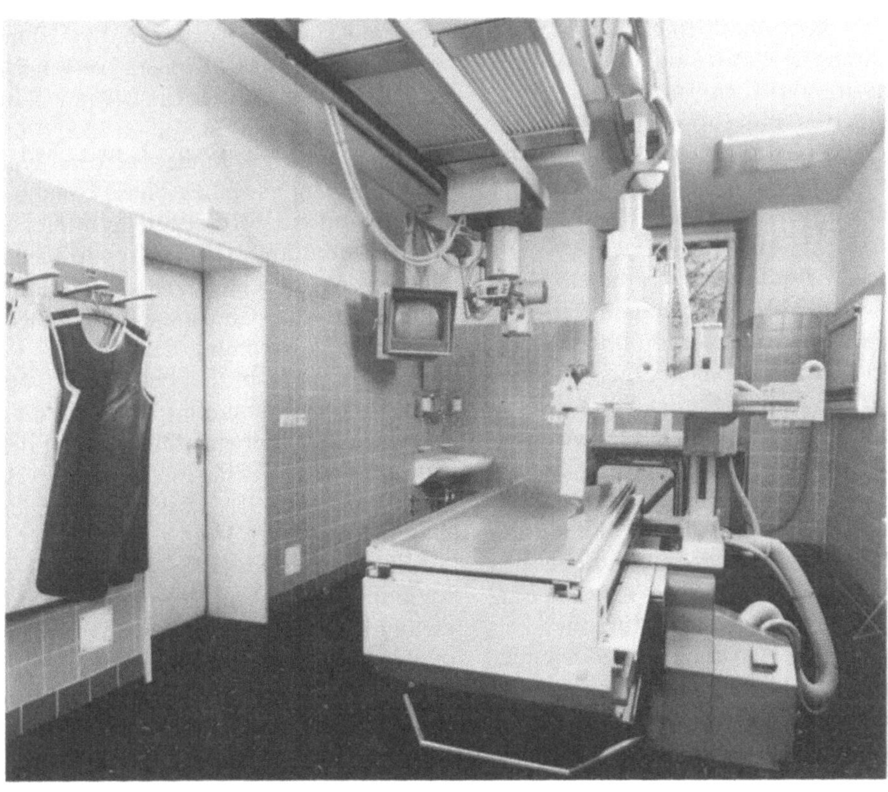

Abb. XV. Röntgen-Endoskopieraum

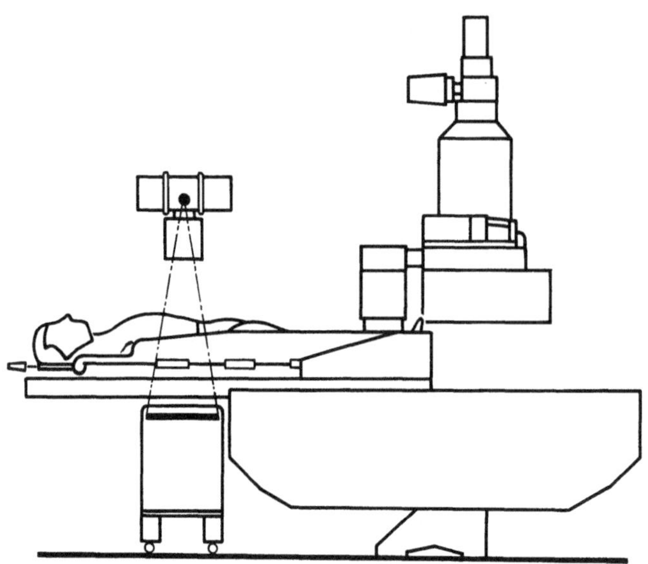

Abb. XVI.
Schema Blattfilmwechsler

choskopischen Untersuchungen unter Röntgenkontrolle.

Für die Splenoportographie wurde die Röntgenanlage durch eine Angiographie-Einrichtung erweitert, außerdem wollten wir uns grundsätzlich eine Möglichkeit zu kombinierten endoskopisch-angiographischen Untersuchungen schaffen. Die Basis dieser Anlage stellt ein *Röntgen-Untersuchungsgerät mit Zielgerät* (Sireskop und Explorator 35) und *Bildverstärker-Fernseh-Durchleuchtung* dar. Mit diesem Gerät haben wir die Möglichkeit, den Patienten im Liegen und im Stehen zu untersuchen. Die Deckenaufhängung des Zielgerätes erleichtert den Zugang für den Patienten wesentlich. Außerdem kann der Patient während der Untersuchung von rechts her unbehindert von Hilfspersonal betreut werden. Ein weiterer Vorteil für alle kombinierten endoskopisch-röntgenologischen Untersuchungen ist die *schwimmende Untersuchungsplatte,* die in kürzester Zeit eine optimale Einstellung interessierender Befunde zur Dokumentation ermöglicht.

Da bei der retrograden Pankreatographie das Kontrastmittel nach unserer Erfahrung aus den kleinen Seitenästen der Gangsysteme sehr rasch wieder abfließt,

mußte der zeitraubende manuelle Kassettenwechsel verkürzt werden. Daher wurde zusätzlich eine *Bildverstärker-Rollfilmkamera* mit einem Format von 70 × 70 mm eingebaut. Mit dieser Kamera können Einzelaufnahmen und Serienaufnahmen mit einer Geschwindigkeit von 1, 2, 3, 4 und 6 Bilder/sec aufgenommen werden. Während jeder Untersuchungsphase können so ohne besondere Vorbereitungen interessierende Funktionsabläufe sofort festgehalten werden. Auch die laparoskopische, transhepatische Cholangiographie wird durch die Verwendung der Kamera wesentlich vereinfacht. Bei der laparoskopischen Splenoportographie kann allerdings einstweilen auf Serienaufnahmen mit dem *AOT-Blattfilmwechsler* wegen des größeren Formats von 35 × 35 cm nicht verzichtet werden (Abb. XVI).

Für die Laparoskopie zur Splenoportographie oder zur transhepatischen Cholangiographie wird der Patient in einer einsetzbaren *Drehmulde* gelagert, die eine motorische Drehung des Patienten nach beiden Seiten mit über 90° erlaubt. Zusammen mit der Kippmöglichkeit des Röntgenuntersuchungsgerätes Sireskop 3 bis zu einer Kopftieflagerung von 90° haben wir so für die Laparoskopie ideale Bewegungsmöglichkeiten. Zur Erleichterung der Manipulation bei einer Laparoskopie wurde der Holm des Zielgerätes und damit die Hubhöhe um 20 cm vergrößert, so daß das Zielgerät während der Untersuchung nicht grundsätzlich nach der Seite ausgeschwenkt werden muß. Diese Holmveränderung stellt die einzige Änderung gegenüber der serienmäßigen Ausführung der Röntgenanlage dar.

Die Drehmulde ist nur fußwärts gelagert und bietet so für bronchoskopische Untersuchungen freien Zugang zum Kopf, der in einer verstellbaren schalenförmigen Kopfauflage gelagert wird.

Für die laparoskopische Splenoportographie oder für abdominelle Angiographien wird die Untersuchungsplatte des Röntgengerätes in der Horizontalen kopfwärts um 100 cm ausgefahren. In dieser Position wird der AOT-Blattfilmwechsler untergeschoben und eine Obertischröhre am 3-D-Deckenstativ eingeschwenkt. Nach Gefäßkatheterisierung oder Organpunktion unter Durchleuchtungskontrolle kann so der Patient ohne großen Zeitaufwand und ohne Umlagerung allein durch Verschieben der Platte in die Aufnahmeposition gebracht werden (Abb. 2).

Technische Daten

Röntgenuntersuchungsgerät Sireskop 3 mit Zielgerät Explorator 35:
    Biangulix-Rapid-Röhre Bi 150/30/50 R;
    Bildverstärker-Einheit Sirecon 2— duplex 25/15;
    Bildverstärker-Rollfilmkamera 70 mm, Sircam 70;
    Zwölfpuls-Röntgendiagnostikgenerator Gigantos;
    Motorische Drehmulde, kopfseitig freitragend.

Angiographie-Einheit:
    Blattfilmwechsler AOT 35 × 35 cm;
    Deckenstativ 3 D mit Biangulix-Rapid-Röhre Bi 150/30/101.

2. Duodenoskopie

2.1 Geschichtliche Entwicklung

Wenige Jahre nach Einführung der Fiberglasoptik in die Endoskopie durch HIRSCHOWITZ im Jahre 1958 wurden erste Versuche unternommen, das Duodenum zu inspizieren. Die Angabe von HIRSCHOWITZ, daß in etwa 50% der Fälle der Bulbus duodeni mit den damals zur Verfügung stehenden Instrumenten eingesehen werden könne, wurde von anderen Endoskopikern nicht bestätigt. 1966 gelang WATSON die direkte Betrachtung der Vaterschen Papille auf endoskopischem Wege. 1968 berichtete schließlich McCUNE über eine erste Intubation der Vaterschen Papille unter duodenoskopischer Sicht mit retrograder Pankreaticographie. DEMLING u. Mitarb. führten im gleichen Jahr endoskopische Untersuchungen des Duodenums mit verschiedenen Prototypen aus. Da die japanischen Firmen Olympus und Machida zur selben Zeit bereits serienreife Duodenoskope entwickelt hatten, waren japanische Gastroenterologen, unter ihnen OI, KOZU, HARA und andere, die ersten, die die retrograde Cholangiographie als Routinemethode durchführten. Auf den großen internationalen Endoskopiekongressen in Rom, Kopenhagen und München 1970 konnten dann erste Erfahrungen mit dieser neuen Methode ausgetauscht werden.

2.2 Indikationen

Kombinierte Inspektion von Speiseröhre, Magen und Bulbus duodeni (Oesophago-Gastro-Bulboskopie).

Die heute verfügbaren Fiberendoskope mit Geradeausoptik oder Variooptik haben die Einbeziehung von Speiseröhre, Magen und oberem Duodenum in einem Untersuchungsverfahren ermöglicht. Diese Untersuchung kostet kaum mehr Zeit als eine ausschließliche Spiegelung des Magens.

Seit 1970 haben wir die kombinierte Untersuchung stets dann durchgeführt, wenn vom Röntgenologen eines der untersuchten Organe als erkrankt bezeichnet wurde, wenn Oberbauchbeschwerden einem Krankheitsbild nicht zugeordnet werden konnten oder wenn okkulte Blutungen aus dem oberen Verdauungstrakt (Notfallendoskopie) zu klären waren. Dieses Vorgehen hat sich bewährt. Bei 135 von 151 Notfalluntersuchungen wegen Blutungen aus dem oberen Verdauungstrakt konnte die Blutungsquelle nach dieser Methode lokalisiert werden. Diese fand sich in 45 Fällen innerhalb des Duodenums. Bei 11,2% der Patienten deckte die kombinierte Oesophago-Gastro-Bulboskopie zusätzlich Befunde in einem oder zwei weiteren Organen zu einer bereits bekannten röntgenologisch erfaßten Veränderung auf [3].

Auf die Bedeutung der Enteroskopie für die Diagnostik duodenaler Veränderungen wird insbesondere bei der Besprechung des Ulcus duodeni eingegangen werden. Wir empfehlen daher, die endoskopische Inspektion auf alle drei Organe auszudehnen, auch wenn z. B. nur eine Oesophagoskopie oder eine Gastroskopie nach dem Röntgenbefund indiziert erscheint. Sie bewährt sich auch als Suchmethode bei Blutungen oder unklaren Oberbauchbeschwerden.

Instrumente mit Geradeausoptik sind insbesondere in der Kardia- und Fundusregion des Magens den herkömmlichen Fibergastroskopen mit seitlicher Optik — z. B. dem GFB-K (Olympus) oder dem FGS-BL (Machida) unterlegen. Eine komplette endoskopische Einrichtung für Oesophagus, Magen und oberes Duodenum besteht daher zumindest in je einem Instrument mit prograder und orthograder Optik [8]. Mit den neueren prograden Fiberendoskopen (ACMI Mark 89 J, P oder GIF Olympus) gelangt man bis in die Pars descendens duodeni, nur selten jedoch in die Pars horizontalis inferior oder ascendens.

Die Betrachtung des gesamten Duodenums gelingt jedoch mit dem Seitblickinstrument (JF-Typ B, Olympus, FDS Machida). Wir verwenden daher diesen Instrumententyp bei allen Veränderungen am postbulbären Duodenum und oberen Jejunum sowie für die Vatersche Papille. Auch für die „retrograde" Betrachtung des Duodenums, d. h. für die zuführende Schlinge des nach Billroth II resezierten Magens empfiehlt sich die seitliche Optik. Eine Sondierung der Papilla Vateri zur Gewinnung von Sekret für die cytologische Untersuchung kann insbesondere der Diagnostik von Pankreas- oder Gallenwegstumoren dienen [7, 10]. Die Sekretabnahme muß der Instillation von Kontrastmittel vorausgehen, da die röntgenfähigen Flüssigkeiten wie Conray 60 als hypertone Lösungen die Zellen zerstören.

Die *röntgenologische Darstellung des Ductus Wirsungianus* auf endoskopischem Wege ist bei allen Erkrankungen der Bauchspeicheldrüse, die mit einer Abflußbehinderung im Gangsystem einhergehen, indiziert. Hierzu gehören Stenosen entzündlicher oder tumoröser Art sowie Konkremente in der Ampulla Vateri und dem Ductus Wirsungianus. Nach vollständigem Abklingen einer akuten Pankreatitis sollte stets eine retrograde Pancreaticographie erfolgen, um die anatomischen Verhältnisse am Gangsystem zu klären.

Eine weitere Indikation stellen Stenosen im oberen Drittel der Pars descendens duodeni dar. Die Existenz eines Pancreas anulare ist auf diese Art eindeutig zu klären. Die retrograde Pancreaticographie vermag in vielen Fällen die topographischen Beziehungen zwischen Oberbauchtumoren (z. B. Cysten) und dem Pankreasgangsystem zu erhellen [1, 4, 5, 9].

Retrograde Cholangiographie. Die Abgrenzung eines extrahepatischen Verschlußikterus von der intrahepatischen Form stellt die wichtigste Aufgabe der retrograden Cholangiographie dar. Mit dieser Methode werden Veränderungen an der Gallenblase oder den Gallenwegen, die bei peroralen und/oder der intravenösen Cholangiographie mit Tomographie nicht exakt darzustellen sind, besser herausgearbeitet, da die Kontrastmittelmenge dosiert und in adäquater Menge verabreicht werden kann.

Es soll jedoch nochmals nachdrücklich betont werden, daß man nach Sondierung der Vaterschen Papille versuchen sollte, sowohl den Ductus pancreaticus wie auch den Ductus choledochus darzustellen, insbesondere dann, wenn das zuerst dargestellte Gangsystem pathologisch verändert ist. Eine Abflußbehinderung im Gallengang bei der chronischen Pankreatitis oder bei Pankreastumoren geht dann rechtzeitig in das Operationskonzept des Chirurgen ein.

Spontane oder operativ angelegte biliodigestive Anastomosen sind eine weitere Domäne der duodenoskopischen Cholangiographie [2].

Kontraindikationen

Blutungsübel, die schwere coronare Herzkrankheit, kardiale oder pulmonale Insuffizienz stellen relative Kontraindikationen dar. Floride Ulcera duodeni perforieren entgegen früherer Annahme [6] durch die Luftinsufflation ins Duodenum nicht. Eine derartige Komplikation ist jedenfalls nicht beschrieben worden. Wie bereits erwähnt, sollte bei einer akuten Pankreatitis die Darstellung des Pankreasgangsystems erst im Remissionsstadium erfolgen. Das gleiche gilt für akute fieberhafte Entzündungen des Gallengangsystems. Mögliche Gefahren der Duodenoskopie und der endoskopisch-radiologischen Cholangio-Pancreaticographie sind dem Kapitel „Komplikationen" zu entnehmen.

Literatur

1. ASHIZAWA, S., FUJINO, M.: Fiberduodenoscopy. Acta, gastro. ent. jap. **2**, 137 (1972).
2. CLASSEN, M., FRÜHMORGEN, P., KOZU, T., DEMLING, L.: Endoscopic-radiologic demonstration of biliodigestive fistulas. Endoscopy **3**, 138 (1971).
3. CLASSEN, M.: Diskussionsbemerkung. In: Grundlagen der gastrointestinalen Endoskopie (LINDNER, H., Hrsg.). Gräfelfing: Demeter 1972.
4. CLASSEN, M., KOCH, H., DEMLING, L.: Diagnostische Bedeutung der endoskopischen Kontrastdarstellung des Pankreasgangsystems. Leber Magen Darm **2**, 79 (1972).
5. COTTON, P.: Endoscopy and cannulation of papilla of Vater; retrograde cholangio-pancreatography (ERCP). Gut **13**, 1014 (1972).
6. HENNING, N.: Diskussionsbemerkung. In: Grundlagen der gastroenterologischen Endoskopie (HEINKEL, K., Hrsg.). Gräfelfing: Demeter 1968.
7. KOZU, T.: Duodenoscopic collection of intraductal pancreatic juice. In: Endoscopy of the small intestine (DEMLING, L., CLASSEN, M., Eds.). Stuttgart: Thieme, in Druck.
8. LINDNER, H.: Instrumentarium zur Endoskopie des Ösophagus, des Magens und des Bulbus duodeni. Dtsch. med. Wschr. **36**, 1440 (1971).
9. OI, J., KOBAYASHI, S., TAKEMOTO, T.: Endoscopic pancreato-cholangiography. Endoscopy **2**, 103 (1970).
10. WITTE, S., RIEGG, H.: Cytologic findings in the bile after cannulation of the papilla of Vater. In: Endoscopy of the small intestine (DEMLING, L., CLASSEN, M., Eds.). Stuttgart: Thieme, in Druck.

2.3 Untersuchungstechnik

Prämedikation der Patienten

Bulboskopie und *postbulbäre Duodenoskopie* erfordern dieselbe, auch bei den anderen endoskopischen Untersuchungen des oberen Gastrointestinaltrakts übliche medikamentöse Vorbereitung. Die nüchternen Patienten erhalten etwa $^1/_2$—1 Std vor Beginn der Untersuchung noch auf Station 0,5 mg Atropin und 10—20 mg Psyquil intramuskulär verabreicht. Unmittelbar vor der Untersuchung erfolgen Rachenanaesthesie durch Einsprühen einer 1%igen Novesinelösung und die intravenöse Gabe von 50—100 mg Dolantin spezial.

Während der Untersuchung können bei starker, die Sicht beeinträchtigender Peristaltik zusätzlich 20—40 mg Buscopan i.v. oder i.m. gegeben werden.

Technik

Die *Bulboskopie*, die wie alle endoskopischen Untersuchungen des oberen Gastrointestinaltrakts in Linksseitenlage des Patienten begonnen wird, bedarf in der Regel keiner besonderen technischen Kniffe, da der Pylorus bei Verwendung von Instrumenten mit Geradeausblickoptik unter direkter Sicht des Auges passiert werden kann. Gelegentlich gleitet jedoch beim Vorwärtsschieben des Endoskops der Pylorus von der Instrumentenspitze seitlich ab, so daß das Einführen ins Duodenum zunächst unmöglich ist. In diesen Fällen kann die leicht in den Bulbus einzuführende Biopsiezange für das Endoskop als Leitschiene dienen.

Die *postbulbäre Duodenoskopie* bedarf dagegen einer besonderen Technik, da die Pyloruspassage wegen der Seitblickoptiken der Duodenoskope blind erfolgen muß (Abb. XVII).

Das Duodenoskop wird zunächst in das Antrum des Magens eingeführt, was ohne größere technische Schwierigkeiten möglich ist. Zur Vermeidung starker Peri-

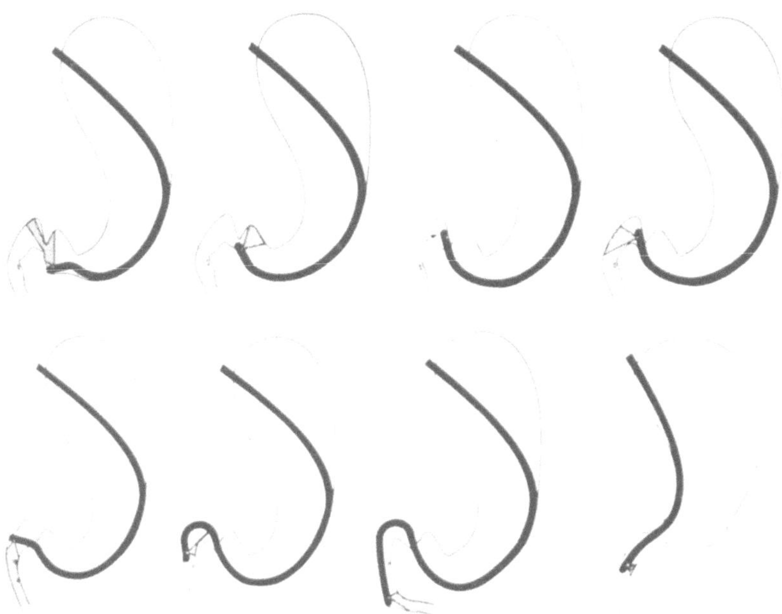

Abb. XVII. Technik der postbulbären Duodenoskopie

staltik soll in diesem Stadium der Untersuchung von der Luftinsufflation nur sparsam Gebrauch gemacht werden, wobei der Wahlspruch „sowenig wie möglich, soviel wie nötig" gilt. Nach Aufsuchen des Pylorus wird die Spitze des Instrumentes durch leichte Dorsalflexion möglichst nahe an diesen herangebracht. Anschließend wird die Instrumentenspitze nach ventral in Richtung kleine Kurvatur des Antrums abgewinkelt und das Duodenoskop gleichzeitig vorwärts geschoben. Wenn man darauf achtet, daß der Pylorus während dieses Manövers nicht zur Seite ausweicht, gelangt man leicht, meist mit einem fühlbaren Ruck, in den Bulbus duodeni. Die Optik des Duodenoskops liegt jetzt der Pars superior des Bulbus unmittelbar an, so daß keine freie Sicht resultiert. Häufig kann man jedoch an der Zotenstruktur der Darmwand erkennen, daß man sich im Dünndarm befindet. Durch Drehen des Instrumentes um 180°, weiteres Einführen und geringe Luftinsufflation eröffnet sich dem Untersucher dann das Lumen der Pars descendens des Duodenums. Häufig läßt sich bereits zu diesem Zeitpunkt an der Innenseite der C-Schlinge eine Prominenz erkennen, hinter der die Papilla Vateri zu suchen ist. Nach weiterem Vorwärtsschieben des Endoskops kommt eine im Gegensatz zu den Kerckringschen Falten längs verlaufende Falte, die Plica longitudinalis, ins Blickfeld. Die Papilla Vateri findet sich im proximalen Bereich dieser Falte, teils direkt auf ihr, teils neben ihr liegend und in manchen Fällen durch benachbarte kleinere Falten verdeckt. Kommt die Papilla Vateri nach Einführen des Endoskops in den oberen Anteil der Pars descendens nicht zur Darstellung, empfiehlt es sich, das Instrument zunächst bis zum unteren Duodenalknie vorwärtszuschieben. Anschließend wird das Instrument unter ständiger Inspektion der kleinen Kurvurseite der C-Schlinge vorsichtig zurückgezogen. Dabei kommt es zu einer Begradigung des Endoskops im Magen. Daraus erklärt sich, daß das Duodenoskop oft erstaunlich weit herausgezogen werden muß, ehe die Papille im Blickfeld erscheint. Sie kündigt sich dem Untersucher auch bei diesem Vorgehen durch die Plica longitudinalis an. Die Nebenpapille findet sich meist ca. 2 cm oberhalb der Hauptpapille mehr zur Hinterwand zu gelegen. Zur Kanülierung sowohl der Hauptpapille als auch, was seltener gelingt, der Nebenpapille muß die Spitze des Instrumentes so manövriert werden, daß der ausgefahrene Teflonkatheter möglichst in einem rechten Winkel zum Orificium der Papille steht. Dies gelingt gelegentlich erst nach Umlagern des Patienten auf den Bauch oder den Rücken.

Bei klinischer Indikation zur Endoskopie des gesamten Duodenums kann das Duodenoskop nach der Pyloruspassage ohne Schwierigkeit über die Papillenregion hinaus bis zum duodenojejunalen Übergang eingeführt werden.

Literatur

1. DEMLING, L., CLASSEN, M.: Duodenojejunoskopie. Dtsch. med. Wschr. **95**, 1427 (1970).
2. CLASSEN, M.: Fiberendoscopy of the Intestines. Gut **12**, 330 (1971).
3. KOCH, H., CLASSEN, M.: Endoskopie des Bulbus duodeni. Leber Magen Darm **1**, 21 (1971).
4. KOCH, H., KOZU, T., CLASSEN, M., DEMLING, L.: Technik der Duodenoskopie. In: Fortschritte der Endoskopie, Bd. 3, Stuttgart, New York; Schattauer 1972.
5. KOZU, T., DEYHLE, P., CLASSEN, M., KOCH, H., DEMLING, L.: Neue Verfahren für die Intestinoskopie. Dtsch. med. Wschr. **95**, 2194 (1970).
6. OI, O., KOBAYASHI, S., KONDO, T.: Endoskopic pancreatocholangiography. Endoscopy **2**, 103 (1970).

2.4 Endoskopische Orientierung im Duodenum

Die vier Abschnitte des Duodenums: Bulbus (D 1), Pars descendens (D 2), Pars horizontalis inferior (D 3) und Pars ascendens (D 4) besitzen einige charakteristische Merkmale, an denen sich der Endoskopiker orientieren kann.

Der Bulbus weist eine konische Form auf (Abb. 1). Am Übergang zur Pars descendens wird sein Lumen enger. Hier erkennt man eine von caudal und dorsal in das Lumen vorspringende konvexe Umschlagfalte nach Art eines romanischen Bogens, die an den endoskopischen Magenwinkel erinnert (Abb. 2).

Die Wandstruktur des Bulbus unterscheidet sich von der des übrigen Dünndarms durch das Fehlen von Kerckringschen Falten, die unmittelbar hinter der Bulbusspitze beginnen. Die Bulbusschleimhaut weist gegenüber der Antrummucosa einen etwas dunkleren Farbton auf. Bei Nahsicht erkennt man das für den Dünndarm durch die Zotten gebildete typische Relief, die im Bulbus finger-, blatt- und leistenförmig sein können. Eine exaktere Orientierung und Lokalisation pathologischer Veränderungen im Bulbus ist bei Verwendung der Fiberendoskope, die aufgrund ihrer Flexibilität leicht um die Längsachse torquiert werden können, durch Instillation einiger Milliliter Wasser möglich. Bei Linksseitenlage des Patienten sammelt sich die Flüssigkeit am tiefsten Punkt, der Pars inferior des Bulbus, an.

In der Pars descendens duodeni kann man sich am oberen und unteren Duodenalknie orientieren. Die obere Duodenalflexur beschreibt normalerweise einen spitzen Winkel, wodurch die Kerckringschen Falten gerafft, d. h. ihre Abstände in der Längsachse kleiner sind als an der unteren Duodenalflexur. Nach Insufflation von Luft nimmt die Pars descendens die Form eines Zylinders mit ovaler bis kreisrunder Form an (Abb. 3). Die Auffindung der Papilla Vateri bereitet dem geübten Endoskopiker keine Schwierigkeiten (Abb. 4). Sie befindet sich in der Regel in der 2. Duodenalportion. Bei 54% von insgesamt 50 Patienten fand sie sich im mittleren Drittel, bei 30% im unteren und bei 16% im oberen Drittel der Pars descendens duodeni [1]. Atypische Lokalisationen der Vaterschen Papille vom Antrum ventriculi bis zum Treitzschen Band sind ausgesprochen selten. Die verschiedenen Formen der Papilla Vateri werden auf S. 30 beschrieben.

Besitzt das Pankreas einen mit dem Duodenallumen kommunizierenden Ductus Santorini, so erkennt man etwa 2—3 cm oberhalb der Vaterschen Papille die kleinere akzessorische Papille (Papilla minor). Während der Übergang von der Pars descendens zur Pars horizontalis an der unteren Duodenalflexur zumeist leicht gefunden wird, ist deren Grenze zur Pars ascendens endoskopisch kaum sichtbar. Eine seltene Orientierungshilfe stellt die arteriomesenteriale Okklusion bei asthenischen Patienten dar, wo die Arteria mesenterica superior die Pars descendens duodeni nach dorsal gegen die Wirbelsäule drückt. Endoskopisch erkennt man hier eine säbelscheidenartige Einengung der Duodenallichtung. Die endoskopische Erkennung der Flexura duodenojejunalis bereitet infolge ihrer spitzwinkeligen Form in der Regel keinerlei Schwierigkeiten. Für die endoskopische Orientierung und Lokalisation pathologischer Veränderungen im Duodenum und oberen Jejunum braucht man nach unserer Erfahrung nur in seltenen Fällen eine zusätzliche Röntgenkontrolle.

Literatur

1. CLASSEN, M., HELLWIG, H., RÖSCH, W.: Anatomy of the pancreatic duct. A duodenoscopicradiological study. Endoscopy 5, 14 (1973).

2.5 Endoskopie des Duodenums

2.5.1 Peptische Läsionen und Folgezustände

Ulcus duodeni
Die Bedeutung der endoskopischen Ulcusdiagnostik

Das Ulcus duodeni stellt eine der häufigsten, wenn nicht die häufigste gastrointestinale Erkrankung dar. Vermutlich sind mehr als 99% der Zwölffingerdarmgeschwüre im Bulbus lokalisiert. Die Endoskopie hat die Diagnostik des peptischen Geschwürsleidens im Duodenum präzisiert. In unserem Krankengut waren rund 30% der Ulcera duodeni vom Röntgenologen nicht gefunden worden [8]. Die Rate röntgennegativer Ulcera bulbi wird auf 10% gesenkt, wenn alle Möglichkeiten der modernen Diagnostik eingesetzt werden [13]. In ca. 20% der Fälle finden sich 2 Ulcera im Bulbus, davon liegen ca. 80% sich als „kissing ulcers" gegenüber [10] (Abb. 6).

In der Regel läßt der positive endoskopische Befund keinen Zweifel an der Richtigkeit der Diagnose. Verwechslungen mit Narben sind kaum möglich. Die endoskopischen Kriterien des Ulcus werden weiter unten besprochen. Bei röntgenologisch festgestellten Ulcera, die endoskopisch nicht nachgewiesen werden können, ist die Situation anders. Nach Schätzungen unserer Arbeitsgruppe konnte früher in etwa 10% dieser Fälle das Vorliegen eines Ulcus auch endoskopisch nicht sicher ausgeschlossen werden [8]. Dieser Tatsache lagen sowohl pathologisch anatomische wie technische Ursachen zugrunde. Stenosen des Magenausgangs oder ausgeprägte Narben und Taschen im Bulbus beeinträchtigen die Passage des Instruments und die völlige Inspektion des Bulbus. Hinzu kommt, daß die erste Generation der Duodenoskope, besonders diejenigen mit Geradeausblickoptik eine zuwenig flexible Spitze aufwiesen. Durch Einsatz moderner Instrumente (z. B. ACMI FO 8089 J, JJ oder P, oder Olympus GIF), deren Spitze bis zu 180° abgewinkelt werden kann und die zusätzliche Verwendung eines Duodenoskops mit seitlicher Optik wird die Rate der endoskopisch aufgefundenen Zwölffingerdarmgeschwüre der 100%-Grenze näherkommen.

Besondere Bedeutung kommt der Diagnostik blutender Duodenalulcera im Rahmen der Notfallendoskopie zu. Bei

Tabelle 4. Ergebnisse der Notfallendoskopie

Blutungsquelle	*n*
Oesophagus	
Varicen	33
Oesophagitis	18
Erosionen	3
Mallory-Weiss-Syndrom	2
Magen	
Varicen	3
Ulcus	22
Erosionen	26
Carcinom	13
Gutartige Tumoren	3
Läsion durch Polypektomie	1
Läsion nach Aspirationsbiopsie	1
Anastomosenulcus	8
Ulcus jejuni pepticum	1
Duodenum	
Ulcus	40
Erosionen	5
Papillotomie	1
Carcinom	1
Gesamtzahl	181

22% von insgesamt 151 Patienten mit schweren Blutungen aus dem oberen Gastrointestinaltrakt fand sich als Blutungsquelle ein Ulcus duodeni (Tabelle 4). Diese Zahl unterstreicht die Notwendigkeit, das Duodenum und insbesondere den Bulbus in das endoskopische Sofortprogramm bei Hämatemesis oder Melaena einzubeziehen.

Darüber hinaus gestattet die Duodenoskopie erstmals auch eine exaktere Beurteilung von Pharmaka für die Therapie des Ulcus duodeni [1].

Methode

Instrumente mit prograder Optik

Nach Passage des Pylorus und pharmakologischer Stillegung der Motorik schiebt man das Instrument bis an das obere Duodenalknie und darüber hinaus. Dabei werden die obere Pars descendens und die aboralen Bulbusregionen vollständig inspi-

ziert. Ulcera in Narbentaschen, die zunächst nicht gesehen werden, können mit Hilfe der Zange sichtbar gemacht werden. Diese wird langsam in die Tasche vorgeschoben und die kommunizierende Öffnung dadurch erweitert. Gegebenenfalls kann auch der aborale Rand der Tasche mit der Zange erfaßt und weggeschoben werden. Diese Manipulationen sind mit aller Vorsicht auszuführen oder zu unterlassen, wenn klinische Hinweise für eine Penetration vorliegen. Die vollständige Inspektion des oberen Duodenums macht einen weiteren Arbeitsgang unerläßlich, insbesondere dann, wenn vom Kliniker oder vom Radiologen der Verdacht auf ein Ulcus geäußert wurde. Beim Zurückziehen des Instruments in den Magen sollte stets die postpylorische Bulbusregion eingehend betrachtet werden. Nach Wiedereinsetzen der bulbären Motorik kommt diese Region, wenn auch jeweils nur für wenige Sekunden — transpylorisch in das Blickfeld des Endoskopikers. Eine eingehendere Inspektion der postpylorischen Region gelingt nach Inversion des Duodenoskopes (z. B. JF) im Bulbus [6].

Endoskope mit seitlicher Optik

Instrumente mit orthograder Optik, wie z. B. das JF-B Olympus oder FDS Machida können bei normalen anatomischen Verhältnissen und selbst durch pylorische oder bulbäre Engen zumeist im ersten Anlauf in das Duodenum eingeführt werden. Die orthograde Anordnung des Linsensystems an der Instrumentenspitze und die Flexibilität dieser Instrumente, deren kurze Spitze in zwei Ebenen bewegt werden kann, verschaffen einen Einblick in narbige Recessus, der mit prograder Optik oft nicht gewonnen werden kann. Dies gilt auch für die unmittelbar postpylorische Bulbusregion, wo bisweilen nur mit diesem Instrumententyp pathologische Veränderungen aufgedeckt werden. Bei 12% von 321 Patienten mit pathologischen Befunden im Bulbus duodeni, die mit pro- und orthograden Instrumenten untersucht wurden, war die pathologische Veränderung nur mit dem Seitblickinstrument erkennbar [11].

Der endoskopische Aspekt des Ulcus duodeni (Abb. 5—13)

Zwölffingerdarmgeschwüre sind zu etwa 50% an der Vorderwand, zu 25% an der Hinterwand, zu 20% an der Pars superior und zu 5% an der Pars inferior des Bulbus lokalisiert [7, 9, 10, 14].

Das Zwölffingerdarmgeschwür gleicht im Aspekt dem Magengeschwür weitgehend. Der Schleimhautdefekt kann rund, oval oder linear geformt sein. Ulcera in Narbenfeldern oder narbigen Taschen weisen bizarre Formen mit strahlenförmigen Ausläufern wie die „Pseudopodien einer Amöbe" (SCHINDLER) auf. Der Geschwürsrand ist gegenüber der Nachbarmucosa scharf abgesetzt und im Gegensatz zur Narbe mit einem roten Saum versehen. Bei älteren Ulcera erkennt man einen Randwall, der gegenüber dem mit nekrotischem Gewebsmaterial bedeckten Ulcusgrund erhaben ist. In der Regel ist der makroskopische Aspekt des floriden Ulcus eindeutig. Nur in seltenen Zweifelsfällen, wo die graugelbe Nekrose nicht mit Sicherheit von der ähnlich aussehenden Narbe unterschieden werden kann, klärt die Biopsie aus dem Rand des Geschwürs die Diagnose. Die Nachbarschaft zahlreicher Geschwüre ist stark gerötet, wobei das Schleimhautrelief deutlich hervorgehoben wird. Es handelt sich hierbei um eine begleitende Duodenitis, welche den gesamten übrigen Bulbus nicht betrifft [2, 3].

Die endoskopische Erkennung eines blutenden Ulcus kann vor allem in narbig stenosierten Bulbi große Schwierigkeiten bereiten, zumal die Geschwüre hier stets in oder in unmittelbarer Nachbarschaft der engsten Stelle lokalisiert sind. Mit Absaugung von Blut und Spülung sowie Ruhigstellung der Motorik gelingt die Lokalisation jedoch in aller Regel.

Sog. Riesenulcera betreffen ganze Recessus oder Narbentaschen [15]. Die röntgenologische Differentialdiagnose gegenüber dem Narbenbulbus und den Divertikeln ist problematisch. Endoskopisch bereitet sie dagegen keine Schwierigkeiten.

Postbulbäre Ulcera machen nur 3% der Zwölffingerdarmgeschwüre aus [7]. Eine Lokalisation aboral der Vaterschen Papille ist ausgesprochen selten und sollte die diagnostische Aufmerksamkeit auf das Zollinger-Ellison-Syndrom oder in den Zwölffingerdarm einbrechende Tumoren richten. Im Aspekt unterscheiden sich diese Ulcera nicht von den bulbären Geschwüren. Zwei sich gegenüberliegende Ulcera bezeichnet man als „kissing ulcers". Endoskopisch wird die Diagnose wesentlich öfter als röntgenologisch gestellt. KAWAI fand bei 20 Patienten kissing ulcers im Bulbus, von denen 8 nur endoskopisch festgestellt worden waren [10].

Narbenbefunde

Narben im Bulbus (Abb. 16)

Zahlreiche Ulcera duodeni heilen unter Bildung von Narben ab, ohne die Form des Bulbus zu verändern. Wir bezeichnen diese Narbenbefunde als „Narben im Bulbus" und heben sie so von dem mehr oder weniger stark deformierten „Narbenbulbus" ab (Abb. XVIII). Die Narbe im Bulbus erkennt man endoskopisch als grauweiße Gewebsformation ohne entzündliche Reaktion im unmittelbar benachbarten Gewebe. Wir nehmen an, daß diese Form der Narbenbildung — einzeln oder multipel — Folgezustand oberflächlicher Schleimhautdefekte ist. Randwall und strahlenförmig angeordnete Falten fehlen.

Narbenbulbus (Abb. 17)

Diskrete Verziehungen der Wand des Bulbus bis hin zum Röhrenbulbus (Phtisis bulbi) umfassen die Skala möglicher Veränderungen beim Narbenbulbus.

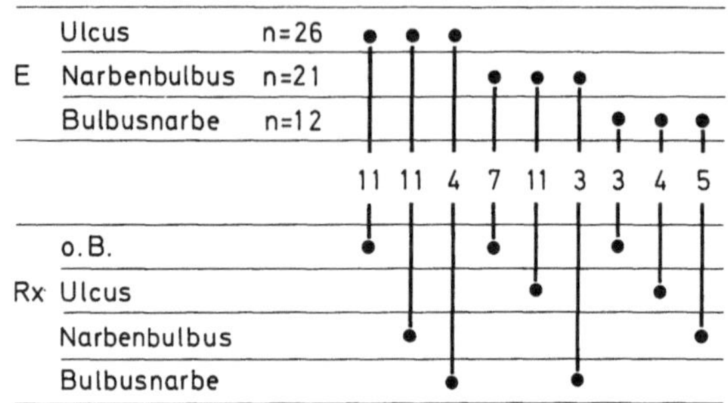

Abb. XVIII. Diskordanter Röntgenbefund bei endoskopisch festgestellten Narben und Ulcera im Bulbus

Das endoskopische Bild wird geprägt von grau-weißen Narben, atypischen Falten und Taschen. Auf der anderen Seite können die Recessus des Bulbus geschrumpft oder völlig aufgebraucht, andere Anteile prästenotisch dilatiert sein. Gelegentliche poststenotische Dilatationen werden als Ausdruck einer Preßstrahlwirkung des vor der Stenose gestauten Chymus gedeutet. Die Motorik der Duodenalwand ist an den stark vernarbten Regionen vermindert oder völlig aufgehoben, prästenotisch ist sie dagegen gesteigert.

Untersuchungen unserer Arbeitsgruppe haben gezeigt, daß „typische" Ulcusbeschwerden mindestens genauso häufig beim Narbenbulbus wie beim floriden Ulcus duodeni auftreten (Abb. XIX). Aufgrund dieser Beobachtung kommt dem Narbenbulbus im Circulus vitiosus Ulcus-Narbe-Ulcus ein höherer „Krankheitswert" zu als bisher angenommen wurde [5].

Erosionen (Abb. 14, 15)

Erosionen stellen die oberflächlichen Defekte dar, die auf die Mucosa beschränkt sind. Nach der von KAWAI vorgeschlagenen Nomenklatur unterteilen wir Erosionen im Magen nach ihrem makroskopischen Aspekt als inkomplett oder komplett. Letztere besitzen im Gegensatz zu der inkompletten Form einen Schwellungshof, dessen histologisches Korrelat eine Leistenspitzenhyperplasie ist. Der erhabene Rand umschließt einen zentralen Nabel, der von einer fibrinoiden Nekrose ausgekleidet wird. Inkomplette Erosionen sind zumeist klein und flach. Eine Niveaudifferenz zur benachbarten Schleimhaut ist gering oder fehlt völlig. Im Bulbus überwiegen die inkompletten Erosionen zahlenmäßig bei weitem. Ob die bulbären Erosionen in gleicher Häufigkeit wie die gastralen als Blutungsquelle in Frage kommen, ist zweifelhaft. Postbulbäre Erosionen haben wir bislang nur beim Zollinger-Ellison-Syndrom gesehen.

Differentialdiagnostisch müssen komplette Erosionen in erster Linie von Adenomen der Brunnerschen Drüsen (Brunnerome) durch die gezielte Biopsie abgegrenzt werden (Abb. 24, 25). Die gleiche Forderung gilt für kleine Duodenalpolypen und polypoide Schleimhautheteroto-

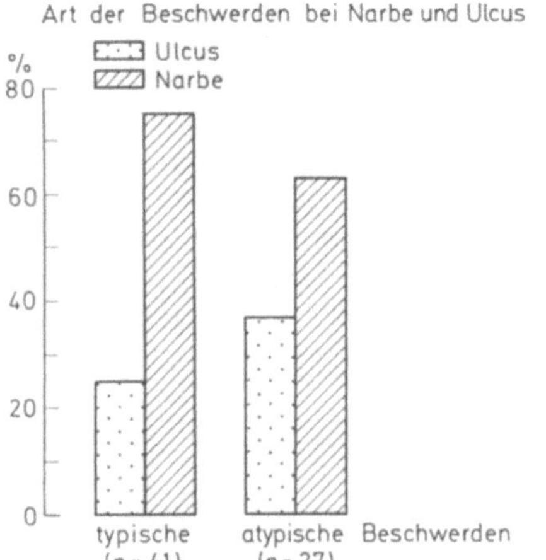

Abb. XIX. Beschwerden bei Narbenbulbus und Ulcus duodeni

pien. Artefizielle Defekte, die durch Läsion der Duodenalmucosa mit dem Endoskop entstehen, können das Vorhandensein von Erosionen vortäuschen.

Literatur

1. BROWN, P., SALMON, P.R., HTUT, T., READ, A.E.: Double blind trial of carbenoxolone sodium capsules in duodenal ulcer therapy, based on endoscopic diagnosis and follow-up. Brit. med. J. **1972 III**, 655.
2. CHELI, R.: Duodenitis. Facts and fiction. Endoscopy **3**, 2 (1971).
3. CLASSEN, M., KOCH, H., DEMLING, L.: Duodenitis. In: Inflammation in Gut. Basel: S. Karger 1970.
4. CLASSEN, M.: Evaluation of endoscopy for the diagnosis of the duodenal ulcer. Arch. Mal. Appar. dig. **61**, 21 (1972).
5. FRÜHMORGEN, P., JENNY, S., CLASSEN, M., BAUERLE, H., KOCH, H., DEMLING, L.: Anamnese bei Ulkus und Narben im Bulbus duodeni. Dtsch. med. Wschr. **6**, 188 (1972).
6. FRÜHMORGEN, P., KONISZEWSKI, G., CLASSEN, M.: Duplication of the pylorus. Endoscopy **4**, 234 (1972).
7. FUJINO, M., ASHIZAWA, S.: Fiberduodenoscopy. Acta gastro-ent. jap. **7**, 137 (1972).
8. JENNY, S., FRÜHMORGEN, P., CLASSEN, M., BAUERLE, H., FUCHS, H., DEMLING, L.: Endoskopisch-radiologische Diagnostik des Bulbus duodeni (Ulkus, Narbe). Dtsch. med. Wschr. **4**, 118 (1972).
9. KASUGAI, T., KUNO, N., AOKI, J., KIZU, M., KOBAYASHI, S.: Fiberduodenoscopy: analysis of 353 cases. Gastroint. Endoscopy **1**, 9 (1971).
10. KAWAI, K., KOHLI, J., MISAKI, F., AKASAKA, J., IDA, K.: Comparative study for duodenal ulcer by radiology and endoscopy. Endoscopy **5**, 18 (1973).
11. KISSLING, U., CLASSEN, M., DETTE, G., FRÜHMORGEN, P., DEMLING, L.: Die Ergebnisse von 1399 Untersuchungen des Bulbus duodeni. Schweiz. med. Wschr., in Druck.
12. OTTENJANN, R.: Rationelle Diagnostik des Ulkusleidens. Diagnostik **5**, 65 (1972).
13. SEIFERT, E.: Endoskopische Diagnostik der Gastritis und des Duodenalulkus. Med. Welt (Stuttg.) **23**, 1890 (1972).
14. SEIFERT, E.: Indikation und Wert der kombinierten Ösophago-Gastro-Bulboskopie. Vortr. 8. Seminar Dtsch. Ges. Gastroent. Endoskopie, in Druck.
15. WENDENBURG, H.H., WEHLING, H.: Über differentialdiagnostische Schwierigkeiten bei großen Divertikeln und Riesenulzera am Bulbus duodeni. Dtsch. med. Wschr. **18**, 845 (1972).

2.5.2 Duodenitis

Die Existenz der Duodenitis als primär chronische Entität muß aufgrund der Untersuchungen von CHELI und unserer Gruppe angezweifelt werden [1—3, 5]. Die diffuse Duodenitis ist auch keine Vor- oder Begleiterkrankung des Ulcus duodeni-Leidens. Nur in Schleimhautpartikeln aus der unmittelbaren Nachbarschaft des Geschwürs sieht der Histologe Entzündungsvorgänge [1, 2].

Eine diffuse Duodenitis findet sich makroskopisch und histologisch beim Zollinger-Ellison-Syndrom. Der Endoskopiker sieht hier im gesamten Duodenum eine ödematös verquollene Mucosa mit Verbreiterung oder Fehlen der Kerckringschen Falten. Die Schleimhaut ist gerötet und zeigt neben Petechien oder Suffusionen ggf. auch Ulcerationen, Narben und Stenosen. Die Existenz derartiger Veränderungen im postbulbären Duodenum muß an ein Zollinger-Ellison-Syndrom denken lassen.

Befall des Duodenums durch Enteritis regionalis (Morbus Crohn) fand PIEGLER in 3/80 unserer Fälle [6].

Endoskopisch imponieren scharf ausgestanzte, zum Teil flächige Ulcerationen mit rötlichem Saum und fibrinoider Nekrose. Die Duodenalwand ist starr, ihre Architektur durch Stenosierung und partielles oder völliges Fehlen der Kerckringschen Falten schwer verändert. Auch die Motorik der Duodenalwand ist beeinträchtigt oder völlig aufgehoben. Bei einem unserer Patienten mit Morbus Crohn des Duodenums war die Vatersche Papille zunächst nicht auffindbar, nach Pankreozymingabe sah man ein unregelmäßig begrenztes Orificium, welches Galle entleerte. Die Diagnose wird klinisch und histologisch anhand gezielt entnommener Biopsiepartikel gestellt. Die Duodenitis bei Mesenterialvenenthrombosen zeichnet sich durch eine diffuse Rötung mit Suffusionen aus. Endoskopische Beschreibungen anderer Duodenitisformen, die bei

parasitären und sonstigen Erkrankungen
auftreten [3, 4], liegen bislang nicht vor.

Literatur

1. CHELI, R.: Duodenitis and duodenal ulcer. Digestion **1**, 175 (1968).
2. CHELI, R.: Duodenitis. Facts and fiction. Endoscopy **3**, (1971).
3. CLASSEN, M., KOCH, H., DEMLING, L.: Duodenitis. In: Inflammation in Gut. Basel: Karger 1970.
4. DEBRAY, C., PERGOLO, F.: Les duodénites. Arch. Mal. Appar. dig. **40**, 206 (1951).
5. DEMLING, L., CLASSEN, M.: Duodenitis. In: Klinische Gastroenterologie (DEMLING, L., Hrsg.). Stuttgart: Thieme 1972.
6. PIEGLER, TH.: Verlauf und Prognose der Crohnschen Erkrankung. Inauguraldissertation, Erlangen 1970.

2.5.3 Stenosen des Duodenums

Die Wahl des geeigneten Instruments der endoskopischen Untersuchung des Duodenums wurde nach der Lokalisation und dem Grad der Stenose getroffen. Stenosen oberhalb der Vaterschen Papille können mittels Endoskopen mit prograder Optik gut eingesehen werden. Eine Ausnahme bilden Einengungen am oder unmittelbar unterhalb des oberen Duodenalknies, die mit Seitblickinstrumenten, wie z. B. dem JF-Typ B von Olympus, besser beurteilt werden können. In die Pars ascendens gelangt man nur mit den längeren Duodenoskopen. Ausgeprägte Engstellungen mit prästenotischer Dilatation können grundsätzlich mit einer orthograden Optik betrachtet werden, da die Instrumentenspitze hier reichlich Bewegungsspielraum besitzt. Der Versuch, das Instrument durch die Enge in poststenotische Darmabschnitte weiterzuschieben, sollte nur dann unternommen werden, wenn man nach Hypotonisierung des Darms den Grad der Stenosierung beurteilt hat.

Extramurale Impressionen der Duodenalwand sind von intramuralen Prozessen als Ursache duodenaler Engen zu trennen.

Bei der arteriomesenterialen Okklusion, Stenosen durch Bänder, Cysten oder Tumoren aus der Nachbarschaft, stellt die Endoskopie ein diagnostisches Adjuvans dar. Die Bedeutung der Endoskopie für die Diagnostik von Cysten und Tumoren des Pankreas beruht im wesentlichen auf der Kombination mit der Röntgendiagnostik mittels retrograder Pancreaticographie. Gleiches gilt für das Pancreas anulare. Hierauf wird später detailliert eingegangen. Carcinome der Bauchspeicheldrüse und der ableitenden Gallenwege können allerdings in das Duodenum einbrechen [3]. Endoskopisch sind dann Impression, Stenosierung und/oder Ulceration vorhanden. Die gezielte Biopsie ist für die Diagnostik unerläßlich. Die chronische Kopfpankreatitis geht ebenfalls nicht selten mit einer Stenose der zweiten Duodenalportion einher [2].

Das endoskopische Bild der bulbären Stenose ist durch Veränderungen gekennzeichnet, die bei der Besprechung des Narbenbulbus abgehandelt wurden. Weißliche Narbenzüge, die auf die enggestellte Region einstrahlen, Taschenbildung mit und ohne floride Ulcera werden angetroffen. Identische Alterationen weist die postbulbäre Duodenalstenose auf. Zusätzlich sind hier die Kerckringschen Falten destruiert oder fehlen.

Stenosen nach operativen Eingriffen am Duodenum oder benachbarten Organen sind vielgestaltig. Von leichten Destruktionen des Duodenums, an Narben und Verziehungen der Kerckringschen Falten bis hin zu subtotalen oder totalen Stenosen mit prästenotischer Dilatation findet man alle Grade duodenaler Stenosen. Selten wird das Duodenum durch Divertikel, die mit Nahrungsbrei gefüllt sind, eingeengt. Inwieweit hier auf endoskopischem Wege eine Drainage möglich ist, kann noch nicht beurteilt werden. Benigne und maligne Tumoren des Duodenums machen sich oft erst durch Stenosezeichen bemerkbar [4, 5]. Auch hier klärt die gezielte Biopsie die Diagnose [1].

Die Endoskopie vermag den Grad und zusammen mit der gezielten Biopsie sowie der retrograden Cholangio-Pancreatico-graphie in vielen Fällen auch die Ursache der Stenosierung des Zwölffingerdarms zu klären.

Literatur

1. DEMLING, L., CLASSEN, M., KOCH, H.: Endo-scopy in the diagnosis of duodenal tumors. Vortr. 9. Int. Kongr. Gastroent. Asnemge, Paris, 1972
2. DREILING, D. A., JANOWITZ, H. D., PER-RIER, C. V.: Pancreatic inflammatory diseases. New York, Evanston, London: Harper & Row 1964.
3. FRANTZ, V. K.: Tumors of the pancreas. Arm. Forces Inst. Path. Washington DC., 1959.
4. MOULINIER, B., BRUHIERE, J., GRENIER-BOLCY, PH.: La fibroscopie dans les tumeurs bénignes du duodenum. Arch. Mal. App. dig. **61**, 333 (1972).
5. VAN DAMME, J.: Tumours malignes du duodenum. Arch. Mal. App. dig. **61**, 339 (1972).

2.5.4 Divertikel (Abb. 21—23)

Angeborene Divertikel, die heterotopes Pankreasgewebe enthalten können, sind selten. Zahlenmäßig überwiegen Pseudo-divertikel, die mit zunehmendem Lebens-alter häufiger werden, bei weitem. Die konkave Seite der Duodenalwand und hier vor allem die Papillenregion, die Pars horizontalis und die Flexura duodenojejunalis sind Prädilektionsstellen. Sie treten einzeln oder in der Mehrzahl auf, ihre Größe variiert von Erbsgröße bis zum Umfang eines Tennisballs. Divertikel an der Vaterschen Papille verziehen dessen Orificium gelegentlich so, daß Galle und Pankreassekret zunächst in den Blindsack entleert werden. Die Papille kann sich auch im Divertikel-sack befinden. Sondierungsversuche zur retrograden Darstellung des Pankreas- und Gallengangs sind dann extrem schwierig oder unmöglich.

Nur in Ausnahmefällen kommt Duo-denaldivertikeln klinische Bedeutung zu. Meist werden sie als ,,diagnostischer Prü-gelknabe" [1] für das nicht aufgefundene Äquivalent von Oberbauchbeschwerden herangezogen. Komplikationen von Duo-denaldivertikeln wie Blutung, Ulcus, Ab-sceß, Perforation und Stieldrehung werden kaum je beobachtet. Auch die ascendie-rende Infektion der Gallenwege bei Diver-tikeln an der Vaterschen Papille dürfte eine Rarität darstellen.

Endoskopisch erkennt man die Diver-tikelmündung leicht an den einstrahlenden Schleimhautfalten. Kleinere Divertikel werden zweilen erst nach pharmakologi-scher Hypotonisierung und Insufflation von Luft in das Duodenum erkennbar. Bei breiter Kommunikation mit dem Zwölf-fingerdarm können der Blindsack und des-sen Inhalt inspiziert werden.

Biopsien zur Feststellung einer Diverti-culitis oder von Gewebsheterotopien soll-ten nur bei strikter Indikationsstellung er-folgen. Obwohl bislang keine Komplika-tionen mitgeteilt wurden, muß man daran denken, daß die Wandung des Pseudodi-vertikels keine Muskulatur enthält und be-sonders leicht perforiert werden kann. Eine Entnahme von Divertikelinhalt unter sterilen Bedingungen scheint auf endosko-pischem Wege möglich zu werden. Damit könnte evtl. die Bedeutung von Dünn-darmdivertikeln als Ursache des blind-loop-Syndroms geklärt werden.

Literatur

1. HOEFFKEN, W.: Krankheiten des Magens und Duodenums. In: Klinische Röntgendiagnostik in-nerer Krankheiten (HAUBRICH, R., Hrsg.), 2. Bd.: Abdomen. Berlin-Heidelberg-New York: Sprin-ger 1966.

2.5.5 Heterotopien und Tumoren des Duodenums

Heterotopien

Duodenale ,,Polypen" können Sitz hetero-toper Magenschleimhaut sein. BELBER beobachtete endoskopisch einen derart aufgebauten solitären Bulbustumor [2]. Wir fanden bei einem Patienten mit mehreren hirsekorngroßen Bulbuspolypen histologisch Magenschleimhaut [1]. Zusammenhänge mit dem Ulcus duodeni-Leiden werden diskutiert, da bei etwa der Hälfte der Ulcuskranken ektopische Magenschleimhaut im Bulbus gefunden wird [5]. Ob es sich hierbei um einen aggressiven oder einen defensiven Mechanismus handelt, ist unklar.

Heterotopes Pankreasgewebe kann die Duodenalmucosa ebenfalls polypös vorwölben. Blutungen aus Ulcera der darüberliegenden Duodenalschleimhaut wurden ebenso wie Verwechslungen mit Duodenalcarcinomen beschrieben. Endoskopische Kasuistiken stehen noch aus.

Die Endoskopie benigner Duodenaltumoren ist ohne die gezielte Biopsie unvollständig, da nur sie über den histologischen Aufbau und die Wertigkeit als fakultative Blutungsquelle (z. B. Leiomyome) oder maligne Entartung eine verbindliche Auskunft geben kann.

Benigne Tumoren (Abb. 24—34)

Die Incidenz benigner Dünndarmtumoren beträgt 0,16% [1, 6]. Benigne Dünndarmtumoren werden vorzugsweise im Ileum angetroffen. Von 1399 Fällen waren nur 198 im Duodenum lokalisiert [8]. Bei 92 davon handelte es sich um adenomatöse Tumoren, 35mal um Lipome, 32mal um Myome und in 12 Fällen um Fibromyome. Angiome, Lymphangiome und neurogene Tumoren etc. waren je 1—10mal vertreten.

Exakte Zahlen über die Rate maligner Entartungen von primär benignen Duodenaltumoren liegen nicht vor. Man schätzt, daß 7% der adenomatösen Polypen und 20% der Leiomyome maligne werden [6]. Darüber hinaus ist auch nicht klar, ob die malignen Polypen nicht de novo bösartig entstehen.

Brunnersche Adenome machen nach Angaben von MACHELLA [6] etwa 50% der duodenalen Adenome aus. Röntgenologisch imponieren sie als runde polypoide Defekte. Endoskopisch sieht man häufig multiple, sessile Polypen [7], die bei der histologischen Untersuchung unter einer zum Teil rarefizierten Epithelschicht die Struktur Brunnerscher Drüsen aufweisen.

Das Peutz-Jeghers-Syndrom (periorale, labiale und buccale Pigmentation, Polyposis des Dünndarms, hereditär) stellt eine seltene Form der Dünndarmpolyposis dar. Maligne entartete Polypen wurden beschrieben. Bei 2 Patienten haben wir auf endoskopischem Wege mehrere Duodenalpolypen durch Hochfrequenzdiathermie abgetragen und damit die Gefahr weiterer intestinaler Obstruktionen durch die großen Polypen, die bereits bei beiden Patienten zu mehreren Laparotomien geführt hatten, verringert.

Cronkhite-Canada-Syndrom (ektodermale Pigmentation, Verlust von Finger- und Fußnägeln, gastrointestinale Polyposis) stellt ebenfalls ein seltenes Syndrom dar. Histologisch handelt es sich um entzündliche Polypen mit cystischen Auftreibungen. Eine maligne Entartung scheint ausgeschlossen zu sein.

Literatur

1. ABU-HAYDAR, F. R.: Cit. in T. E. MACHELLA [6].
2. BELBER, J. P., MUSIEK, R.: Ectopic gastric mucosa in the duodenum. Gastroenterology (abstr.) **58**, 1063 (1970).
3. CLASSEN, M.: Contribution of endoscopy to the diagnosis and management of benign peptic ulcer. In: Clinics in Gastroenterology (SIRCUS, W., Ed.). London: Saunders 1973.
4. DEMLING, L., CLASSEN, M., KOCH, H.: Endoscopy in the diagnosis of duodenal tumors. Vortr. 9. Int. Kongr. Gastr. ASNEMGE, Paris 1972.
5. JOHANNSEN, A.: Benign tumours of the duodenum composed of heterotopic gastric mucosa. Vortr. 2. Europ. Kongr. Dig. Endoskopie, Paris 1972.
6. MACHELLA, T. E.: Tumors of the small intestine. In: Gastroenterology, Bd. II (BOCKUS, H., Ed.). Philadelphia, London: Saunders 1966.
7. MOULINIER, B., BRUHIERE, J., GRENIER-BOLEY, PH.: La fibroscopie dans le tumeurs benignes du duodenum. Arch. Mal. Appar. dig. **61**, 333 (1972).

8. RIVER, L., SILVERSTEIN, J., TOPE, J. W.: Benign neoplasms of the small intestine, a critical comprehensive review with reports of 20 new cases. Int. Abstr. Surg. **102**, 1 (1956).

Maligne Tumoren (Abb. 35—37)

Im Dünndarm treten nur etwa 3% der gastrointestinalen Malignome auf. Die Häufigkeit von Carcinomen nimmt von oben nach unten ab, die der Sarkome zu [2]. In großen Autopsiestatistiken beträgt die Zahl maligner Duodenaltumoren 0,033% [1].

Das Carcinom ist das häufigste duodenale Malignom. Die Klinik des duodenalen Carcinoms wird von der Lokalisation und dem Typ (stenosierend, exulcerierend oder penetrierend) geprägt. Bei infrapapillär wachsenden und stenosierenden Tumoren ist im Gegensatz zu den suprapapillären Carcinomen das Erbrochene gallig. Blutungen sind nicht selten. Peripapilläre Tumoren rufen einen intermittierenden Verschlußikterus wie bei Choledocholithiasis hervor.

Carcinome im Duodenum stellen überwiegend sekundäre, von den Nachbarorganen ausgehende Tumoren (Pankreas, Gallenwege, rechte Niere) dar. Die Endoskopie trägt daher nicht nur durch Inspektion und Biopsie, sondern auch durch die retrograde Anfärbung des Pankreas- und Gallengangs zur Differentialdiagnose bei. In der Regel wird sich der Endoskopiker mit der Feststellung, daß ein Carcinom im Duodenum vorliegt, begnügen müssen. Die Frage primäres oder sekundäres Duodenalcarcinom wird, wenn überhaupt, dann nur bei der Autopsie entschieden.

Das endoskopische Bild des Duodenalcarcinoms ist geprägt durch atypische, hirnwindungsartige Falten, die das Lumen einengen und exulcerieren können. Der Tumor wächst in anderen Fällen polypös oder nur ulcerierend [3, 4]. Bei 2 unserer 4 Patienten mit Duodenalcarcinom war der gesamte Bulbus mit starren Gewebs-

formationen, die oberflächlich ulceriert waren, ausgekleidet.

Die obengenannten Fälle der bulbären Carcinome machen deutlich, daß man sich nicht auf die Faustregel verlassen sollte, Tumoren oberhalb der Papille seien wahrscheinlich benigne. Die gezielte Biopsie sichert die Diagnose.

Auch die cytologische Untersuchung von duodenaler Spülflüssigkeit oder Bürstenabstrichen erweist sich als hilfreich in der Tumordiagnostik [4].

Sarkome, Lymphoblastome und Melanome werden im Duodenum seltener gefunden. Wir haben zwei Lymphosarkome des Duodenums endoskopisch-bioptisch verifiziert.

Das *Dünndarmcarcinoid* ist hauptsächlich im Ileum lokalisiert, in 1,5% wird es jedoch im Duodenum angetroffen [2].

Literatur

1. HOEFFKEN, W.: Krankheiten des Magens und Duodenums. In: Klinische Röntgendiagnostik innerer Krankheiten (HAUBRICH, R., Hrsg.), 2. Bd: Abdomen. Berlin-Heidelberg-New York: Springer 1966.
2. KÜMMERLE, F., J. SCHIER: Dünndarmtumoren. In: Klinische Gastroenterologie (DEMLING, L., Hrsg.). Stuttgart: Thieme 1973.
3. OI, J., NAKAYAMA, K.: A case of primary duodenal cancer diagnosed by duodenoscopy and scopic biopsy. Endoscopy **2**, 134 (1970).
4. TAKAGI, K., IKEDA, S., NAKAGAWA, Y., et al.: Retrograde pancreatography and cholangiography by fiberduodenoscope. Gastroenterology **59**, 445 (1970).

Antrumschleimhaut in der zuführenden Schlinge nach Billroth II-Resektion (Abb. 38, 39)

Rezidivulcera entstehen bekanntlich in 0,5—5% der Fälle nach Billroth II-Resektion [1]. Häufig gehen sie auf restierende Antrumschleimhaut an der zuführenden Schlinge zurück. Diese kann durch die gezielte duodenoskopische Biopsie diagnostiziert und der operativen Therapie zugeführt werden [2].

Literatur

1. DEMLING, L., OTTENJANN, R., ELSTER, K.: Endoskopie der Speiseröhre und des Magens. Stuttgart: Schattauer 1972.
2. POHL, W., FLACHSENBERG, E., ELSTER, K.: Endoscopic-bioptical diagnosis of antral mucosa within the duodenal stumps. Endoscopy **4**, 162 (1972).

2.6 Endoskopie der Papilla Vateri (Abb. 40—55)

2.6.1 Anatomie

Die Vatersche Papille befindet sich zumeist (54%) im mittleren Drittel der Pars descendens duodeni [3]. Lokalisationen innerhalb des Bulbus und des Magens sind sehr selten. Caudale Varianten bis in die Nähe des unteren Duodenalknies oder gar bis an die Flexura duodenojejunalis kommen nach HESS in 4,8% der Fälle vor [8]. Wir fanden die Papilla Vateri bei 30% von 50 Patienten im unteren Drittel, bei 16% im oberen Drittel der Pars descendens duodeni [3].

Endoskopischer Aspekt

Das endoskopische Bild der Vaterschen Papille wird grob in drei Formen eingeteilt [11, 13, 14]. Die hemisphärische Form ist gekennzeichnet durch eine halbkugelige Vorwölbung, deren Oberfläche aus zwiebelschalenartig angeordneten Schichten besteht. Bei der papillären Form ist die Papille ebenfalls prominent, ihre Oberfläche weist jedoch nicht die konzentrische Fältelung, sondern ein unregelmäßiges Relief auf. Die flache Papille erhebt sich nicht oder nur geringförmig über das Schleimhautniveau. Sie ist sowohl etwas schwerer aufzufinden, als auch zu sondieren. Die Mündung der Vaterschen Papille ist ebenfalls von wechselnder Form.

Schlitzförmige und runde Orificien verschiedenster Größe werden beobachtet. Die Erkennung des Papillen-Orificiums wird durch zarte konzentrische Falten mit blasserer Farbe als bei ihrer Nachbarschaft erleichtert. Eine gelegentlich zu sehende valvuläre Protrusion, die bei Entleerung der Ampulle sichtbar wird, ist nach Angaben KOZUS kein Septum zwischen den Mündungen des Gallen- und des Pankreasgangs. Zwei und mehr Orificien auf einer Papille werden beobachtet. Finden sich zwei benachbarte, jedoch unabhängige Papillen, dann handelt es sich um unabhängige Mündungen von Gallengang und Ductus Wirsungianus in das Duodenum. Die Umgebung der Vaterschen Papille besitzt eine charakteristische Struktur. Eine wulstige zirkuläre Falte, die Plica duodenalis maior, deckt von cranial dachförmig die Papille. Manchmal verdeckt sie die Papille vollständig und muß mit der Biopsiezange oder der Instillationssonde nach oben weggeschoben werden, damit das Orificium sichtbar wird. Eine weniger konstante, longitudinale Falte (Plica longitudinalis) läuft ca. 2—3 cm von cranial her auf die Papille zu und setzt sich unterhalb der Papille fort, wo sie sich gabelförmig aufteilen kann. Der intraduodenale Anteil des Ductus choledochus wölbt — von cranial her kommend und auf die Papille zuziehend — die Duodenalwand ins Lumen vor, was zuweilen recht gut sichtbar ist.

Die Erkennung der Vaterschen Papille ist aufgrund der typischen Strukturen für den erfahrenen Endoskopiker kein Problem.

Papilla minor

Wenige Zentimeter oberhalb der Vaterschen Papille befindet sich die Papilla minor mit der Mündung des Ductus Santorini. Nur ganz selten wird sie unterhalb der Hauptpapille angetroffen. Die Existenz einer Minorpapille besagt nicht, daß der Ductus Santorini tatsächlich angelegt sein muß [8].

Endoskopisch imponiert die Minorpapille als ein kegelförmiges Gebilde. Das Orificium erkennt man — wenn überhaupt — als feinen weißen oder rötlichen Punkt auf der Kegelspitze. In drei Fällen gelang es uns, das gesamte Pankreasgangsystem über die Papilla minor und den Ductus Santorini zu füllen. Vereinigen sich die beiden Pankreasanlagen im Laufe der embryonalen Entwicklung nicht (Pancreas divisum), dann bleibt der Gang der dorsalen Anlage der Hauptausführungsgang; er mündet in der Papilla minor [5]. Endoskopisch-röntgenologisch ist nicht sicher zu entscheiden, ob es sich nur um ein getrenntes Gangsystem (Ductus divisus) oder ein Pancreas divisum handelt.

Die Ampulla Vateri

Bei etwa 75% der Fälle vereinigen sich Ductus choledochus und Ductus pancreaticus in einer Ampulle, bevor sie gemeinsam in das Duodenum einmünden. Die Länge der Ampulle beträgt im Durchschnitt 3—10 mm [10], der Durchmesser kann 7 mm erreichen. Die Mündungsvarianten des Ductus Wirsungianus und des Ductus choledochus sind zahlreich [8, 10, 12]. BECKER unterscheidet 3 Haupttypen [2]. Andere Klassifizierungen stammen von STERLING und COUINAUD [4, 16].

Die röhrenförmige Ampulle besitzt ein ausgeprägtes System von Krypten (Schema nach ELIAS). Die Mündungsvarianten der beiden Gangsysteme und das Kryptenrelief der Ampulle sind unseres Erachtens die wesentlichen Gründe für die gelegentlichen Mißerfolge der retrograden Kontrastmittelfüllung, insbesondere des Gallengangs. Die Ampulle wird umschlossen vom Sphincter Oddi, der sich aus einem ampullären Anteil (Sphincter ampullae), dem Sphincter choledochus proprius und dem Sphincter pancreaticus zusammensetzt. Eine wesentliche protektive Funktion des ampullären Schließmuskels besteht in der Verhinderung von duodeno-biliärem Reflux oder duodeno-pankreatischem Reflux.

2.6.2 Erkrankung der Papilla Vateri (Abb. 56—65)

Papillitis stenosans

HESS unterteilt das Krankheitsbild der stenosierenden Papillitis in die primäre Form ohne Miterkrankung der Nachbarorgane und die sekundäre Form, welche mehr als 90% aller Papillitiden ausmacht und insbesondere mit einer Steinerkrankung des Gallenwegssystems assoziiert ist [8, 9]. Bei mehr als $^1/_4$ von 1 220 Patienten mit Chole- oder Choledocholithiasis fand HESS eine stenosierende Papillitis [8]. Die Hesssche Einteilung ist insoweit etwas umstritten, als bislang unklar ist, ob bei der sog. sekundären Form die Papillenstenose nicht das Steinleiden verursacht hat. Auch ohne Erkrankung der Nachbarorgane kann eine stenosierende Papillitis vorkommen, in deren Gefolge sich ascendierende Gallenwegsinfektionen bis hin zur biliären Cirrhose und chronische Pankreatitiden entwickeln können.

Die Entzündung reicht histologisch von einer ödematösen Schwellung und polynucleären Infiltration bis zur Fibrose, wobei die Schleimdrüsen cystisch dilatiert sein können.

Bei der Adenomyomatose der Papille hyperplasieren die Schleimdrüsen und der muskuläre Sphincterapparat [7]. Diese Veränderung wird insbesondere bei älteren Menschen angetroffen und erinnert an die „Prostatahypertrophie".

Die Papillitis kann den gesamten Sphincter Oddi befallen, so daß die terminalen Anteile des Ductus choledochus und des Ductus Wirsungianus die Form eines haarförmigen Ypsilon annehmen. Sie kann aber auch nur jeweils den Sphincter choledochus proprius oder den Sphincter pancreaticus betreffen. Wenn nur der terminale Sphincter vor dem Porus befallen ist, resultiert eine „Hydro-Ampulle" (HESS).

Bei der Endoskopie erkennt man die akute Entzündung an der plumpen Auftreibung und der Rötung der Papille. Ein Porus ist unter Umständen gar nicht zu erkennen, wenn nicht Indocyaningrün vorher injiziert worden ist [14]. Der makroskopische Aspekt einer entzündlich veränderten Papille ist jedoch insgesamt nicht sehr ergiebig. Die histologische Untersuchung nach gezielter Biopsie zeigt die oben beschriebenen Veränderungen in der Schleimhaut. Auch die Biopsie kann natürlich nur über Schleimhautveränderungen des duodenalen Papillenanteils Auskunft geben. Bei Sondierung der Ampulle und Kontrastmittelinstillation werden Stenosen und Dilatationen nachgewiesen. Probleme der endoskopisch-radiologischen Diagnostik bestehen darin, daß bei terminalen Stenosen die Sondierung, bei ampullären Stenosen die Instillation des Kontrastmittels in keines oder nur in eines der beiden Gangsysteme gelingt. Es scheint noch nicht entschieden, inwieweit die gezielte Mucosabiopsie aus der Papillenoberfläche ein repräsentatives Bild auch für entzündliche Veränderungen in der Muskulatur, in der Mucosa der Ampulle oder der präpapillären Anteile des Gallen- und Pankreasgangs widerzuspiegeln vermag. FÖDISCH verneint diesen Zusammenhang [7].

Papillenkonkremente

Gallensteine sitzen wesentlich seltener in der Papille als suprapapillär. Sie können unter Umständen sehr groß sein und durch Narben fixiert werden. In etwa 40% der Fälle blockieren sie auch den Abfluß aus dem Ductus Wirsungianus [8]. Ein Stein vor dem Porus führt zur Bildung einer

„Hydro-Ampulle". Intrapapilläre Steine können aber auch in den Ductus choledochus zurückflottieren oder zu einer Papillitis stenosans führen. Endoskopisch resultiert wiederum das Bild einer plump aufgetriebenen Papille unter Umständen mit klaffendem Porus. Gelingt es, Kontrastmittel in die Gangsysteme zu instillieren, so sieht man je nach Lokalisation und Größe des Steins eine Abflußbehinderung und eine prästenotische Dilatation im Ductus choledochus und/oder Ductus Wirsungianus. Kleine Papillenkonkremente können auch bei multiplem Auftreten die Abflußverhältnisse an den Gangsystemen intakt lassen. Wichtig sind hier für die Diagnostik zahlreiche Aufnahmen vor allem in der Entleerungsphase, da die Steine bei der Prallfüllung übersehen werden können. Serienaufnahmen mit 70- oder 100 mm-Kamera erweisen sich als nützlich.

Prolaps der Papilla Vateri

Der vom Röntgenologen beschriebene „Prolaps" der Vaterschen Papille bei stenosierender Papillitis und Papillencarcinom wurde von uns endoskopisch bislang nicht beobachtet. Möglicherweise handelt es sich lediglich um eine Papillenvergrößerung bei diesen Erkrankungen.

Eine derartige Vergrößerung kann auch resultieren, wenn ein Polyp durch den Porus der Ampulle prolabiert und zu Abflußstörungen Anlaß gibt.

Das Carcinom der Vaterschen Papille

Das Papillencarcinom gilt als relativ gutartig, weil es langsam wächst und spät metastasiert. Nach HESS macht es etwa 5% aller Tumoren des Verdauungstrakts aus. Die Carcinome des Pankreas und der Papille stehen in einem Verhältnis von 3:2 [8]. In 80% handelt es sich um Adenocarcinome, in 20% um Scirrhen. Die Klinik wird durch dyspeptische Beschwerden, Abmagerung, okkulte oder manifeste gastrointestinale Blutungen, entzündliche Symptome, wie Cholangitis-Cholecystitis oder Pankreatitis und anfänglich durch intermittierenden Ikterus geprägt.

Endoskopisch sieht man polypöse Tumorformationen an der Papille, die exulceriert sein können. Auch innerhalb von umfangreichen Tumoren kann eine Mündung erkennbar sein, die eine Sondierung und Kontrastmittelinstillation gestattet. Diese Beobachtung deckt sich mit der klinischen Erfahrung, daß die Obstruktionssyndrome, seitens der Gallenwege, bei mehr als drei Viertel der Patienten erst nach Auftreten von Schmerzen, Gewichtsabnahme und Fieber entstehen. Die Diagnose wird durch die histologische Untersuchung von gezielt entnommener Schleimhaut gestellt. Trotzdem ist bei Befall des Pankreaskopfes der Ausgang des Tumorwachstums nicht sicher zu eruieren. Sonstige Malignome der Vaterschen Papille, z. B. Sarkome sind sehr selten. Endoskopische Beobachtungen liegen bislang nicht vor.

Literatur

1. ANACKER, H.: Erkrankungen der Leber und des Gallenwegssystems. In: Klinische Röntgendiagnostik innerer Krankheiten (HAUBRICH, R., Hrsg.), 2. Bd. Berlin-Heidelberg-New York: Springer 1966.
2. BECKER, V.: Pankreas (Inselapparat ausgenommen). Spezielle pathologische Anatomie, 6. Bd. Berlin-Heidelberg-New York: Springer 1973.
3. CLASSEN, M., HELLWIG, H., RÖSCH, W.: Anatomy of the pancreatic duct. A duodenoscopic-radiological study. Endoscopy 5, 14 (1973).
4. COUINAUD,Cl.: Anatomie de l'abdomen. Paris: G. Doin & Cie. 1963.
5. DOERR, W.: Spezielle pathol. Anatomie II. Heidelberger Taschenbücher, 70. Bd., Teil A. Berlin-Heidelberg-New York: Springer 1970.
6. ELIAS, H.: Die Gallenwege. Hrsg. C. H. Boehringer Sohn. Ingelheim 1967.
7. FÖDISCH, H.: Feingewebliche Studien zur Orthologie und Pathologie der Papilla Vateri. Stuttgart: Thieme 1972.
8. HESS, W.: Die Erkrankungen der Gallenwege und des Pankreas. Stuttgart: Thieme 1961.
9. HESS, W.: Die chronische Pankreatitis. Bern, Stuttgart: Huber 1969.
10. HOLLE, G.: Die Bauprinzipien der Vaterschen Papille und ihre funktionelle Bedeutung unter normalen und krankhaften Bedingungen. Dtsch. med. Wschr. 85, 644 (1960).
11. KOZU, T., OI, I., SUZUKI, S., TAKEMOTO, T.: Fiberduodenoscopic observation on the dynamics of the duodenal papilla. Endoscopy 2, 99 (1970).
12. MILLBOURN, E.: On the excretory ducts of the pancreas in man, with special reference to their relations to each other, to the common duct and to the duodenum. Acta anat. (Basel) 9, 1 (1950).
13. OGOSHI, K., TAKITA, Y., HARA, Y.: Endoscopic observation of the duodenum and pancreatocholedochography using duodenal fiberscope under direct vision. Gastroent. Endoscopy (Tokyo) 12, 83 (1970).
14. OI, I., TAKEMOTO, T., KONDO, T.: Fiberduodenoscope: Direct observation of the papilla of Vater. Endoscopy 2, 101 (1969).
15. SAFRANY, L., BARNA, L., TÖRÖK, I.: Differential diagnosis of cholostatic jaundice by fiberduodenoscopic retrograde cholangiography. Vortr. 2. Europ. Kongr. Dig. Endoskopie, Paris 1972.
16. STERLING, J.A.: The common channel for bile and pancreatic ducts. Surg. Gynec. Obstet. 98, 420 (1954).

2.7 Retrograde Cholangiographie

Das normale Cholangiogramm (Abb. 66)

Die retrograde Cholangiographie gelingt aus Gründen, die in der Papillenarchitektur, den zahlreichen Mündungsvarianten der Gangsysteme und pathologischen Veränderungen der Papille zu suchen sind, nur in 60—75% der Fälle [5—7, 15].

Das röntgenologische Normalbild der intra- und extrahepatischen Gallenwege ist in der Literatur über die Ausscheidungs- und Punktionsverfahren ausführlich beschrieben worden [1, 2, 19, 20 u.v.a.].

Während wir Conray 60 als geeignetes Kontrastmittel für die retrograde Cholangiographie ansehen, empfehlen englische Kollegen weniger konzentrierte Kontrastmittel, um Konkremente nicht zu übersehen [3, 6].

2.7.1 Steine in den Gallenwegen
(Abb. 67—73)

Das Gallensteinleiden ist außerordentlich verbreitet. In Mitteleuropa sind 10—15% aller Erwachsenen davon betroffen [8, 11], bei etwa 15% von diesen führt das Steinleiden zum Tode [11]. Nach HESS entwickelt sich bei 26% der Patienten mit Cholelithiasis auch eine Choledocholithiasis [11].

Die endoskopisch-radiologische Diagnostik wird vor allem dann eingesetzt, wenn die herkömmlichen radiologischen Verfahren eine Diagnose nicht ermöglichen. Dies ist vor allem bei Ausscheidungsstörungen der Leber der Fall, oder dann, wenn die Konkremente im Ductus hepaticus communis oder im Ductus choledochus lokalisiert sind. Die für den Chirurgen wichtige Feststellung, ob das Steinleiden sich auf die Gallenblase beschränkt oder den Ductus choledochus einbezieht, kann mit dieser Methode vielfach bereits präoperativ entschieden werden. Darüber hinaus sind Konkremente in den intrahepatischen Gallenwegen, die in 27% zusammen mit Choledochussteinen vorkommen [13], mit dieser Methode zu erkennen. Auch die autochthon entstandenen intrahepatischen Steine in Höhe der Bifurkation des Ductus hepaticus können mit der duodenoskopisch-radiologischen Diagnostik nachgewiesen werden.

Die kombinierte endoskopisch-radiologische Diagnostik ist der percutanen transhepatischen und der laparoskopischen Cholangiographie nach Gallenblasenpunktion vorzuziehen, weil sie das weniger eingreifende Verfahren darstellt [14]. In einigen Fällen gelingt jedoch die exakte Lokalisation pathologischer Veränderungen erst nach Einsatz beider Verfahren [5]. Stets sollte die retrograde Darstellung den beiden anderen genannten Verfahren vorausgehen [3, 5, 6].

Die Indikation zur retrograden Cholangiographie sollte großzügiger gestellt werden, da gut 1/3 der Choledochussteine

keine pathognomonischen Symptome, 1/6 darüber hinaus keine chemisch radiologischen Symptome auslösen. HESS stellt mit Recht fest, daß ein Choledochusstein um so gefährlicher ist, je weniger Symptome er hervorruft und je länger er sich der Diagnose und Behandlung entzieht [11].

Bei der retrograden Cholangiographie werden Konkremente oft erst nach partieller Entleerung des Kontrastmittels aus den Gallenwegen in das Duodenum gefunden. Differentialdiagnostisch sind mit dem Kontrastmittel in die Gallenwege gelangte Luftblasen, Gallenwegstumoren oder Impression von außen her (Pankreaskopfcarcinom) zu beachten.

Gelegentlich gelingt es, ein präpapilläres Konkrement durch forcierte Kontrastmittelinjektion leberwärts zu drängen und den Ikterus präoperativ zu beseitigen [5].

2.7.2 Entzündungen der ableitenden Gallenwege
(Abb. 74, 75)

Cholecystitis

Retrograde Füllungen des Gallengangsystems bei akuter Cholecystitis ergeben ein negatives Cholecystogramm, wahrscheinlich infolge einer Schwellung im Bereich des Ductus cysticus. Der Ductus choledochus kann mäßig dilatiert sein, ohne daß eine Stenose oder Konkremente nachzuweisen wären.

Bei der chronischen Cholecystitis stellen sich die ableitenden Gallenwege gut dar. Die geschrumpfte Gallenblasenwand beinhaltet gelegentlich Kalkinkrustationen: Porzellangallenblase. Die retrograde Cholangiographie ist bei Entzündungen der Gallenblase nur dann indiziert, wenn aufgrund einer gleichzeitigen intra- oder extrahepatischen Störung die radiologischen Routinemethoden versagen.

Cholangitis

Entzündungen des Gallengangs sind in 70% mit einer Lithiasis vergesellschaftet, in 10% liegt ihr eine Papillitis stenosans zugrunde [2]. Neben Konkrementen stellt man röntgenologisch Einengungen und bei Adhäsionen mit benachbarten Organen Verziehungen und Knickbildungen im Verlauf des Ductus choledochus fest. Man beachte jedoch, daß inkonstante Knickbildungen im Gallengang auch bei tiefer Inspiration entstehen können. Das wichtigste Zeichen der ausgeprägten Cholangitis sind diffuse Kaliberschwankungen, die besonders bei der primär sklerosierenden Cholangitis imponieren. Ein ähnliches Bild wird bei der Mucoviscidose angetroffen. Die duodenoskopisch-radiologische Diagnostik zeigt derartige Veränderungen deutlicher als die intravenöse Cholangiographie.

2.7.3 Tumoren der Gallenblase und der Gallenwege (Abb. 77—79)

Gallenblasenpapillome und -adenome rufen zumeist keine Symptome hervor und stellen röntgenologische Zufallsbefunde dar.

Das *Gallenblasencarcinom* zählt zu den selteneren Tumoren. In der Sektionsstatistik von ILLINGWORTH ist es mit 0,33% vertreten [12]. In 80% der Fälle finden sich gleichzeitig Gallensteine und chronische Entzündungen [9].

Die Metastasierung erfolgt hämatogen nach Gefäßinfiltration, lymphogen entlang dem Ductus choledochus in die Leber und per continuitatem — unter Umständen mit Fistelbildung — in die Nachbarorgane.

Das klinische Bild des Verschlußikterus, das sich durch Kompression des Tumors oder Lymphknotenmetastasen entwickeln kann, ist durch die kombinierte endoskopisch-radiologische Diagnostik

zu klären. Tumoren des Gallengangs und des Pankreaskopfes müssen differentialdiagnostisch berücksichtigt werden. Bis zum Jahr 1962 sind nur 73 Fälle mit gutartigen Tumoren der extrahepatischen Gallenwege beschrieben worden [11]. Hierzu gehören Papillome, Adenome, Fibrome und postoperativ auftretende Neurome. Klinische Symptome sind Cholangitis und Verschlußikterus, die durch diese Tumoren ausgelöst werden.

Japanische Kollegen diagnostizierten ein transpapillär prolabiertes Choledochuspapillom duodenoskopisch-bioptisch [10].

Carcinome der Gallenwege befallen im Gegensatz zum Gallenblasencarcinom vorwiegend Männer. Hier wie dort handelt es sich histologisch um Plattenepithelcarcinome, Scirrhen oder Adenocarcinome, wobei die letzteren zahlenmäßig überwiegen.

Tumorlokalisation und Wachstumstyp entscheiden über das klinische Bild. Befall eines Ductus hepaticus führt zu Rückstauungen des Gangsystems, das den betreffenden Lappen drainiert, während Tumoren an der Hepaticusgabel oder weiter distal ein völliges Abflußhindernis darstellen können. Klinisch imponieren der (in typischen Fällen) intermittierende Ikterus sowie Hydrops oder Empyem der Gallenblase. Die Lokalisation von malignen Neoplasien an den ableitenden Gallenwegen aus einem Sektionsgut von 50 000 Autopsien zeigt eine schematische Darstellung von EDMONDSON [9].

Bei der retrograden Gangdarstellung gelingt es nicht immer, Kontrastmittel durch die tumoröse Stenose zu instillieren. In diesen Fällen zeigen Zielaufnahmen die unregelmäßig begrenzte Einengung. Hier ergänzt die percutane transhepatische Cholangiographie oder die Instillation von Kontrastmittel in die Gallenblase bei der Laparoskopie die Diagnostik. Fließt Kontrastmittel durch inkomplette Einengungen in die prästenotischen Gallengangsregionen, dann erkennt man die exophytische Begrenzung des Tumors und dessen prästenotische Dilatation. Die cytologische Untersuchung könnte hier diagnostische Bedeutung erringen.

Differentialdiagnostisch ist an die benignen Gallenwegstumoren, Konkremente oder bei Stenosen des intrapankreatischen Ductus choledochus an infiltrierende Pankreaskopfcarcinome zu denken. Da das klinische Bild des Verschlußikterus in allen diesen Fällen operative Konsequenzen nach sich zieht, ist die präoperative Differenzierung zumeist nur von akademischem Interesse. Bei Patienten mit eingeschränkter Operabilität erübrigt die szintigrafische, sonografische oder laparoskopische Feststellung von Lebermetastasen unnötige chirurgische Interventionen. Schwierigkeiten in der Abgrenzung primär biliärer Cirrhosen von Hepaticus- oder Confluenscarcinomen, besonders wenn diese nur eine partielle, glattwandig begrenzte Stenose hervorrufen, hat SHERLOCK beschrieben [17]. Wir fanden bei einer Patientin mit einer seit 2 Jahren bekannten primären biliären Cirrhose derartige Gallengangsveränderungen. Erst die Laparotomie klärte die Diagnose des Hepaticuscarcinoms.

Die retrograde Cholangiographie vermag zwar nicht in allen Fällen von Verschlußikterus die Diagnose vollständig zu klären, die Operationsindikation kann jedoch klarer gestellt werden. Die präoperative Lokalisation wird in manchen Fällen zusätzlich die Wahl des geeigneten Eingriffs bereits vor der Operation ermöglichen.

2.7.4 Folgen von Gallenwegs-operationen (Abb. 80—86)

Postcholecystektomiesyndrom

Als organische Ursachen von Beschwerden nach der Cholecystektomie sind zurückgelassene Steine, Strikturen der Gal-

lenwege, eine unvollständige Entfernung der Gallenblase und des Ductus cysticus und eine chronische Pankreatitis zu nennen. Meistens dürfte der Begriff „Postcholecystektomiesyndrom" für die sog. Dyskinesien der Gallenwege oder Folgezustände ungerechtfertigter, weil nicht wegen organischer Veränderungen an den Gallenwegen begründeter, chirurgischer Eingriffe verwendet werden.

Organische Ursachen des Postcholecystektomiesyndroms können bei der retrograden Gallengangsdarstellung überzeugend nachgewiesen werden. Zurückgebliebene, unter Umständen infizierte Reststümpfe des Ductus cysticus mit und ohne Steine, übersehene Steine und Strikturen sind ohne weiteres zu erkennen. Besondere Aufmerksamkeit schenken wir der Papillenregion insbesondere dann, wenn bei der Cholecystektomie bougiert wurde. Stenosierungen der Papille und Retention von Kontrastmittel in den Gallenwegen bis über 60 min nach der Instillation können dabei beobachtet werden.

Biliodigestive Anastomosen

Abnorme Verbindungen zwischen den Gallenwegen können spontan durch Perforation von Konkrementen mit dem Dünndarm entstehen. Zumeist werden sie operativ angelegt, um ein nicht zu beseitigendes Abflußhindernis zu umgehen.

Dabei wurde früher in der Regel der Ductus choledochus latero-lateral oder seltener termino-lateral mit dem Bulbus duodeni anastomosiert. Cholecystodigestive Anastomosen legt der Chirurg wegen der häufigeren postoperativen Gallenwegsinfektion selten an.

Biliodigestive Anastomosen im Duodenum sind endoskopisch mühelos auffindbar und zu sondieren. Die Kontrastmittelinstillation in das Gallengangsystem bereitet ebenfalls keine Schwierigkeiten. Unsere Arbeitsgruppe konnte die Überlegenheit dieser Methode gegenüber sonstigen radiologischen Verfahren nachweisen [4]. Postoperative Beschwerden aufgrund von verbliebenen Konkrementen können so in vielen Fällen geklärt werden. Diese werden im wesentlichen durch die Schrumpfung der Anastomose und verbliebene Steine hervorgerufen. In einem unserer Fälle war durch eine zu weite Anastomose nach latero-lateraler Choledochoduodenostomie Nahrungsbrei in den vom terminalen Choledochus gebildeten retroduodenalen Blindsack gelangt. Dieser konnte durch die Anastomose inspiziert und nach Kontrastmittelkonstillation auch röntgenologisch dargestellt werden.

In einem weiteren Fall gelang es, den im distalen Ductus choledochus verbliebenen Teil eines T-Drains durch Spülung und Extraktion mit der Zange in den Magen zu befördern, von wo es per vias naturales entfernt wurde [5].

Der Wert der endoskopisch-radiologischen Methode bei bilidigestiven Anastomosen beruht auf der Tatsache, daß die Anastomose mit beiden Methoden beurteilt wird, und die Ursache von Beschwerden oder objektiven Symptomen geklärt werden kann. Die Indikation zu einer Relaparotomie wird hierdurch präzisiert.

2.7.5 Krankheiten der Leber
(Abb. 76)

Die endoskopisch-radiologische Diagnostik vermag bei solchen Erkrankungen eine nützliche Auskunft zu geben, bei denen das Gallengangsystem verändert ist. Dementsprechend ist die akute Hepatitis, bei der OI mit dieser Methode keine pathologischen Veränderungen nachweisen konnte, keine Indikation für die Duodenoskopie. Die Übertragung von Hepatitis durch das Duodenoskop ist zwar noch nicht beschrieben worden, muß jedoch ernsthaft in Betracht gezogen werden. Vorsichtshalber führen wir bei allen ikteri-

schen Patienten mit positivem Nachweis von Australia-Antigen eine Duodenoskopie nicht aus.

Chronische Hepatitis und Cirrhose

Leberabscesse

Retrograde Cholangiographien bei Leberabscessen wurden unseres Wissens bislang nicht ausgeführt. Wie bei allen fieberhaften Infektionen der Gallenwege würden wir bei Verdacht auf Leberabsceß eine retrograde Cholangiographie vermeiden (s. Kapitel Komplikationen).

Lebercysten

Nicht parasitäre Lebercysten beruhen auf einer Entwicklungsstörung der intrahepatischen Gallengänge. Lebercysten entstehen wahrscheinlich auch aus umschriebenen intrahepatischen Gallengangsverschlüssen, durch kongenitale Erweiterung der hepatischen Lymphgefäße, durch Ektasie der Schleimdrüsen in den Gallengängen und posttraumatisch.

Nur bei Kommunikation mit dem Gallengangs- oder dem digestiven System kann die Cyste endoskopisch-radiologisch dargestellt werden. Entsprechende Erfahrungen mit der ERCP fehlen noch.

Lebertumoren

Nach ihrer Matrix werden die *Lebercarcinome* in maligne Hepatome und maligne Cholangiome unterschieden. Hier wie auch bei den benignen Lebertumoren und den Lebermetastasen fehlen größere Beobachtungsreihen mit typischen Veränderungen im retrograden Cholangiogramm. Abb. 87—89 zeigt ein Lebercarcinom, makroskopisch ein großer cystischer Tumor, der stumpf aus dem linken Leberlappen gelöst werden konnte. Bei einer vorhergehenden Operation war der Tumor mit dem Bulbus duodeni anastomosiert worden. Diese Kommunikation machte eine duodenoskopische Biopsie und eine Auffüllung mit Kontrastmittel möglich.

Literatur

1. ADOLPH, K.: Gallengangs- und Pankreasdiagnostik. Stuttgart: Enke 1968.
2. ANACKER, H.: Erkrankungen der Leber und der Gallenwege. In: Klinische Röntgendiagnostik Innerer Krankheiten (HAUBRICH, R., Hrsg.). New York: Springer 1966.
3. BLUMGART, L.H., COTTON, P.B., BURWOOD, R., LAWRIE, B., SALMON, P., DAVIES, G.T., BEATES, J.S.M., SKIRVING, A.: Endoscopy and retrograde choledochopancreatography in the diagnosis of the jaundiced patient. Lancet 1972 II, 7790.
4. CLASSEN, M., FRÜHMORGEN, P., KOZU, T., DEMLING, L.: Endoscopic-radiologic demonstration of biliodigestive fistulas. Endoscopy 3, 138—142 (1971).
5. CLASSEN, M., DEMLING, L.: Retrograde Cholangiographie beim Verschlußikterus. Radiologe 13, 35 (1973).
6. COTTON, P.B.: Endoscopy and cannulation of the papilla of Vater and retrograde cholangiopancreatography (ERCP). Gut 13, 1014 (1972).
7. DEYHLE, P., FUMAGALLI, J., PAEZ, C., JENNY, S., PRETER, B., JENNY, M., AMMANN, R.: Klinischer Wert der endoskopisch-retrograden Pankreato-Cholangiographie. Dtsch. med. Wschr. 97, 1139 (1972).
8. DOERR, W.: Spezielle pathologische Anatomie II. Heidelberger Taschenbücher, 70. Bd., Teil A. Berlin-Heidelberg-New York: Springer 1970.
9. EDMONDSON, H.A.: Tumors of the gallbladder and extrahepatic bile ducts. Armed. Forces Inst. Path. Washington, D.C. 1967.
10. HARA, Y.: Persönliche Mitteilung.
11. HESS, W.: Die Erkrankungen der Gallenwege und des Pankreas. Stuttgart: Thieme 1961.
12. ILLINGWORTH, C.F.: Carcinoma of the gallbladder. Brit. J. Surg. 23, 4 (1935).
13. NORMAN, O.: Studies on the hepatic ducts in cholangiography. Acta radiol. scand. (Suppl) (1951), 84.
14. OGOSHI, K., NURA, M., HARA, Y., NEBEL, O.T.: Endoscopic pancreatocholangiography in the evaluation of pancreatic and biliary disease. Gastroenterology 64, 210 (1973).
15. OI, I.: Duodenoscopy during pancreatic diseases. Arch. Mal. Appar. dig. 61, 349 (1972).
16. SALMON, P.: Endoscopy in the diagnosis of obstructive jaundice. In: Endoscopy of the small Intestine (DEMLING, L., CLASSEN, M., Eds.). Stuttgart: Thieme 1973.
17. SHERLOCK, S.: Diseases of the liver and the biliary system, 4. Auflage. Oxford: Blackwell 1968.
18. VENNES, J.A., SILAVIS, S.E.: Endoscopic visualization of bile and pancreatic ducts. Gastroint. Endosc. 18, 149 (1972).
19. Wannagat, L.: Laparoskopische Cholezysto- und trans-hepatische Cholangiographie. In: Klinische Gastroenterologie (DEMLING, L., Hrsg.). Stuttgart: Thieme 1972.
20. WENZ, W., KOLIG, G.: Fehler und Gefahren der perkutanen transhepatischen Cholangiographie. Röntgenfortschritte 103, 713 (1963).

2.8 Retrograde Pancreaticographie (Pancreatographie)

2.8.1 Anatomie und Topographie des Pankreas (Abb. 90—92)

Das retroperitoneal gelegene Pankreas verläuft duodenal-lienal von rechts unten (Pars descendens duodeni) nach links oben (Milzhilus). Die Höhe des Pankreaskörpers beträgt 1,5—4,5 cm, durchschnittlich 3,3 cm, der sagittale Querdurchmesser beträgt 2—3 cm [2, 3, 36]. Dorsal oder innerhalb des Caput pancreatis verläuft der Gallengang.

Der Pankreaskörper liegt dorsal vom Magen, der untere Rand grenzt an die Flexura duodenojejunalis. Der Pankreasschwanz zieht ventral am oberen Pol der linken Niere vorbei zum Milzhilus und damit in die Nachbarschaft von linker Colonflexur und Zwerchfell.

Der Ductus pancreaticus oder Ductus Wirsungianus verläuft in der Längsachse des Organs. Im Bereich des Pankreaskopfes steigt er steil nach cranial an. Etwa in der Mitte der Lendenwirbelsäule wird nach Bildung eines Knicks der Anstiegswinkel des Gangs nach links oben flacher. Zuweilen fehlt dieser Knick, so daß der Ductus Wirsungianus dann etwa im gleichen Winkel von der Papille bis zum Milzhilus ansteigt. Gelegentlich beschreibt der Pankreasgang auch ein umgekehrtes U, wenn er nach Anstieg und horizontalem Verlauf wieder bis in Papillenhöhe abfällt.

Der Durchmesser des Pankreasganges beträgt im Kopfteil 3,4—4,8 mm, im Körper 2,9—3,4 mm und im Pankreasschwanz 2,0—2,3 mm. Die niedrigeren Werte für die Breite des Pankreasganges wurden in Japan gemessen [20], die höheren Werte entstammen eigenen Messungen [9]. Die Länge des Ductus Wirsungianus, die auch eine Schätzung der Länge der gesamten Drüse zuläßt, ist nach eigenen Messungen normalerweise durchschnittlich 20 cm, wobei zu berücksichtigen ist, daß das Organ röntgenologisch nicht immer streng sagittal getroffen werden kann und derartige Messungen daher ungenau bleiben müssen. Der Ductus Santorini drainiert die dorsale Pankreasanlage. Im Kopfbereich gibt er den Ramus capitis inferior ab, der den caudalen Processus uncinatus drainiert. COTTON [10] fand bei 24% seiner Patienten eine Nebenpapille (akzessorische Papille, Papilla minor). Die Existenz einer Papilla minor ist nicht mit der eines Ductus Santorini gleichzusetzen.

Vom Ductus Wirsungianus gehen 15—30 Nebengänge erster Ordnung, von hier zweigen mehrere Ductuli zweiter Ordnung ab, die sich wiederum in Canaliculi dritter Ordnung aufgabeln.

Über Art und numerische Verteilung der Mündungstypen von Ductus Wirsungianus, Ductus choledochus und Ductus Santorini existieren unterschiedliche Angaben (s. Kapitel Papilla Vateri). Nach ANACKER münden Pankreas- und Gallengang in 80—90% gemeinsam unter Bildung einer Ampulle. In weniger als 5% der Fälle münden sie getrennt, noch seltener findet sich jeweils ein Ausgang für Ductus choledochus, Ductus pancreaticus und Ductus Santorini [2].

Entleerung von Kontrastmittel aus dem Pankreasgangsystem

Neben der Breite des Pankreasganges in den verschiedenen Organabschnitten scheint die Entleerungzeit des Kontrastmittels eine Rolle bei der Bewertung pathologischer Veränderungen zu spielen. Nach Untersuchungen gemeinsam mit WORMUTH wird das Kontrastmittel normalerweise in spätestens 10 min aus dem Pankreasgangsystem entleert. Bei Patienten mit Gangveränderungen im Rahmen einer chronischen Pankreatitis und solchen mit Pseudocysten war die Entleerungszeit stets verzögert [44].

2.8.2 Angeborene Pankreasveränderungen
(Abb. 54, 55, 93—95)

Das *Pancreas anulare* entsteht durch eine unterbliebene embryonale Rotation der ventralen Pankreasanlage. In der Folge umschließt die Bauchspeicheldrüse den Zwölffingerdarm inkomplett oder komplett und kann in jedem Lebensalter zu Ikterus und/oder Stenosesymptomen durch Behinderung der Chymuspassage im Duodenum führen. Eine gesteigerte Incidenz von Pankreatitis und Pancreas anulare [24] scheint nicht gesichert zu sein.

Das bei mangelnder Vereinigung der beiden Pankreasanlagen entstehende *Pancreas divisum* wurde bereits auf S. 31 besprochen.

Das *Cystenpankreas* beruht wahrscheinlich auf einer Abschnürung kleiner Ausführungsgänge. DOERR und BECKER halten als Ursache eine Dyschylie — also eine fehlerhafte Zusammensetzung des Bauchspeichels mit konsekutiver Sekreteindickung und Retention — für möglich [4, 12]. Es handelt sich um dysontogenetische Cysten verschiedenster Größe, die solitär oder multipel auftreten. Sie werden im Gegensatz zu den Pseudocysten von Epithel ausgekleidet und zählen somit zu den echten Cysten. Die Symptomatik dysontogenetischer Cysten im Pancreaticogramm ist bislang unbekannt.

Die durch *Pseudocysten* des Pankreas hervorgerufenen Veränderungen werden auf S. 40 unten beschrieben. — Die klinische Bedeutung von multiplen, erbsgroßen Cysten bei einigen unserer älteren Patienten ohne klinisch faßbare Symptomatik von seiten des Pankreas ist noch nicht zu definieren. Ob sie zu den von WATER *et al.* sowie von ADLUNG *et al.* [1, 41] in zahlreichen postmortalen Pancreaticographien älterer Personen, die nie an einer manifesten Pankreaserkrankung gelitten hatten, gefundenen Veränderungen zählen, muß einstweilen offen bleiben.

Gangveränderungen bei der cystischen Fibrose des Pankreas (*Mucoviscidose*) haben wir bei einem 10jährigen Patienten beobachtet. Diese bestanden in Kaliberschwankungen ohne auffällige cystische Auftreibungen, Das Kontrastmittel wurde länger als üblich im Pankreasgangsystem retiniert. Dagegen wies das intrahepatische Gallengangsystem cystische Veränderungen auf.

2.8.3 Entzündliche Pankreaserkrankungen
(Abb. 96—117)

Anläßlich eines Symposions im Jahre 1963 in Marseille wurde versucht, zu einer einheitlichen Nomenklatur der Pankreatitisformen zu gelangen. Ungeachtet der beträchtlichen ätiopathogenetischen Unterschiede wurde eine klinische Klassifizierung in folgende Formen unternommen:

1. Akute Pankreatitis;
2. Akut rezidivierende Pankreatitis;
3. Chronisch rezidivierende Pankreatitis;
4. Chronisch-progrediente Pankreatitis.

Auf zahlreiche Einteilungen nach anderen Gesichtspunkten kann hier nicht näher eingegangen werden [4, 5, 9, 12, 28, 33, 40].

Indikationen und Befunde

Im symptomfreien Intervall der *akut-rezidivierenden Pankreatitis* sollte eine retrograde Pancreaticographie versucht werden, um Veränderungen der Papille oder im Verlauf des Pankreasganges (Stenosen, Steine) feststellen zu können [15, 38]. Nach Beobachtungen von LEGER und LATASTE sowie von DOUBILET, MULHOLLAND und POPPEL bei der intraoperativen Pancreaticographie soll man sogar die entzündlich veränderten Areale der Bauchspeicheldrüse als fleckförmige Parenchymfärbung lokalisieren können [13, 22, 23]. Diese Auffassung scheint uns nicht hinreichend gestützt zu sein.

Die peroperative Pancreaticographie wird nämlich in der Regel ohne Durchleuchtungskontrolle durchgeführt. Die Kontrastmittelmenge, welche für die Füllung des Gangsystems ausreicht, kann also nicht genau dosiert werden. Wird diese Dosis überschritten, dann kommt es keineswegs diffus, sondern nahezu regelmäßig zunächst zu umschriebenen Parenchymanfärbungen im Kopf, Körper oder Schwanz der Bauchspeicheldrüse, und zwar sowohl bei Patienten mit als auch ohne abgelaufene Pankreatitis. Indessen können wir diese Behauptung auch nicht nachprüfen, da die akute Pankreatitis u. E. eine Kontraindikation für die ERCP darstellt.

Kanalisierte *Pseudocysten* bei akut rezidivierender Pankreatitis werden — wie bereits erwähnt — mit der retrograden Pancreaticographie direkt dargestellt, solche ohne Abfluß und Konglomerattumoren können den Ductus Wirsungianus opprimieren und einen Abbruch der Kontrastmittelfüllung bewirken. Wird eine Pseudocyste während der Untersuchung dargestellt, so sollte sie keinesfalls vollständig gefüllt werden. Die Feststellung der Existenz und der Lokalisation genügt. Die Gefahr einer Infektion der Zyste ist nicht gering zu schätzen (s. Kapitel Komplikationen).

Die Duodenoskopie bei der *chronischen Pankreatitis* dient heutzutage noch überwiegend der röntgenologischen Gangdarstellung. Sie wird jedoch in naher Zukunft auch mit manometrischen Messungen in der Papille und den Gangsystemen kombiniert werden können. Hierdurch sind möglicherweise an Funktionsstörungen des „Papillenspiels" und der Sekretionsdrücke Einblicke in das nosologische Geschehen zu gewinnen. Schließlich sind von der Cytodiagnostik nach transpapillärer Absaugung von Pankreassekret [21, 43], der transduodenalen Pankreaspunktion [6] und der Pankreaslaparoskopie [26, 32] wesentliche Beiträge zur Pankreasdiagnostik zu erwarten. Hier soll jedoch nur die zum diagnostischen Routinerepertoire gehörige, retrograde Pancreaticographie referiert werden. Ihre Aussagefähigkeit ist der peroperativen Pankreasgangdarstellung überlegen, weil die technischen Hilfsmittel (Fernsehbetrachtung der Gangdarstellung mit Zielaufnahmen von pathologischen Veränderungen; Kameraserienaufnahmen; Röntgenkinematographie) einer modernen Röntgenapparatur eingesetzt werden können. Die peroperative Pancreaticographie wird somit auf die Fälle beschränkt werden können, wo eine descendierende Gangdarstellung durch Punktion des Ganges oder nach Amputation des Schwanzes erforderlich ist. Sie ist ferner dann indiziert, wenn die duodenoskopische Sondierung erfolglos blieb.

Die Feststellung von Hess, daß die peroperative Pancreaticographie zuverlässig über die bestehenden Veränderungen am Ductus Wirsungianus orientiere [18] und wichtige Hinweise für die Operationswahl liefere, kann ohne weiteres auf die in Rede stehende endoskopische Variante übertragen werden. Ob allerdings nachgewiesene Gangveränderungen bindende Rückschlüsse auf ihre Pathogenese gestatten, muß einstweilen noch zweifelhaft erscheinen.

Alle 64 eigenen Fälle mit einer chronischen Pankreatitis wiesen pathologische Veränderungen am Pankreasgangsystem auf. Bei 73% der Patienten bestanden erhebliche Kaliberschwankungen bzw. multiple Strikturen mit prästenotischen Dilatationen, ein Bild, das treffend als „Kette von Seen" oder als „Perlschnur" [3, 18] bezeichnet wurde. Die Dilatation des Gangsystems betraf vor allem die Seitenäste. Die Kaliberschwankungen und Dilatation scheint sich hier eher zu manifestieren als am Hauptabflußgang der Bauchspeicheldrüse. Je 19mal fanden sich Papillenstenosen und Calcifikationen, 7mal Abbrüche der Kontrastmitteldarstellung im Gangsystem. Eine Patientin mit Zustand nach B II-Operation wies ein stark verkleinertes, jedoch unauffälliges Gangsystem auf. Möglicherweise handelt es sich hier um ein Pankreas divisum, welches zusätzlich eine exkretorische Insuffizienz aufwies.

Die Darstellung der Acini üben wir auch nicht bei Verdacht auf Pankreascarcinom. Unsere ersten Erfahrungen lassen nämlich Zweifel aufkommen, daß man mit diesem Verfahren über die Grenzen des ductalen Systems hinaus Tumoren im Parenchym diagnostizieren kann.

Stenosen und Knicke in den retro- und intrapankreatischen Anteilen des Ductus choledochus bei chronischer Pankreatitis stellen eine Domäne der retrograden Cholangiographie dar [7, 8]. Die lange Röhrenstenose bei der chronischen Pankreatitis beginnt dort, wo der Choledochus mit der Hinterfläche des Pankreas in Berührung tritt, und reicht bis zur Papille. Außerdem sieht man wespentaillenartige Einschnürungen des Ductus choledochus am Oberrand des Pankreas mit weitem präpapillärem Choledochus sowie ringförmige Stenosen im intrapankreatischen Anteil des Ductus choledochus, die Hess für eine Vorstufe der Röhrenstenose hält [18].

Die retrograde Darstellung des Gallengangs auf endoskopischem Wege ergab bei 28/64 (48%) der Patienten mit chronischer Pankreatitis pathologische Veränderungen an den Gallenwegen. Hierbei handelte es sich in 10 Fällen um Papillenstenosen, bei weiteren 13 Patienten um Stenosen im intrapankreatischen oder retroduodenalen Anteil des Gallengangs, 5mal um Gallensteine. Bei weiteren 12 Patienten wurde durch die i.v. Cholangiographie oder intraoperativ ein pathologischer Gallenwegsbefund erhoben. Dabei handelte es sich 3mal um Gallensteine und 9mal um Gallengangsstenosen. 24 Patienten mit einer chronischen Pankreatitis aus unserer Serie wurden z. T. noch nicht operiert. Setzt man voraus, daß die retrograde Gallengangsdarstellung der intravenösen Cholangiographie überlegen ist, so wären möglicherweise bei einigen der nicht operierten Patienten intraoperativ weitere Gallengangsveränderungen gefunden worden. Zusammenfassend kann man also feststellen, daß mindestens bei 40 unserer 64 Patienten (62%) mit chronischer Pankreatitis nachgewiesene Veränderungen an den Gallenwegen hatten. Diese Tatsache unterstreicht unsere Forderung, bei der Pankreatitis nach Möglichkeit auch den Gallengang retrograd darzustellen.

Nach den bisherigen Erfahrungen findet man bei der chronischen Pankreatitis folgende Veränderungen am Pankreassystem:

1. Papillenstenose mit Erweiterung des gesamten Pankreasganges, unter Umständen mit Dilatation des Gallengangs.

2. Stenosen im Ductus Wirsungianus mit Abbruch der Kontrastmitteldarstellung.

3a. Kaliberschwankungen nach Art einer Barocksäule, hervorgerufen durch einen geschlängelten Verlauf des Pankreasganges.

3b. Multiple Strikturen mit ausgeprägten prästenotischen Dilatationen im Pankreasgang.

4. Calcifikationen (bei alkoholischer Pankreatitis intraductal gelegen [27]).

5. Pseudocysten.

Zahlreiche andere Autoren haben sich diesen Beurteilungskriterien angeschlossen oder bewerten diese Kriterien in ähnlicher Weise [10, 11, 20, 25, 29, 30, 34, 35, 37, 39, 42].

Einige als typisch für die chronische Pankreatitis angesehene Kriterien [18] müssen bei der Beurteilung von Pancreaticogrammen revidiert werden:

1. Die Füllung von Seitenästen mit Kontrastmittel, die normalen Verlauf und regelrechtes Kaliber aufweisen, ist ohne pathologische Bedeutung.

2. Das gleiche gilt für den „parenchymatösen Reflux", der bei jeder Pancreaticographie herbeigeführt werden kann.

Die Rate normaler Gänge bei der chronischen Pankreatitis ist unbekannt.

2.8.4 Pankreastumoren
(Abb. 118—126)

Benigne Pankreastumoren (Adenome, Cystadenome, Fibrome, Myxome u.a.) sind selten. Ihre Symptomatik bei der retrograden Pancreaticographie besteht in der Verlagerung, ferner in der Obstruktion des Pankreas und/oder des Gallengangs. Die gleichen Veränderungen ruft nach STADELMANN das Hamartom des Pankreas hervor [37].

Die frühere Erkennung von *Pankreascarcinomen* stellt eine der wichtigsten Indikationen für die endoskopisch-radiologische Pancreaticographie dar. Die röntgenologische Diagnose „Pankreascarcinom" mit Routinemethoden gelingt zumeist erst in dessen Spätstadium [38].

21 histologisch gesicherte Pankreascarcinome haben wir duodenoskopiert. In 19 Fällen handelte es sich um Carcinome des Kopfes, in einem Fall des Pankreaskörpers und bei einer Patientin um Krebs im Pankreasschwanz. Bei den 19 Pankreaskopfcarcinomen fanden sich Veränderungen am Ductus choledochus—komplette Stenosen 4, Röhrenstenosen 3 und umschriebene Stenosen bzw. Impressionen 3. Bei

einem dieser Patienten war bereits vor der Untersuchung Choledochoduodenostomie angelegt worden. In 8 Fällen mit Pankreaskopfcarcinomen gelang die retrograde Cholangiographie nicht. Bei 9 Patienten mißlang die retrograde Pancreaticographie, wofür in 3 Fällen technische Gründe (Drain in Papille, Duodenalstenose etc.) verantwortlich waren. Von den verbleibenden 12 Patienten wiesen 4 ein unauffälliges Pankreasgangsystem und nur einer eine Dilatation in der Korpus- und Schwanzregion des Pankreasganges auf. Bei einer Patientin konnte der Pankreasschwanztumor durch die Bauchdecke palpiert werden. Die 4 Monate vor der Autopsie ausgeführte Pancreaticographie ergab jedoch lediglich eine Konturunregelmäßigkeit des Pankreasganges im Schwanzbereich. Bei der Obduktion fand sich eine makroskopisch sichtbare Tumorinfiltration im gesamten Pankreasgang, der nur im Kopfbereich unauffällig schien.

Die radiologische Symptomatik des Pankreascarcinoms—soweit sie das Pankreasgangsystem bzw. die ableitenden Gallenwege betrifft—kann folgendermaßen zusammengefaßt werden:

1. Unregelmäßiges Relief;
2. Impression;
3. Stenosierung mit prästenotischer Dilatation;
4. Kontrastmittelabbruch;
5. Verlagerung;
6. Veränderungen in der Gewebsstruktur bei der Pankreatographie (?).

Das ausgefranste Relief des Gangs gilt als wichtiger Hinweis. Stenosen mit prästenotischer Dilatation und Kontrastmittelabbrüche sind differentialdiagnostisch gegenüber der chronischen Pankreatitis und Cysten sowie Konglomerattumoren nicht sicher abzugrenzen. Klare differentialdiagnostisch verwertbare Zeichen müssen noch an einer größeren Zahl von Befunden erarbeitet werden. Die Differentialdiagnose wird sicherlich zum Teil durch paraneoplastische Pankreatiden erschwert, die zumindest in 10% der Fälle histolo-

gisch nachgewiesen werden können [14]. Eine Klassifikation der Veränderungen am Pankreasgangsystem erscheint uns angesichts der niedrigen Fallzahlen noch verfrüht [17, 28].

Man wird in Zweifelsfällen das gesamte diagnostische Repertoire (Angiographie, Splenoportographie, Sonographie, Szintigraphie etx.) einsetzen, um einen Tumor zu erkennen. Die diagnostische Wertigkeit der duodenoskopischen Gefolgsuntersuchungen wie die Cytologie des direkt aus der Papille oder dem Pankreasgang abgesaugten Sekretes und die transduodenale Pankreaspunktion sind derzeit noch nicht sicher zu beurteilen. Die laparoskopische Inspektion und Palpation der Bauchspeicheldrüse scheint nach ersten Berichten für die Carcinomdiagnostik bedeutungsvoll zu werden [26, 32]. Indessen handelt es sich bei dem Pankreascarcinom derzeit eher um ein „präklinisches Problem", da die Diagnose zumeist erst dann klinisch geklärt wird, wenn der Tumor bereits inoperabel ist. Dies war bei 20/21 unserer Patienten der Fall.

OI hat Konturunregelmäßigkeiten, dilatation, Kompression und Zerfallskrater an Gangsystem und Parenchym der Bauchspeicheldrüse bei Patienten mit Sarkomen des Pankreas beschrieben [31].

Inselzelltumoren rufen nur bei entsprechender Größe und Lokalisation in der Nähe des Gangsystems Impressionen oder Okklusionen hervor. Einer unserer Patienten mit Zollinger-Ellison-Syndrom zeigte keine Veränderungen am Pankreasgang. SAFRANY konnte bei einem Patienten mit dem gleichen Syndrom den Tumor durch ERP lokalisieren [34].

Literatur

1. ADLUNG, J., GÜRICH, H., RITTER, U.: Über Veränderungen am Pankreasgangsystem. Med. Welt. (Stuttg.) **20**, 387 (1969).
2. ANACKER, H.: Krankheiten des Pankreas. In: Klinische Röntgendiagnostik Innerer Krankheiten (HAUBRICH, H., Hrsg.), Bd. II. Berlin-Heidelberg-New York: Springer 1966.

3. ANACKER, H.: Die pathologischen Veränderungen des Pankreasgangsystems im Röntgenbild. Röntgenfortschr. **96** (1962).
4. BECKER, V: Pankreas (Inselapparat ausgenommen). Spezielle pathologische Anatomie, 6. Bd. Berlin-Heidelberg-New York: Springer 1972.
5. BECKER, V.: Pathogenese und pathologische Anatomie der chronischen Pankreatitis. Schweiz. med. Wschr. **100**, 1194 (1970).
6. CLASSEN, M., KOCH, H., FRÜHMORGEN, P., GRABNER, W., DEMLING, L.: Results of retrograde pancreaticography. Acta gastroent. jap. **7**, 131 (1972).
7. CLASSEN, M., DEMLING, L.: Duodenoskopie und retrograde Cholangio-Pankreatikographie in der klinischen Routine. Vortr. Bad Mergentheimer Stoffw. Tagg. 1972 (BOECKER, W., Hrsg.). Stuttgar: Thieme 1973.
8. CLASSEN, M., DEMLING, L.: Retrograde Cholangiographie beim Verschlußikterus. Radiologe, **13**, 35 (1973).
9. CLASSEN, M., HELLWIG, H., RÖSCH, W.: Anatomy of the pancreatic duct. A endoscopic-radiologic study. Endoscopy, **5**, 14 (1973)
10. COTTON, P.B.: Endoscopy and cannulation of the papilla of Vater; retrograde cholangiopancreatography (ERCP). Gut **13**, 1014 (1972).
11. DEYHLE, P., FUMAGALLI, J., PAEZ, C., JENNY, S., PRETER, B., JENNY, M., AMMANN, R.: Klinischer Wert der endoskopisch-retrograden Pankreato-Cholangiographie. Dtsch. med. Wschr. **97**, 1139 (1972).
12. DOERR, W.: Spezielle pathologische Anatomie. II. Heidelberger Taschenbücher, 70. Bd., Teil A. Berlin-Heidelberg-New York: Springer, 1970.
13. DOUBILET, H., POPPEL, M., MULHOLLAND, J.: Pancreatography. Radiology **64**, 325 (1955).
14. GAMBILL, E.E.: Pancreatitis associated with pancreatic carcinoma: A study of 26 cases. Proc. Mayo Clin. **46**, 174 (1971).
15. GULBIS, A., CREMER, M., ENGELHOLM, L., PEETERS, J.P., DUMONT, N.: La Cholangio-Wirsungography retrograde. Vortr. 2. Europ. Kongr. Dig. Endoskopie, Paris 1972.
16. GÜLZOW, M.: Zur Einteilung der Pankreatitiden. Dtsch. Z. Verdau.- u. Stoffwechselkr. **26**, 3 (1966).
17. HARA, Y.: Persönliche Mitteilung.
18. HESS, W.: Die chronische Pankreatitis. Bern, Stuttgart: Huber 1969.
19. HEULLY, F., GAUCHER, P., LAURENT, J., JEAN-PIERRE, R., VICARI, F., BAS, M., PONSARD, D., WATRIN, B.: Valeur de la Wirsungographie per — duodenoscopique dans le diagnostic des neoformations pancreatiques. Vortr. 2. Europ. Kongr. Dig. Endoskopie, Paris 1972.
20. KASUGAI, T., KUNO, N., KIZU, M., KOBAYASHI, S., HATTORI, K.: Endoscopic pancreatocholangiography I and II. The endoscopic pancreatocholangiogram. Gastroentrology **63**, 227 (1972).
21. KOZU, T., OI, I., TAKEMOTO, T.: The cytology of the intrapancreatic juice taken by duodenoscopic cannulation into the duodenal papilla. 2. Europ. Kongr. Dig. Endoskopie, Paris 1972.
22. LATASTE, J., NEVEUX, R.: L'intervention chirurgicale précoce dans les pancréatitis aigues. Presse méd. **74**, 1875 (1966).
23. LEGER, H., LEGER, L., CACHIN, M., FUMERY, J., HECTOR, A.: L'exploration radio-chirurgical des faux kistes du pancréas. Presse méd. **94**, 2136 (1957).
24. LEHMANN, E.D.: Annular pancreas as a clinical problem. Ann. Surg. **115**, 572 (1942).
25. LIGUORY, C.: Persönliche Mitteilung.
26. MEYER-BURG, J.: The inspection, palpation and biopsy of the pancreas by peritoneoscopy. Endoscopy **4**, 99 (1972).
27. NAKAMURA, K., SARLES, H., PAYAN, H.: Three dimensional reconstruction of the pancreatic ducts in chronic pancreatitis. Gastroenterology **62**, 942 (1972).
28. OGOSHI, K., TAKITA, Y., HARA, Y.: Endoscopic observation of the duodenum and pancreatocholangiogram using duodenofiberscope under direct vision. Gastroent. Endoscopy **12**, 83 (1970).
29. OGOSHI, K., HARA, Y.: Retrograde pancreatocholangiography. Japan. J. clin. Radiol. **17**, 455 (1972).
30. OI, I.: Fiberduodenoscopy and endoscopic pancreatocholangiography. Gastroent. Endoscopy **17**, 59 (1970).
31. OI, I.: Duodenoscopy during pancreatic diseases. Arch. Mal. Appar. dig. **61**, 349 (1972).
32. OTTENJANN, R.: Persönliche Mitteilung.
33. RITTER, U.: Erkrankungen des exkretotischen Pankreas. Stuttgart: Thieme 1971.
34. SAFRANY, L.: Endoscopy and retrograde Cholangio-Pancreatography after Billroth II operation. Endoscopy **4**, 198 (1972).
35. SALMON, P.: Persönliche Mitteilung.
36. SCHOLZE, H.: Die Pankreatitis. Stuttgart: Enke, 1972.
37. STADELMANN, O., DEYHLE, P., HÜGEL, H., LÖFFLER, A., MIEDERER, S.E., FUMAGALLI, J.: Endoscopic pancreaticography in the diagnosis of tumours. In: Endoscopy of the small intestine (DEMLING, L., CLASSEN, M., Eds.) Stuttgart: Thieme 1973.
38. VASILENKO, V.CH., VASILJEV, J.V.: Duodenoscopy in diagnosis of tumors of the duodenopancreatic area. Vortr. 2. Europ. Kongr. Dig. Endoskopie, Paris 1972.
39. VENNES, J.A., SILVIS, S.E.: Endoscopic visualization of bile and pancreatic ducts. Gastroint. Endoscopy **18**, 149 (1972).
40. WANKE, M.: Experimentelle Pankreatitis, proteolytische und biliäre Form. Stuttgart: Thieme, 1968.

44

41. WATER, J., WEILL, J., BUCHSER, M., WEILL-BUSSONI, M.: Postmortale Angiographie. Arch. Mal. Appar. dig. **54**, 1219 (1965).
42. WIESNER, W., WEISS, H.D., ANACKER, H.: Erste Erfahrungen mit der duodenoskopischen retrograden Pankreatikographie in der Diagnostik der chronischen Pankreatitis. Dtsch. Med. Wschr. **97**, 991 (1972).
43. WITTE, S., RIEGG, H.: Cytologic findings in the bile after endoscopic cannulation of the papilla of Vater. In: Endoscopy of the small intestine (DEMLING, L., CLASSEN, M., Eds.). Stuttgart: Thieme 1973.
44. WORMUTH, J., CLASSEN, M.: Unveröffentlicht.

2.9 Komplikationen

(Abb. 127—130)

Komplikationen bei der Einführung des Instrumentes

Bei Vorliegen duodenaler Stenosen besteht die Gefahr der Perforation des Zwölffingerdarmes mit dem Endoskop. Insgesamt ist die Perforationsgefahr bei der Duodenoskopie jedoch als sehr gering zu betrachten. Wir haben bei 2 500 Oesophago-Gastro-Bulboskopien und 700 tiefen Duodenoskopien in den letzten 3 Jahren keine Perforation des Duodenums durch das Instrument erlebt. Insgesamt sind bislang nur zwei instrumentelle Perforationen des Duodenums bekannt geworden.

PALME u. Mitarb. beschrieben eine Volvulusbildung des Dünndarms nach der Duodenoskopie, den sie auf die Luftinsufflation bei dem bereits vorher darmoperierten Patienten zurückführten [9].

Pancreatico-Cholangiographie

Submuköse Kontrastmitteldepots in unmittelbarer Nachbarschaft der Papille entstehen gelegentlich, wenn der Katheter nicht oder nicht vollständig das Orificium der Papilla passiert hat. Diese Kontrastmitteldepots werden innerhalb 1 Std vollständig abtransportiert und rufen nach bisheriger Erfahrung von OI und uns keine weiteren Komplikationen hervor.

Die alten Katheter zur Kontrastmittel-Instillation besaßen eine Metallspitze, welche gelegentlich in der Papille — glücklicherweise nie nach tiefer Intubation in die Gangsysteme — stecken blieb und dann per vias naturales abging. Aus diesem Grunde werden nur noch Katheter ohne Metallspitze geliefert.

Rupturen des Pankreasganges durch eine weit eingeführte Sonde führte zu Bildung einer passageren Pseudocyste [5], in einem anderen Fall zur Extravasation von Kontrastmittel in das Omentum [11].

Die klinische Relevanz der häufig zu beobachtenden Amylasenanstiege nach retrograder Pancreaticographie ist noch nicht überprüft [7]. Zusammenhänge zwischen dem Grad der Füllung und bereits vorher bestehenden Schädigungen der Drüse sind sicher. Wir haben nachgewiesen, daß die Füllung der Acini (Pancreatographie, Parenchymographie) von einer signifikant höheren Komplikationsrate (akute Pankreatitis) gefolgt ist als die ausschließliche Gangdarstellung (Wirsungographie) [10] (Tabelle 5). Pankreatitiden mit klinischer Symptomatik sind nach der Pancreaticographie in etwa 2% zu erwarten. Die Gefahr droht von Pseudocysten des Pankreas, die auf die retrograde Pancreaticographie mit Bacteriämie und Sepsis reagieren können. DEYHLE beobachtete einen Patienten mit Pseudocyste des Pankreas, der nach der Pancreaticographie eine vollständige Pankreasnekrose entwickelte und verstarb [4]. Wir verloren einen Patienten auf die gleiche Weise.

Tabelle 5. Verlauf nach ERP

	Ohne Befund	Hyper-amylas-ämie	Klin. Symptome	Summe
Acinusfüllung	30	34	23	87
Keine Acinusfüllung	156	32	26	214
Summe	186	66	49	301

Die Incidenz fieberhafter Reaktionen, Cholangitis und Sepsis nach ERCP beträgt nach einer Zusammenstellung aus verschiedenen Zentren 1—2%. Die Entzündungen der Gallenwege treten vorzugsweise dann auf, wenn Strikturen, Steine oder Tumoren den Abfluß behindern. Da diese Reaktionen auch noch 36 Std nach der Untersuchung auftreten können, ist eine genaue Überwachung dieser Patienten erforderlich. Aus diesem Grunde halten wir die ambulante ERCP für gefährlich. Ob die Infektion der Gallenwege durch den Katheter eingeschleppt wird oder bereits im Gallengangsystem vorhanden ist und durch die Instillation von Kontrastmittel ausgebreitet wird, ist nicht ganz sicher. Zur Verhütung derartiger Reaktionen ist die prophylaktische Gabe von Breitspektrum-Antibiotica empfohlen worden [3, 6]. Uns scheint der Nutzen eines derartigen Vorgehens mögliche Schäden nicht aufzuwiegen. Eine gezielte Antibiotica-Behandlung, wenn durch die Cholangiographie Passagehindernisse nachgewiesen worden sind, ist vermutlich ungefährlicher. Wir befürworten bei Auftreten von Temperaturen neben der antibiotischen Therapie vor allem die chirurgische Intervention zur Beseitigung des Passagehindernisses. Dies gilt auch für Pseudocysten des Pankreas. Wir haben seither keinen Patienten mehr verloren.

Die Übertragung einer infektiösen Hepatitis durch Fiberendoskope ist bislang nicht beschrieben worden, muß jedoch in Betracht gezogen werden, zumal die Instrumente derzeit noch nicht ausreichend sterilisiert werden können. Wir unterstützen daher das Vorgehen von COTTON, der bei ikterischen Patienten und positivem Australia-Antigen-Befund eine fiberendoskopische Untersuchung nicht durchführt [1, 2].

Die Schädigungen der Papille durch die Instillationssonde sind makroskopisch gering. Leichte Blutungen werden hin und wieder beobachtet. Schwere Blutungen aus der Papille wertet OI als Hinweis auf das Vorliegen eines Carcinoms der Gallenwege oder des Pankreas [8]. Solange die Langzeit-Resultate von Patienten, deren Papille sondiert worden ist, nicht vorliegen, möchten wir vor der unkritischen Anwendung von Papillenbiopsien, insbesondere aus dem Rand des Porus warnen. Es fehlen ferner Untersuchungen über den Einfluß der verschiedenen Kontrastmittel und des Injektionsdruckes. Sorgfältige röntgenologische und Funktionsuntersuchungen der Bauchspeicheldrüse sind bei den Patienten mit länger zurückliegender Pancreaticographie erforderlich, um die Ungefährlichkeit der Methode nachzuweisen.

Literatur

1. COTTON, P. B., SALMON, P. R., BLUMGART, L. H., BURWOOD, R. J., DAVIES, G. T., LAWRIE, B. W., PIERCE, J. W., READ, A. E.: Cannulation of papilla of Vater via fiber-duodenoscope. Lancet 1972 I, 53.
2. COTTON, P. B.: Endoscopy and cannulation of the papilla of Vater; retrograde cholangio-pancreatography. Gut 13, 1014 (1972).
3. CREMER, M.: Persönliche Mitteilung.
4. DEYHLE, P., FUMAGALLI, J., PAEZ, C., JENNY, S., PRETER, B., JENNY, M., AMMANN, R.: Klinischer Wert der endoskopischen retrograden Pankreato-Cholangiographie. Dtsch. med. Wschr. 97, 1139 (1972).
5. GAUCHER, P., et al.: Analyse critique des aspects radiologiques fournis par la Wirsungographie et la cholangiographie per — duodenoscopique chez les malades atteints de pancreatitic chronique. Vortr. 2. Europ. Kongr. Dig. Endoskopie, Paris 1972.
6. GULBIS, A., CREMER, M., ENGELHOLM, L., PEETERS, J. P., DUMONT, N.: La Cholangio-Wirsungographie retrograde. Vortr. 2. Europ. Kongr. Dig. Endoskopie, Paris 1972.
7. OGOSHI, K., HARA, Y.: Retrograde pancreato-cholangiography. Japan. J. clin. Radiol. 17, 455 (1972).
8. OI, I.: Duodenoscopy during pancreatic diseases. Arch. Mal. Appar. dig. 61, 349 (1972).
9. PALME, G., MEYER-BURG, J., DRESSLER, S.: Volvuluskomplikation im Gefolge einer Duodenoskopie. Endoscopy 4, 49 (1972).
10. RUPPIN, H., CLASSEN, M.: Unveröffentlichte Ergebnisse.
11. STADELMANN, O., et al.: The efficiency of duodenoscopy in the clinical diagnostic procedure. Vortr. 2. Europ. Kongr. Dig. Endoskopie, Paris 1972.

3. Jejuno-Ileoskopie

Der Begriff Enteron umfaßt Dünn- und Dickdarm. Die von CLASSEN vorgeschlagene Bezeichnung Enteroskopie sollte jedoch ausschließlich die Endoskopie von Jejunum und Ileum umschreiben und damit Duodenoskopie und Coloskopie ausklammern. Diese Abgrenzung ist etymologisch richtig und sachlich vernünftig. Sie scheint sich allgemein einzubürgern. Die entscheidenden Wegbereiter der Duodenoskopie, OI und TAKEMOTO, unternahmen gemeinsam mit ihrer Gruppe erste Versuche mit langen Endoskopen peroral in das Jejunum vorzudringen. Wenig später erreichten wir mit einem Enteroskop das terminale Ileum und den Anus. Die optischen Qualitäten der von uns verwendeten Instrumente waren von Anfang an so hervorragend, daß der gesamte Verdauungstrakt — abgesehen von den Regionen der Flexuren — vollständig überblickt werden konnte [3]. Etwa gleichzeitig befaßten sich OGOSHI und HARA [9] sowie YAMAGATA und seine Gruppe [14] mit der peroralen Enteroskopie.

3.1 Indikation

Die Enteroskopie ist bei Verdacht auf entzündliche oder tumoröse Veränderungen von Jejunum und Ileum indiziert.

3.2 Technik und Ergebnisse

Für die Enteroskopie werden in der Regel Endoskope mit Geradeausblickoptik verwendet. In Abhängigkeit von der Indikation und der klinischen Situation wird das Enteroskop auf peroralen oder peranalem Wege in den Dünndarm eingeführt. Eine Voraussetzung für die gefahrlose Passage des Dünndarms ist die Flexibilität des Instrumentes. Diese Eigenschaft behindert dagegen die Einführung auf beiden Wegen [9]. Man kann daher versuchen, durch Einführung eines Versteifungsdrahtes den „Verbrauch" des Endoskopes im Magen bzw. Sigma zu verhindern. Tatsächlich gelangt man bei Verwendung dieses Hilfsmittels auf peroralem Wege bis zu einem Meter über das Treitzsche Band hinaus, auf peranalem Wege gelingt es in 30% das terminale Ileum endoskopisch direkt zu untersuchen [6]. Das distale Jejunum und das proximale Ileum sind auf diese Weise bislang nicht zu erreichen.

Eine weitere Möglichkeit besteht darin, sich der transintestinalen Intubation nach BLANKENHORN [2], welche von TORSOLI, ARULANI und PAOLUZZI [11, 13], OI und HIRATSUKA [7, 8, 10] und uns [3—5] für verschiedene endoskopische Prozeduren verwendet wird, zu bedienen. Der Patient verschluckt 2—5 Tage vor der Untersuchung eine Teflonsonde, an deren Spitze ein Gummibeutel mit Schrotkugeln oder Quecksilber befestigt ist. Nach vollständiger transintestinaler Passage wird die Sonde zur Einführung des Instrumentes verwendet. Die End-zu-End-Verbindung des Endoskopes mit der transintestinalen Sonde halten wir für nicht ungefährlich, da die Sonde am äußeren Rand der Instrumentenspitze befestigt werden muß und daher vermutlich nicht optimal in der Darmachse gehalten wird. Nach einer Darmperforation haben wir dieses Verfahren verlassen. Nach einem Vorschlag von PAOLUZZI [11] und HIRATSUKA [7] verwenden wir nunmehr die „Monorail"- oder „Rope-way"-Methode, bei der die transintestinale Sonde als Führungsschiene verwendet wird und durch den Instrumentierkanal des Endoskopes gezogen wird. Dieses Verfahren hat sich sowohl, was die Eindringtiefe in den Dünndarm als auch die diagnostische Ausbeute angeht, bewährt. Eine Verbesserung des Verfahrens wurde dadurch erzielt, daß die Firma Olympus in das vorhandene Enteroskop einen zweiten Instrumentierkanal eingebaut hat, durch den zu jedem Zeitpunkt der Untersuchung Gewebsproben entnommen werden können (Abb. XX). Wir führen dieses Instrument derzeit in 5—15 min bis zum terminalen Ileum vor, wenn keine organischen Stenosen vorliegen. Eine perorale Coloskopie im gleichen Arbeitsgang ist wegen der Instrumentenlänge von 2 m wenig sinnvoll, da der gesamte Darm dabei zu stark akkordeonartig aufgefädelt wird. Ist eine komplette Enteroskopie, wie z.B. bei der Suche nach einer okkulten Blutungsquelle, erforderlich, dann führen wir das Enteroskop über die transintestinale

Sonde zunächst bis zum terminalen Ileum, inspizieren dann sorgfältig beim Zurückziehen den Dünndarm und benutzen anschließend die transintestinale Sonde als Führungsschiene bei der Coloskopie. Dies hat den Vorteil, daß man in kurzer Zeit das Coecum erreicht und nahezu stets in das terminale Ileum gelangen kann. Dies sollte stets erfolgen, da die Bauhinsche Klappe bei der peroralen Untersuchung nicht so sicher wie vom Coecum aus zu erkennen ist, da sie auf der ilealen Seite weniger charakteristisch aufgebaut ist.

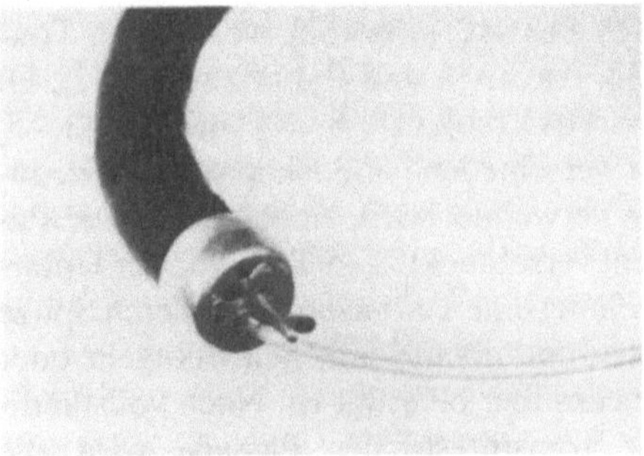

Eindringtiefe

Abb. XXI gibt die Eindringtiefe in Dünndarm bei Anwendung der verschiedenen Einführungsmethoden wieder. Nach vorheriger transintestinaler Intubation wird das Ileum in den meisten Fällen erreicht. Nur wenn durch die Bauhinsche Klappe Coecum oder Colon ascendens gesehen wurde, fühlen wir uns zu der Annahme berechtigt, nunmehr auch das terminale

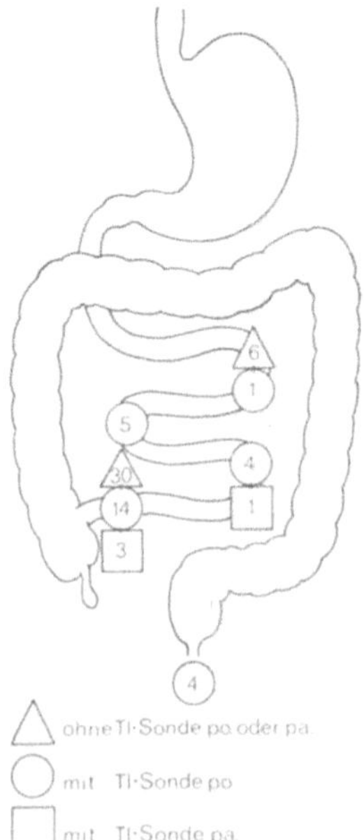

Abb. XXI. Eindringtiefe des Enteroskops in den Dünndarm

Abb. XX. Spitze des zweikanaligen Enteroskops der Fa. Olympus, Hamburg (Prototyp)

Ileum vollständig überblicken zu können. Diese Voraussetzung und der verhältnismäßig hohe Anteil an Patienten mit Morbus Crohn in unserem Krankengut sind als Ursache dafür zu betrachten, daß nicht in allen Fällen der gesamte Dünndarm als „gesehen" bezeichnet wurde.

3.3 Diagnostische Ausbeute

(Abb. 137—139)

Morbus Crohn

Bei 6 von 9 Fällen mit einem bekannten Morbus Crohn des Duodenum oder Colon wurden in Jejunum und Ileum neue skip lesions gefunden bzw. ausgeschlossen. Bei einer Patientin mit Diarhöen und Eiweißverlustsyndrom wurde eine diffuse Jejuno-Ileitis endoskopisch gefunden und bioptisch als Morbus Crohn identifiziert. 2 Patienten mit einer Ileocöcalresektion bzw. Hemicolectomie rechts wegen Morbus Crohn wiesen röntgennegative Rezidive eines Morbus Crohn auf.

Tumoren

Bei 2 Patienten mit Peutz-Jeghers-Syndrom fanden sich intestinale Polypen. Bei beiden Patienten wurden die duodenalen Polypen mittels Hochfrequenzdiathermieschlinge endoskopisch abgetragen und geborgen. Einer von ihnen war wegen Obstruktionsileus bereits 5mal laparotomiert worden. Bei diesen Personen kann mit der operativen Endoskopie (Polypektomie) die Enteroskopie therapeutisch nutzbar gemacht werden.

Blutungsquellen

Lediglich bei 3 von 12 Patienten mit okkulten gastrointestinalen Blutungen konnte die Blutungsursache gefunden werden. Es handelte sich dabei 2mal um Sigmapolypen und einmal um duodeno-jejunale Hämangiome. Diese Veränderungen befanden sich also im Bereich des Duodeno- bzw. Coloskops. Dieses eher enttäuschende Ergebnis bei der Suche nach okulten Blutungsquellen beruht vermutlich darauf, daß die Latenz zwischen der letzten Hämorrhagie und der Enteroskopie in der Regel zu lang war. Die lange Passagezeit der transintestinalen Sonde erweist sich hier als Nachteil.

3.4 Komplikationen

Die transintestinale Intubation rief bei dem Patienten einer anderen Klinik einen Ileus hervor, dem er trotz Operation erlag. Bei einem unserer Patienten kam es zu einem Subileus, weil sich die transintestinale Sonde im Darm verknotet hatte. Sie konnte jedoch mühelos extrahiert werden. Bei der Einführung des Enteroskopes über die transintestinale Sonde haben wir eine Perforation des terminalen Ileums verursacht. Wir glauben, daß dieses Ereignis mit der Untersuchungstechnik in Zusammenhang stand. Das Enteroskop war mit der transintestinalen Sonde End-zu-End verbunden worden. Da die Sonde am äußeren Rand der Instrumentenspitze fixiert worden war, wurde diese möglicherweise nicht in der Darmachse gehalten. Führt man die Sonde durch den Instrumentierkanal des Enteroskopes, werden derartige Komplikationen nicht beobachtet.

3.5 Zusammenfassung

1. Die Enteroskopie erweist sich insbesondere bei den umschriebenen Entzündungen des Dünndarms als wertvoll.

2. Auch zur Inspektion, Biopsie und gegebenenfalls Beseitigung intestinaler Tumoren, von denen 62% der benignen Tumoren, 51% der Carcinome und 70% der Sarkome in den proximalen und distalen Segmenten des Dünndarms lokalisiert sind [1, 12], ist die enteroskopische Klärung und gegebenenfalls Beseitigung wünschenswert.

3. Die bisherigen Ergebnisse wurden mit Prototypen erzielt, die nur mit Hilfe einer transintestinalen Sonde den gesamten Dünndarm passieren können. Diese Technik ist jedoch nicht nur für den Patienten belästigend, sondern behindert möglicherweise die rechtzeitige Auffindung von Blutungsquellen.

Literatur

1. ABU-HAYDAR, F.R.: Cit. in T.E. MACHELLA: Tumors of the small intestine. In: Gastroenterology (BOCKUS, H., Ed.). Philadelphia, London: Saunders 1966.
2. BLANKENHORN, D.H., HIRSCH, J., AHRENS, E.H., JR.: Transintestinal intubation: technic for measurement of gut length and physiologic sampling at known loci. Proc. Soc. exp. Biol. (N.Y.) **88**, 356 (1955).
3. CLASSEN, M., FRÜHMORGEN, P., KOCH, H., DEMLING, L.: Enteroskopie: Fiberendoskopie von Jejunum und Ileum. Dtsch. med. Wschr. **97**, 409–411 (1972).
4. CLASSEN, M., FRÜHMORGEN, P., KOCH, H., DEMLING, L.: Peroral enteroscopy. Paper pres. 14th Japan. Congr. Gastroint. Endoscopy, Tokyo 1972.
5. CLASSEN, M., FRÜHMORGEN, P., KOCH, H., DEMLING, L.: Peroral and peranal endoscopy of the small bowel. In: Endoscopy of the small Intestine (DEMLING, L., CLASSEN, M., Eds.). Stuttgart: Thieme 1973.
6. DEYHLE, P., JENNY, S., AMMANN, R., SIEGENTHALER, W.: Ileoskopie. Dtsch. med. Wschr. **97**, 1679 (1972).
7. HIRATSUKA, H.: Fibercolonoscopy in the diagnostic intestinal string derivation. Method and clinical report on ileocoecal observation. 2nd World Congress of Gastroint. Endoscopy, Rome-Copenhagen 1970.
8. HIRATSUKA, H.: Personal communication.
9. OGOSHI, K., HARA, Y.: A new fiberscope for the small intestine. Paper pres. 14th Japan. Congr. Gastroint. Endoscopy, Tokyo 1972.
10. OI, L., HIRATSUKA, H., TAKEMOTO, T.: Fiberjejunoscopy. Symposion Fiberjejunoscopy. New Fields of Gastroint. Endoscopy, Carlsbad 1971.
11. PAOLUZZI, P.: Total colonoscopy by a „monorail" method. World Congress of Gastroint. Endoscopy, Rome-Copenhagen 1970.
12. RIVER, L., SILVERSTEIN, J., TOBE, J.W.: Benign neoplasms of the small intestine, a critical comprohensive review of 20 new cases. Int. Abstr. Surg. **102**, 1 (1956).
13. TORSOLI, A., ARULLANI, P., CASALI, C.: An application of transintestinal intubation to the study of the colon. Gut **8**, 192 (1967).
14. YAMAGATA, S.: Personal communication.

4. Coloskopie

4.1 Geschichtliche Entwicklung

Noch vor wenigen Jahren endete die präoperative endoskopische Dickdarmdiagnostik im unteren Sigma. Die Anatomie dieses Darmsegmentes setzte dem weiteren Vordringen mit starren Recto-Sigmoidoskopen eine natürliche Grenze. Die Röntgenuntersuchung war neben der Anamnese vielfach die einzige diagnostische Hilfe, und deren Ergebnis bestimmte somit weitgehend das therapeutische Handeln, konnte oder wollte man sich zu einem operativen Vorgehen nicht entschließen. Der alte Wunsch, auch die proximalen Dickdarmabschnitte unblutig zu inspizieren, konnte erst erfüllt werden, als von der Industrie geeignete vollflexible Glasfaser-Endoskope angeboten wurden. Das erste Fibercoloskop wurde 1964 in Japan entwickelt und die Ergebnisse erstmalig anläßlich des 1. Kongresses der Internationalen Gesellschaft für Endoskopie 1966 in Tokio mitgeteilt. Ein Instrumentierkanal ermöglicht in Verbindung mit geeigneten Hilfsinstrumenten zusätzlich zu der visuellen Betrachtung sowie Photo- und Filmdokumentation die Entnahme von Gewebe zu histologischen und cytologischen Untersuchungen.

Erste Versuche, zunächst Meß- und Biopsieinstrumente sowie flexible Endoskope mit Hilfe einer 1955 von BLANKENHORN [2] angegebenen transintestinalen Sonde in den Dickdarm einzuführen, wurden 1966 von MATSUNAGA [12], COLAGRANDE [3] und PROVENZALE [16] erfolgreich durchgeführt. Verbessert wurde diese Methode 1967 durch FOX [8], TORSOLI, ARULLANI und PAOLUZI [1, 17], die über ihre ersten erfolgreichen Coloskopien 1968 in Prag berichteten sowie 1969 von DEYHLE [7], OTTENJANN [15] und 1970 von NAGASAKO u. Mitarb. [13].

Die mechanischen Eigenschaften der uns nunmehr zur Verfügung stehenden vollflexiblen Fiber-Coloskope ermöglichen in einem hohen Prozentsatz die Inspektion des gesamten Dickdarms und des terminalen Ileums [14] ohne die vorherige transintestinale Intubation [4—6, 9—13, 18]. Die coloskopische Abtragung von Polypen als diagnostische, prophylaktische und therapeutische Maßnahme sowie die Fremdkörperentfernung, Injektionen und die Elektrokoagulation umschriebener Blutungen erweitern die Indikationen über den rein diagnostischen Bereich hinaus.

Literatur

1. ARULLANI, P., PAOLUZI, P., CAPURSO, L.: Endoscopy of the colon. Proc. 1st. Europ. Congr. Digestive Endoscopy, Praque 1968; Basel-New York: Karger 1969.
2. BLANKENHORN, D.H., HIRSCH, J., AHRENS, E.H, JR.: Transintestinal intubation: technic for measurement of gut length and physiologie sampling at known loci. Proc. Soc. exp. Biol. (N.Y.) **88**, 356 (1955).
3. COLAGRANDE, C., ARULLANI, P., CASALE, C.: A suction biopsy procedure for obtaining specimens of mucosa from the right and left colon. Amer. J. dig. Dis. **2**, 389 (1966).
4. DEMLING, L., FRÜHMORGEN, P.: Coloscopy-technique and clinical results. Vortrag V. Congreso Latino Americano de Proctologia, Mexico, Mai 1972.
5. DEYHLE, P.: Duodenoskopie-Koloskopie. Vortrag. EECO Symposion, München 1970.
6. DEYHLE, P., PAUL, F.: Die Endoskopie des proximalen Dickdarms. Therapiewoche **20**, 1803 (1970).

7. DEYHLE, P., OTTENJANN, R.: Zur transintestinalen Intubation. Vortr. 3. Kongreß der Deutschen Gesellschaft für Endoskopie, Erlangen 1969. In: Fortschritte der Endoskopie (OTTENJANN, R., Hrsg.), Bd. 1. Stuttgart-New York: Schattauer 1970.
8. FOX, J.A., KREEL, L.: Technique of retrograde colonic intubation and its initial application to high colonique biopsy. Gut **8**, 77 (1967).
9. FRÜHMORGEN, P., CLASSEN, M.: Enteroscopy (small intestine–large intestine). Acta Hepato-gastroenterologica, (1974), im Druck.
10. FRÜHMORGEN, P., ZEUS, J., CLASSEN, M.: Klinische Wertigkeit der Koloskopie. In: Fortschritte der gastroenterologischen Endoskopie, Bd. 4 (LINDNER, H., Hrsg.). Baden-Baden-Brüssel: Witzstrock 1973.
11. FRÜHMORGEN, P.: Vorbereitung und Technik der Koloskopie. Fortschr. Med., im Druck.
12. MATSUNAGA, F., TAJIMA, T.,: Diagnosis of colon polyps and polyposis with Fibercolonscope. Vortr. Weltkongreß Gastroenterologie, Kopenhagen 1970.
13. NAGASAKO, K., ENDO, M., TAKEMOTO, T., KONDO, T., KIMURA, K., The insertion of fibercolonoscope into the cecum and direct observation of the ileocecal valve. Endoscopy **2**, 123 (1970).
14. NAGASAKO, K., YAZAWA, C., TAKEMOTO, T.: Observation of the terminal ileum. Endoscopy **1**, 45 (1971).
15. OTTENJANN, R., DEYHLE, P., PAUL, F., STADELMANN, O.: Die Sondierung des proximalen Colon. Endoscopy **1**, 70 (1969).
16. PROVENZALE, L., CAMERADA, P., REVIGNAS, A.: La coloscopia total transanale mediante una metodica originale. Rass. med. sarda **69**, 149 (1966).
17. TORSOLI, A., ARULLANI, P., PAOLUZI, P.: Transintestinal intubation as guidance method for colonic biopsy, endoscopy and intraluminal studies. In: Fortschritte der Endoskopie (OTTENJANN, R., Hrsg.), Bd 1. Stuttgart-New York: Schattauer 1969.
18. WATANABE, H.: Fibercolonoscopy. Gastroenterologia Japonica **2**, 141 (1972).

4.2 Anatomie und Physiologie

Die Erfolge der hohen Coloskopie und Ileoskopie auf peranalem Wege ohne transintestinale Sonde sind weitgehend von der Anatomie dieses Darmabschnittes, der Einführungstechnik und der technischen Perfektion des Endoskopes bestimmt.

Die Kenntnis der Anatomie ist Voraussetzung für ein erfolgreiches technisches Vorgehen sowie eine komplikationslose Untersuchung. Die großen Verlaufsvarianten, insbesondere des Sigmas (Länge 15—110 cm), machen ein differentes Vorgehen bei der Einführung des Instrumentes erforderlich. Neben einem sehr kurzen Colon mit hochstehendem Coecum und geringer Schleifenbildung des Sigmas und einem sehr langen Dickdarm (Dolichocolon) mit tiefliegendem Coecum sowie vielfach und eng geschlungenem Colon transversum und Colon sigmoideum kommen alle Übergänge vor. Demzufolge ist die Gesamtlänge des Colons individuell recht unterschiedlich. BLANKENHORN [2] schätzte dessen Länge nach transintestinaler Intubation auf 91—125 cm. Nach eigenen Erfahrungen beträgt die Variationsbreite ohne Begradigung 90—180 cm.

Die intraperitoneale Lage des Coecum, des Colon transversum und des Sigma mit einem unterschiedlich langen Mesocolon bedingen die großen Variationen des Verlaufes, begünstigen aber die Einführung des Instrumentes durch die Möglichkeit der Begradigung von Schleifenbildungen (Abb. 157, 159). In seltenen Fällen kann das Coecum jedoch auch retroperitoneal liegen und damit fixiert sein (Coecum fixum), während das Colon ascendens, Colon descendens und das Rectum in aller Regel retroperitoneal liegen und somit immobil sind. Neben der unterschiedlichen Lumenweite (nach BOCKUS [1] im Coecum ca. 8,5 cm, im Sigma ca. 2,5 cm) sind die Tänien und Haustren (Abb. 161, 236) Orientierungshilfen bei der Einführung des Instrumentes im Bereich enger Schleifen und Flexuren.

Im mittleren Cöcalbereich, etwa 8 cm oberhalb des Coecumbodens, befindet sich medial das Ostium iliocoecale (Bauhinsche Klappe), deren Aussehen uneinheitlich ist (Abb. 158, 180, 181). Vom Coecum her gesehen ähnelt der iliocoecale Übergang einem Mund mit semilunaren Lippen (Abb. 180a). Da die proximale Lippe die distale um ca. $1^1/_2$ cm überragt, ist vielfach die erstere nur tangential einzustellen. Neben flachen Formen (Abb. 180c) gibt es weit in das Cöcallumen vorgewölbte Klappen, die einen polypoiden Tumor vortäuschen können (Abb. 180b). Zwischen Coecum und Colon ascendens befindet sich medial eine auch endoskopisch oft nachweisbare und in das Lumen vorspringende tentoriumähnliche Schleimhautfalte (Abb. 158), unter welcher das Ostium iliocoecale liegt. Ca. 4—6 cm unterhalb der Bauhinschen Klappe ist bei gut gereinigtem Darm der Abgang der unterschiedlich langen Appendix einzustellen und sondierbar (Abb. 158, 185, 186).

Die wesentlichen Funktionen des Dickdarms unter physiologischen Bedingungen sind die Resorption von Wasser und Elektrolyten, die Sekretion von Schleim sowie die Weiterleitung unverdauter Nahrungsreste. Der Transport des Darminhaltes erfolgt durch lokale ziehharmonikaartige sowie kontinuierlich fortlaufende Kontraktionen [3].

Literatur

1. Bockus, H.L.: Gastroenterology, Vol. II. Philadelphia, London: Saunders 1964.
2. Blankenhorn, D.H., Hirsch, J., Ahrens, E.H, Jr.: Transintestinal intubation: technic for measurement of gut length and physiologic sampling at known loci. Proc. Soc. exp. Biol. (N.Y.) **88**, 356 (1955).
3. Truelove, S.C.: Movements of the large intestine. Physiol. Rev. **46**, 455 (1964).

4.3 Indikationen

Bei der technisch, zeitlich und personell aufwendigen Methode sollte eine klare Indikation nach Ausschöpfung weniger aufwendiger Untersuchungen gestellt werden (Tabelle 6).

Fragliche oder unklare Röntgenbefunde sowie durch Voruntersuchungen

Tabelle 6

Als Indikationen zur Durchführung einer Coloskopie gelten:
1. fragliche oder unklare Röntgenbefunde;
2. entsprechende klinische oder anamnestische Befunde bei negativem Röntgenbefund;
3. präoperative histologische Sicherung der Diagnose;
4. Vorsorge (Präcancerosen, operiertes Colon);
5. rezidivierende Hämorrhagien des unteren Magen-Darm-Traktes;
6. Verlaufsbeobachtungen und Therapiekontrolle;
7. „Operative" Coloskopie

---

nicht zu klärende abdominelle Beschwerden (Diarrhoen, Blut-Schleim-Eiterabgänge, Tenesmen) sowie Verlaufsbeobachtungen bei bekannten Präcancerosen und operierten malignen Colontumoren sind als absolute Indikationen zu nennen.

Rezidivierende Hämorrhagien des Gastrointestinaltraktes sollten erst nach Ausschöpfung anderer weniger aufwendigerer Methoden sowie nach Ausschluß einer intestinalen Blutung proximaler Darmabschnitte coloskopiert werden.

Verlaufsbeobachtungen und Therapiekontrollen können bei Dickdarmerkrankungen oder im Rahmen der „operativen" Coloskopie (Polypektomie, Elektrokoagulation) nötig werden. Darüber hinaus wird sich ein konservatives Vorgehen bei bekannter Erkrankung auf Risikopatienten, welche einer chirurgischen Intervention nicht zugeführt werden können, beschränken.

Überwacht werden sollten ferner jene Patienten, bei denen eine Präcancerose bekannt und ein operatives Vorgehen nicht oder noch nicht geplant ist. Die Indikation ist somit bei der familiären Polyposis, villösen Adenomen, dem Gardner-Syndrom sowie m.E. beim Peutz-Jeghers-Syndrom gegeben. Jede über 10 Jahre bestehende Colitis ulcerosa sowie Polypen mit einem Durchmesser von über 10 mm müssen ebenfalls überwacht, letztere coloskopisch entfernt werden.

4.4 Kontraindikationen

Die Kontraindikationen sollten zweckmäßigerweise in absolute und relative unterteilt werden (Tabelle 7).

Tabelle 7. Kontraindikationen

I. Absolute Kontraindikationen:
 1. Mangelnde Kooperation der Patienten
 2. Florid-entzündliche Darmerkrankungen
    (fulminante Verlaufsformen der Colitis
    ulcerosa, des Morbus Crohn und der
    Diverticulitis)
 3. Peritonitis

II. Relative Kontraindikationen:
 1. Hämorrhagische Diathese (Verzicht auf
    bioptische Gewebsentnahmen und
    Polypektomien)
 2. Dekompensierte kardiale und pulmonale
    Insuffizienz
 3. Coronare Herzkrankheit schweren Grades

Da die Coloskopie mehr als jede andere endoskopische Untersuchung das
Verständnis und die Mitarbeit des Patienten erfordert, ist der nicht kooperative Patient von der Untersuchung auszuschlie-
ßen. Selbstverständlich verbieten hoch-
floride entzündliche Erkrankungen des
Dickdarmes oder der Nachbarorgane eine
coloskopische Diagnostik.

Blutungsübel, dekompensierte kardiale und pulmonale Insuffizienz sowie
schwerste Formen der coronaren Herzer-
krankung sind als relative Kontraindikationen anzusehen.

4.5 Voruntersuchungen

Die Erhebung einer speziellen Anamnese
durch den Untersucher erscheint uns wegen eventueller Hinweise auf die zu erwar-
tenden Befunde und fragliche Kontraindi-

kationen besonders wichtig. Dabei sollte
insbesondere nach Blutungen, Schmerzen,
Stuhlunregelmäßigkeiten und eingenom-
menen Medikamenten (Abführmittel, An-
ticoagulantien) gefragt werden. Die Anoskopie und Rectoskopie ist wünschenswert, da der distale Anteil der Ampulle
sowie der Analkanal mit dem Fiberskop
nicht immer optimal einzustellen ist. Darüber hinaus können die mit dieser technisch einfacheren Methode erkennbaren
pathologischen Befunde im Rectum und
unteren Sigma vielfach die aufwendigere
Coloskopie überflüssig machen. Auch
die der Coloskopie vorangehende Röntgenuntersuchung des Dickdarms im Dop-
pelkontrastverfahren dient der gezielten
Indikationsstellung zur endoskopischen
Dickdarmdiagnostik. Da die Notwendigkeit zur bioptischen Gewebeentnahme
oder einer Polypenabtragung nicht immer
vor Untersuchungsbeginn ersichtlich ist,
sollte auf die routinemäßige Bestimmung
der Blutgruppe und des Gerinnungsstatus
(Prothrombinzeit [Quickwert], partielle
Thromboplastinzeit, Thrombocyten) geachtet werden (Tabelle 8).

Tabelle 8. Voruntersuchungen

Anamnese
Rectoskopie, Anoskopie
Röntgenuntersuchung (Doppelkontrast)
Blutgruppe und Gerinnungsstatus
(bei Biopsien und Polypektomien)

4.6 Vorbereitung des Patienten

Die Untersuchung ohne eine optimale
Darmreinigung ist praktisch wertlos, da
bei hochgradiger Stuhlverunreinigung
durch die Verdeckung von Läsionen und
nicht abspülbarer Beschmutzung des Ob-
jektives die Aussage eingeschränkt sein
muß. Dies gilt insbesondere für eine Aus-
schlußdiagnostik. Für sehr wichtig halten

wir darüber hinaus die Information des Patienten über den Zweck und den Ablauf der Untersuchung, da die Coloskopie ihm von der Sache unbekannt und vom Ort her peinlich ist.

Bei der Reinigung des Darmes ist zwischen der Sigmoidoskopie und der hohen Coloskopie zu unterscheiden. Bei ersterer erreichen wir durch die Gabe von süßem Tee am Vortag sowie einem Reinigungseinlauf mit lauwarmem Wasser ohne Glycerinzusatz (verschmierte Optik) am Vorabend der Untersuchung eine gute Säuberung. Abführmittel sind nicht erforderlich.

Während wir für die hohe Coloskopie zunächst die Darmreinigung mit einer 3—5tägigen Diät (süßer Tee, Fleischbrühe) und einem täglichen hohen Reinigungseinlauf durchführten, wird diese nunmehr durch eine 24stündige Vorbereitungszeit erreicht. Hierzu geben wir am Tag vor der geplanten Untersuchung neben flüssiger Kost (Tee, Fleischbrühe) vor- und nachmittags je 125 ml 25%ige Magnesiumsulfat-Lösung sowie zwei hohe Reinigungseinläufe mit lauwarmem Wasser.

Die oft empfohlene schlackenfreie „Astronautenkost" (Vivasorb®) wird von den Patienten nicht gern genommen, hinterläßt disseminierte klebrige und dunkle Schleimhautbeläge und ist darüber hinaus recht kostspielig.

Eine Prämedikation ist nicht erforderlich, wie auch während der Untersuchung in aller Regel keine Analgetica benötigt werden. Lediglich im Einzelfall geben wir, wenn die Belästigung für den Patienten über das erträgliche Maß hinausgeht, 50—100 mg Meperidin (Dolantin®) i. v. Nach eigenen Erfahrungen war die Gabe von Analgetica während der Untersuchung lediglich bei etwa 10% aller Patienten nötig.

4.7 Untersuchungstechnik

4.7.1 Coloskopie

Die Untersuchung erfolgt zweckmäßigerweise am liegenden Patienten. Wenngleich die Coloskopie prinzipiell auch ohne Assistenz durchführbar ist, hat sich diese uns bei der Einführung des Instrumentes sehr bewährt, wird sie doch zur Biopsie und eventuellen Polypenabtragung ohnehin benötigt.

Ist für die erfolgreiche hohe Coloskopie während der Begradigung von Colonschleifen sowie zur hin und wieder nötig werdenden Lagebestimmung der Instrumentenspitze eine Röntgenkontrolle wünschenswert, so ist diese Einrichtung für die alleinige Sigmoidoskopie vielfach entbehrlich. Um bessere Untersuchungsbedingungen, insbesondere bei einem sehr engschleifigen Verlauf keine nicht einsehbaren Areale zu haben, sollte jedoch die Sigmabegradigung prinzipell angestrebt werden. Die in der Praxis vorkommenden Sigmaverläufe lassen sich entsprechend der Fixationslinie des Mesosigma auf zwei Grundtypen, eine häufig anzutreffende Eta- und die seltene Sigma-Form zurückführen. Die Kenntnis dieser Formen und der sich daraus ableitenden Varianten (Abb. 159) erleichtert deren Begradigung wesentlich.

Die Einführung der mit Olivenöl präparierten Instrumentenspitze erfolgt ohne ein Speculum in Linksseitenlage. Der Gebrauch eines Speculums bereitet dem Patienten gleich zu Beginn der Untersuchung unnötige Schmerzen und führt damit zu einer für die anschließende Coloskopie ungünstigen Abwehrhaltung. Das weitere Vorgehen hängt allein von den individuell sehr unterschiedlichen anatomischen und topographischen Gegebenheiten ab. Ein schematisches Vorgehen kann weder angegeben noch empfohlen werden. Die Einführung des Coloskopes sollte in der Regel stets unter Sicht des Lumens erfolgen

(Abb. 161). Die Entfaltung des Darmes wird durch Luftinsufflation und entsprechende Lagerung des Patienten um die Körperachse erreicht. Dabei ist darauf zu achten, daß sowenig Luft wie nötig insuffliert wird (Perforationsgefahr bei wandgeschädigtem Darm, abdominelle Beschwerden), und der Luftgehalt des Colons durch wechselweises Absaugen und Insufflieren möglichst gering gehalten wird. Nachdem bei der weiteren Einführung in Linksseitenlage das Lumen nicht mehr eingesehen werden kann, sollte die Umlagerung des Patienten auf den Rücken erfolgen. Das rechtzeitige und vom Verlauf des Colons abhängige Umlagern trägt wesentlich zum Erfolg der Untersuchung bei. Sollte, was namentlich bei einem engschleifigen Sigma häufiger der Fall ist, durch die erwähnten Manipulationen keine Lumensicht möglich sein, so darf das Instrument, solange die Schleimhaut unter Beibehaltung ihrer rötlichen Farbe und Gefäßarchitektur (Abb. 162) am Objektiv vorbeistreicht, nur mit größter Vorsicht vorgeschoben werden. Wird die Mucosa jedoch hellrot bis weißlich-gelb, oder klagt der Patient über zunehmende starke Schmerzen, so ist das Coloskop unverzüglich wenige Zentimeter zurückzuziehen und nach Umlagerung und eventueller Röntgenkontrolle ein weiteres Einführen zu versuchen.

Ein engschleifiges Sigma (Abb. 167—169), ein nach caudal durchhängendes (Abb. 171) oder wellenförmig verlaufendes (Abb. 172a) Colon transversum sowie spitzwinkelige Flexuren (Abb. 170c) können in der erwähnten Reihenfolge der technisch schwierigste Teil der Untersuchung sein. Ein spiralen- (Abb. 167a) sowie Eta-förmiger (Abb. 166a) Verlauf des Sigmas erfordert mitunter dessen Begradigung, bevor die Instrumentenspitze das Colon descendens bzw. die linke Flexur erreicht hat, da anderenfalls eine der Sigmaschlingen bis unter den Rippenbogen vorgeschoben wird, ohne daß die Schubkraft auf die Instrumentenspitze übertragen werden kann. Um ein weiteres Einführen

zu ermöglichen, kann diese Eta-Form durch Rotation des Coloskopes um 180° nach rechts in die einfacher zu überwindende Alpha-Form der Sigmaschleife überführt werden (Abb. 170). Bei uns hat sich jedoch bei diesen recht häufigen Verläufen die Begradigung des Sigmas bereits nach Erreichen des distalen Colon descendens bewährt. Wenn keine Verwachsungen im Bereich des Sigmas vorhanden sind, gelingt somit ohne jegliche Rotation durch alleinigen Zug am Coloskop die Begradigung des Sigmas (Abb. 166).

In der Mehrzahl der Fälle kann jedoch die zur Begradigung vorteilhafte linke Colonflexur erreicht und sodann nach „Einhaken" der Instrumentenspitze in das Colon transversum eine optimale Begradigung erreicht werden (Abb. 164b). Sie sollte in diesem Stadium in jedem Fall erfolgen. Dies nicht nur, um dem Patienten einen möglichen Spannungsschmerz, bedingt durch Zug am Mesosigma, zu ersparen, sondern auch, um die nötige Instrumentenlänge zum weiteren Vorschieben zu gewinnen. Die Begradigung des Sigmas nach Fixation der Coloskopspitze an einer Flexur oder im distalen Teil des Colon descendens erfolgt unter gleichzeitigem vorsichtigen Herausziehen und Drehen des Instrumentes (Abb. 164) um dessen Achse entsprechend des Sigmaverlaufes unter Röntgenkontrolle, wobei die Drehrichtung so zu wählen ist, daß sich die Darmschleife auf- und nicht zudreht (Abb. 159).

Zur Aufrechterhaltung der begradigten Sigmaschleife sowie zur besseren Kraftübertragung auf die Instrumentenspitze versteifen wir sodann das Coloskop bis zum proximalen Colon descendens (Abb. 160) mit Hilfe einer selbst hergestellten teflonüberzogenen Stabilisierungssonde, die mit einer flexiblen Spitze versehen durch den Instrumentierkanal eingeführt wird. Bei weiterem Vorschieben des Coloskopes wird dieser Draht jeweils soweit zurückgezogen, daß seine Spitze die linke Flexur nicht erreicht. Eine weitere Möglichkeit der partiellen Versteifung ist durch die

Tabelle 9. Pathologische Colonbefunde

Coloskopien	1098	
Polypen		279
Carcinome		76
Colitis ulcerosa		73
Morbus Crohn		47
andere pathologische Befunde		144
		619

Einführung eines ca. 40 cm langen Kunststofftubus über das begradigte Coloskop gegeben [2]. Mit der Sigmapassage ist der technisch schwierigste Teil der Untersuchung beendet. Schleifenbildungen im Colon transversum (Abb. 171—175) können mit der erwähnten Technik in gleicher Weise passiert, nach Fixation (Einhaken) der Instrumentenspitze an der rechten Colonflexur begradigt und das Coecum erreicht werden. Wir haben mit dieser Technik 1098 Coloskopien ausgeführt und erreichen nunmehr das Coecum in 98% aller Untersuchungen (Tabelle 9).

Die Inspektion und Intubation des Ostium ileocoecale erfolgt durch Abwinkelung der Instrumentenspitze nach medial bei konvexer Instrumentenlage (Abb. 177, 181). Durch Umlagerung des Patienten auf die rechte oder linke Seite kann versucht werden, dieses Ostium in einen möglichst günstigen Winkel zur Instrumentenspitze zu bringen. Feste Regeln gibt es jedoch auch hier wegen der großen Variationsbreite der topographischen Verhältnisse nicht. Die Intubation des terminalen Ileum gelang uns in 30% aller hohen Coloskopien. Die tatsächliche Erfolgsquote liegt höher (ca. 80%), da nicht in jedem Fall das Ileum Ziel der Untersuchung war. Insgesamt konnte das Coloskop bis maximal 50 cm über die Valvula hinaus in den Dünndarm eingeführt werden (Abb. 178).

Sollte in der beschriebenen Weise das Ostium nicht optimal einstellbar sein, so kann eine Inversion der Instrumentenspitze am Coecumboden nach medial versucht werden (Abb. 176a), um beim Zurückziehen dann in Höhe der Valvula durch Deflexion das Instrument in das terminale Ileum einzuführen (Abb. 177). Die Intubation wird wesentlich erleichtert, wenn man die spontane Öffnung der Valvula abwartet.

Nach NAGASAKO [1] sind makroskopisch eine papilläre, eine labiale sowie eine intermediäre Form der Valvula Bauhini zu unterscheiden (Abb. 180). Es hat sich jedoch gezeigt, daß deren Form während der Untersuchung häufig wechselt und diese Differenzierung in der Regel ein funktionelles Bild charakterisiert (Abb. 181).

Bei gut gereinigtem Darm gelingt es im Einzelfall den Abgang der Appendix einzustellen, zu sondieren und die Appendix selbst durch Kontrastmittelinstillation (Angiographin®) darzustellen (Abb. 185—187). Eine Indikation zur gezielten selektiven Appendixdarstellung dürfte sich nur im Einzelfall ergeben (s. auch S. 75).

In manchen Fällen ist eine Betrachtung poststenotischer Areale, des inneren Analringes sowie der Valvula Bauhini von cranial her durch Inversion wünschenswert. Sie wird durch maximale Flexion der Instrumentenspitze unter weiterem Vorschieben des Coloskopes ausgeführt, wobei die Darmwand als Hypomochlion dient und eine weitere passive Biegung bis auf 180° ermöglicht (Abb. 176, 190).

Der zeitliche Aufwand bis zum Erreichen des Coecums liegt beim erfahrenen Untersucher zwischen 4 und 45 min, im Durchschnitt bei 20 min. Die Dauer der vollständigen Coloskopie ist abhängig von der Anzahl entnommener Biopsien und der Film- und Fotodokumentation, sie liegt bei 15—60 min.

Wurde das Colon während der Einführung lediglich orientierend betrachtet, so geschieht die genaue Inspektion und Gewebeentnahme während des Zurückziehens des Instrumentes. Dies kann um so effektiver erfolgen, als nunmehr alle Schleifen begradigt sind und die Colonschleimhaut lückenlos übersehbar ist. Die Stabilisierungssonde ist in diesem Stadium der Untersuchung zu entfernen. Eventuell noch vorhandene Stuhlverunreinigungen können durch das Instrument gezielt abgespült werden. Zur Beseitigung von störenden Schaumblasen haben sich Dimethylpolysiloxan-Präparate (Paractol®, Lefax®) bewährt.

Zahl und Ort der zu entnehmenden Zangenbiopsien (Abb. 140, 151) richten sich nach der Fragestellung und dem erhobenen makroskopischen Befund. Bei umschriebenen Läsionen sollten jeweils mehrere, bei Carcinomverdacht mindestens 6 Biopsien entnommen werden. Bei diffusen Prozessen zusätzlich aus verschiedenen Höhen, um Ausmaß und Schweregrad zu bestimmen. Mit Hilfe von ebenfalls durch den Instrumentierkanal einführbaren Bürsten können Abstriche für eine cytologische oder bakteriologische Untersuchung entnommen werden (Abb. 141, 152).

Literatur

1. Nagasako, K., Endo, M., Takemoto, T., Kondo, T., Kimura, K.: The insertion of fibercolonoscope into the cecum and direct observation of the ileocecal valve. Endoscopy **2**, 123 (1970).
2. Nagy, G. S.: Fibrecolonoscopy. Med. J. Aust. **1**, 378 (1973).

4.7.2 „Operative" Coloskopie

Eine Operation ist als medizinischer Eingriff mit blutiger oder unblutiger Gewebedurchtrennung definiert. Demzufolge sind auch die endoskopischen Eingriffe mit diagnostischem Ziel, vor allem dann wenn Biopsien entnommen werden, diesem Begriff unterzuordnen. Den Begriff „operative Endoskopie" allein für jene Methoden zu gebrauchen, die therapeutischen Zwekken dienen, erscheint somit nicht gerechtfertigt.

Coloskopische Polypektomie

Der klinische Pathologe ist in der Sicherheit seiner Aussage auf die endoskopisch-bioptisch nicht in jedem Fall an repräsentativem Ort entnommenen Gewebeproben angewiesen. Die hieraus abzuleitende Forderung, namentlich polypoide Läsionen des Gastrointestinaltraktes auf endoskopischem Wege in toto zu entfernen, scheiterte jedoch zunächst an technischen Schwierigkeiten.

Zahlreiche Versuche der mechanischen Abtragung größerer Polypen mit einer Zange oder Schlinge mußten wegen oft recht erheblicher und schwer beherrschbarer Nachblutungen aufgegeben werden (Abb. 191). Die mechanische Abtragung mit der Biopsiezange sollte daher lediglich bei kleineren Polypen mit einem Durchmesser bis zu 5 mm Größe ausgeführt werden.

Die alleinige Elektrokoagulation polypoider Läsionen (Abb. 192) [23] ist abzulehnen, da hierdurch kein Gewebe zur histologischen Untersuchung gewonnen wird.

Erst die Verwendung der Hochfrequenz-Diathermieschlinge zur sigmoidoskopischen Polypektomie seit 1949 [22] und seit 1971 mit Hilfe modifizierter Konstruktionen zur coloskopischen Polypenabtragung [4, 5, 8—10, 20] reduzierte die Blutungsgefahr durch gleichzeitige Koagulation der Abtragungsstelle wesentlich.

Mit den bisher zur Verfügung stehenden symmetrischen (Abb. 144) und asymmetrischen geschlossenen Schlingen ist lediglich die Abtragung kleiner und mittelgroßer Polypen möglich. Die endoskopische Resektion großer gestielter und mehrfach gelappter Polypen ist mit diesen Konstruktionen jedoch technisch schwierig oder unmöglich.

Mit Hilfe einer von uns erstmals entwickelten offenen und um ca. 120° drehbaren Hochfrequenz-Diathermieschlinge [12] ist die endoskopische Elektroresektion auch größerer gestielter und gelappter Polypen im Gastrointestinaltrakt durchführbar (Abb. 145, 198).

Während die rectoskopische Polypektomie eine etablierte risikoarme Methode darstellt, erschien deren Durchführung im Bereich dünnwandiger Darmabschnitte, insbesondere in dem mit Serosa überzogenen Colon des freien Bauchraumes problematischer. Namentlich bei sehr breitbasigen Polypen ist die Gefahr der thermischen Darmwandschädigung mit nachfolgender Perforation gegeben.

Die Polypenabtragung mit der Hochfrequenz-Diathermieschlinge muß heute als Methode der Wahl angesehen werden. Zur elektrischen Abtragung polypoider Läsionen stehen zwei verschiedene Stromarten (Röhrenstrom, Funkenstrom) zur Verfügung. Der Röhrenstrom zeichnet sich durch einen kontinuierlichen Hochfrequenzstrom ungedämpfter Schwingungen aus (Abb. 193a). Bei minimaler Verschorfung der Schnittflächen zeigt diese Stromart maximale Schneidequalitäten. Der Funkenstrom hingegen ist als ein impulsförmiger Hochfrequenzstrom mit gedämpften Schwingungen und hohen Spannungsspitzen zu bezeichnen (Abb. 193b). Er ermöglicht die Durchführung von Gewebeschnitten mit maximaler Oberflächenverschorfung. Als optimale Stromform für die Polypenabtragung muß demzufolge ein Mischstrom der beiden genannten Arten angesehen werden, so daß durch dessen Anwendung eine Kombination der beiden Stromqualitäten erreicht wird (Abb. 193c). Neben der Verschorfung der Abtragungsstelle steht somit auf unblutigem Weg die Läsion in toto zur histologischen Untersuchung zur Verfügung. Die Gewinnung der Gesamtläsion ist erstrebenswert, da die zangenbioptische Gewebeentnahme namentlich bei fokalen Krebsen oder histologisch unterschiedlich aufgebauten polypoiden Läsionen nicht immer repräsentativ für die Gesamtläsion ist.

Zur coloskopischen Polypektomie verwenden wir geschlossene (Abb. 144) und offene (Abb. 145) Hochfrequenz-Diathermieschlingen. Um eine mögliche Explosion des im Dickdarm eventuell vorhandenen Methan-Sauerstoff-Gemisches zu verhindern, führen wir die Abtragung ausschließlich unter Kohlendioxyd-Insufflation (Abb. 150) durch.

Die Schlinge wird zunächst über die Polypenkuppe zur Basis geführt und so weit eingefahren, bis der Polyp selbst eine livide Verfärbung zeigt. Unter gleichzeitiger Koagulation (Betriebsfrequenz ca. 500000 Hz, Leistung max. 80 W) wird die Schlinge weiter eingezogen und der Polyp selbst während der Abtragung etwas lumenwärts luxiert (Abb. 194), ohne die gegenüber liegende Wand zu berühren.

Die offene Hochfrequenz-Diathermieschlinge wird als gerade Sonde durch den Instrumentierkanal eingeführt und erst in der Nähe des Polypenstiels gebildet. Dieser wird unabhängig von der Größe der Polypenkuppe umfaßt und an dessen Basis abgetragen (Abb. 198).

Als Energiequelle dient uns das Erbotom R3 der Firma Erbe (Tübingen) (Abb. 150). Die Bergung der abgetragenen polypoiden Läsionen erfolgt mit der Biopsiezange unter gleichzeitiger Aspiration oder mit einem von SEIFERT [19] angegebenen Polypengreifer (Abb. 146).

Im Rahmen von 568 stationär ausgeführten Coloskopien haben wir bei 83 Patienten 103 polypoide Läsionen (gestielt

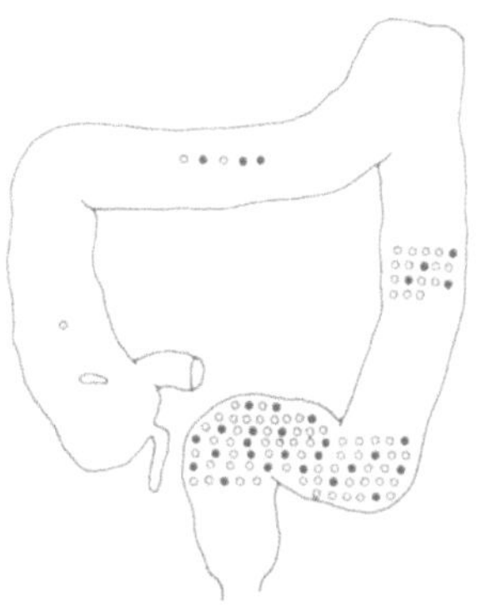

Abb. XXII

73, breitbasig 30) aus allen Dickdarmabschnitten abgetragen (Abb. XXII), geborgen und histologisch untersucht [10]. Bei
einem Patienten wurden drei, bei einem
weiteren zwei Polypen in einer Sitzung entfernt. Komplikationen sind in keinem Fall
aufgetreten. Der größte Kuppendurch-
messer aller abgetragenen Läsionen betrug
5, derjenige der Basis maximal 3 cm
(Abb. 199—201).

Die bei 16 Patienten durchgeführte
Nachbeobachtung der durch die Polypektomie entstandenen Ulcera zeigte, daß
diese nach 1—3 Wochen, durchschnittlich
nach 14 Tagen 11mal narbig und 4mal
nicht mehr nachweisbar abgeheilt waren.
Lediglich in einem Fall dauerte die Abhei-
lungsphase nach Abtragung eines breitbasigen Polypen (Basis 1 cm) 6 Wochen
(Abb. 197, 204, 205).

Die diagnostische Ausbeute war hoch
Tabelle 10, 11). Neben 2 durch die Polypektomie entdeckten polypoid wachsenden
Carcinomen, deren Träger einer chirurgischen Segmentresektion zugeführt wurden, konnte die Entfernung von 7 polypösen Adenomen mit einem fokalen Krebs
(Abb. 197, 202) zugleich als therapeutisches Vorgehen angesehen werden.

Bei Beachtung der angegebenen Technik sowie der Kontraindikationen (hämorrhagische Diathese, Polypenbasis über
3 cm) stellt die endoskopisch-operative
Behandlung polypoider Läsionen des gesamten Dickdarmes nach unseren bisherigen Erfahrungen in der Hand des geübten

Tabelle 10. Histologischer Befund endoskopisch abgetragener polypoider Läsionen ($n=103$)

I. Adenome	
a) polypöses Adenom	65
b) polypöses Adenom mit fokalem Krebs	7
c) papilläres Adenom	2
d) villöses Papillom	2
II. Peutz-Jeghers-Polypen	2
III. Carcinome	2
IV. Hyperplastische Polypen	20
V. Pseudopolypen	2
VI. Carcinoid	1

Tabelle 11. Größe und histologischer Befund endoskopisch abgetragener polypoider Läsionen ($n=103$)

Größe (cm)	Beni-gne	Fokaler Krebs	Carci-nome	Sum-me
<1	21	1	0	22
1—2	53	5	1	59
>2	20	1	1	22
Summe	94	7	2	103

Endoskopikers eine risikoarme und technisch praktikable Methode dar. Sie ist als
wesentliche Bereicherung der präoperativen morphologischen Diagnostik und im
Einzelfall als therapeutisches oder prophy-
laktisches Vorgehen anzusehen. Der Vorteil gegenüber der chirurgischen Polypen-
entfernung liegt in der weit kürzeren Ho-
spitalisationszeit sowie in einer Kosten-
minderung. Von noch größerer Bedeutung
ist jedoch die geringere Komplikationsrate. Während bei unseren eigenen endoskopischen Polypenabtragungen bislang
keine Komplikationen auftraten, wurde
bei 390 von OTTENJANN zusammenge-
stellten Polypektomien verschiedener Zentren [17] lediglich eine Nachblutung beobachtet. Die operative Mortalität der
explorativen Laparotomie mit Colotomie
wird hingegen mit 0,5% [23], diejenige der
Hemicolektomie mit 1,4% angegeben [13].

Fremdkörperentfernung

Die Bergung von Fremdkörpern aus dem
Colon stellt sicher ein sehr seltenes Ereignis dar, da diese in der Regel den Gastrointestinaltrakt per vias naturales verlassen.
In jenen Fällen, in denen dies aus mechanischen oder pathologisch-anatomischen
Gründen nicht möglich ist, kann jedoch
durch die endoskopische Entfernung ein
operatives Vorgehen vermieden werden.

Während DEYHLE die endoskopische
Entfernung eines über einen Anus praeter
naturalis transversalis in das Colon transversum gelangten Darmrohres glückte, haben wir nunmehr eine im oberen Sigma
incarcerierte transintestinale Sonde und

den mit Schrotkugeln gefüllten Guide coloskopisch bergen können (Abb. 206).

Injektionen

Endoskopisch vorgenommene Injektionen sind bislang lediglich zur lokalen Behandlung von Magengeschwüren und Frühcarcinomen angewandt worden. Mit Hilfe einer durch den Instrumentierkanal des Coloskopes einführbaren Injektionskanüle an der Spitze eines flexiblen Teflonschlauches haben wir erstmals versucht, fünf solitäre Gefäßhamartome im Coecum und Colon transversum mit einer Lösung von Phenol in Erdnußöl (Phenol crist. 4,0, Ol. Arachidis ad 80,0) zu veröden (Abb. 149, 207). Dieses Vorgehen war jedoch lediglich in zwei Fällen erfolgreich, so daß wir uns zur Elektrokoagulation entschlossen.

Elektrokoagulation

Die Elektrokoagulation umschriebener Blutungen im Colon mit einer flexiblen Koagulationssonde (Abb. 147) hat das Stadium der allgemeinen klinischen Anwendbarkeit noch nicht erreicht. Bevor keine ausreichenden tierexperimentellen Untersuchungen und entsprechende klinische Erfahrungen zur Verfügung stehen, kann diese Methode nicht routinemäßig eingesetzt werden [14, 18, 21]. Möglicherweise bringt der Einsatz eines Lasers weitere Erfolge. Erste eigene Untersuchungen sind ermutigend verlaufen.

Bei einem Patienten mit rezidivierenden intestinalen Blutungen haben wir nach erfolgloser Injektionsbehandlung dreier Gefäßhamartome im Coecum, darunter eines zum Zeitpunkt der akuten Blutung (Abb. 208), mit einer flexiblen Koagulationssonde coloskopisch verödet (Abb. 156). Der Patient ist seit einem Jahr beschwerdefrei.

Angiographie

Kongenitale oder erworbene Gefäßanomalien im Colon sind in der Regel weder klinisch noch röntgenologisch sicher zu diagnostizieren. Die frühzeitige chirurgische Therapie dieser oft zu rezidivierenden und nicht selten zu schweren Blutungen führenden Mißbildungen kann jedoch nur dann erfolgreich sein, wenn eine suffiziente präoperative Diagnostik möglich ist. Die Mesentericographie stellt in diesen Fällen die Methode der Wahl dar.

Colonvaricen, in der Mehrzahl Folge einer portalen Hypertension, sind intravital eine seltene Beobachtung. Bislang wurden lediglich elf Kasuistiken mitgeteilt, deren klinische Manifestation jeweils eine intestinale Blutung darstellte [1, 2, 6, 7, 15, 16]. Wir selbst konnten nunmehr einen weiteren Patienten mit einer Varicosis im distalen Colon descendens coloskopisch diagnostizieren und endoskopisch-angiographisch darstellen (Abb. 209). Es handelte sich um einen 43 Jahre alten Patienten mit seit 10 Jahren rezidivierend auftretenden peranalen Blutungen. Trotz intensiver Bemühungen konnte die Ursache dieser Hämorrhagien weder rectoskopisch noch röntgenologisch geklärt werden. Um die Ausdehnung dieser Veränderungen und ein evtl. vorhandenes Abflußhindernis erkennen zu können, haben wir nach optimaler Darmreinigung eine dieser Varicen mit einer dünnen Injektionskanüle coloskopisch punktiert und Kontrastmittel injiziert. Der angiographische und klinische Befund ergab mit der anschließend durchgeführten Splenoportographie keinen Hinweis für ein mechanisches Abflußhindernis im Bereich der Vena mesenterica inferior, so daß eine primäre vasculäre Anomalie anzunehmen ist [11].

Literatur

1. BRILL, D. R., BOLASNY, B., VIX, V. A.: Colonic varices. New series, Vol. **14**, No. 11, 801 (1969).
2. Case records of the Massachusetts General Hospital (Case No. 40102). New Eng. J. Med. **250**, 434 (1954).
3. CLASSEN, M., FRÜHMORGEN, P.: Operative endoscopy in the gastrointestinal tract. Acta Hepatogastroenterologica **19**, 124 (1972).

4. DEYHLE, P., SEUBERTH, K., JENNY, S., DEMLING, L.: Endoscopic polypectomy in the proximal colon. Endoscopy **2**, 103 (1971).

5. DEMLING, L., OTTENJANN, R., ELSTER, K.: Endoskopie und Biopsie der Speiseröhre und des Magens. Stuttgart: Schattauer 1972.

6. FELDMAN, M., SMITH, V. M., WARNER, C. G.: Varices of colon: Report of three cases. J. Amer. med. Ass. **179**, 729 (1962).

7. FLEMING, R. J., SEAMAN, W. B.: Roentgenographic demonstration of unusual extraesophageal varices. Amer. J. Roentgenol. **103**, 281 (1968).

8. FRÜHMORGEN, P., ZEUS, J., DEMLING, L.: Endoskopisch-operative Behandlung polypoider Läsionen des Dickdarms. Leber-Magen-Darm **4**, 166 (1973).

9. FRÜHMORGEN, P.: Operative Endoskopie im Kolon. Fortschr. Med. **16**, 685 (1973).

10. FRÜHMORGEN, P., DEMLING, L.: Koloskopische Polypektomie. Dtsch. med. Wschr., **98**, 1455 (1973).

11. FRÜHMORGEN, P., FRITSCH, E. v.: Coloscopic-angiographic demonstration of colonic varices. Endoscopy, in preparation.

12. FRÜHMORGEN, P., SEUBERTH, K., DEMLING, L.: A new open HF-wire-loop. Endoscopy, in preparation.

13. JUDD, E. S.: The risk of surgery of the colon: current trends in hospital unortality rates. Proc. Mayo Clin. **36**, 492 (1961).

14. KOCH, H., PESCH, H.-J., BAUERLE, H., FRÜHMORGEN, P., RÖSCH, W., CLASSEN, M.: Erste experimentelle Untersuchungen und klinische Ergahrungen zur Elektrokoagulation blutender Läsionen im oberen Gastrointestinaltrakt. In: Fortschritte der Endoskopie (OTTENJANN, R., Hrsg.). Stuttgart-New York: Schattauer 1973.

15. LEVY, J. S., HARDIN, J. H., SHIPP, H., KEELING, J. H.: Varices of cecum as unusual cause of gastrointestinal bleeding. Gastroenterology **33**, 637 (1957).

16. LOPATA, H. I., BERLIN, L.: Colon varices: rare causes of lower gastrointestinal bleeding. Radiology **87**, 1048 (1966).

17. OTTENJANN, R.: Colonic polyps and coloscopic polypectomy. Endoscopy **4**, 212 (1972).

18. PAUL, F., SEIFERT, W., KRAUSE: Therapie blutender Magenwandläsionen mittels endoskopischer Elektrokoagulation. Vortr. V. Kongreß Deutsche Gesellschaft für Endoskopie, Erlangen 1972.

19. SEIFERT, E.: A new flexible forceps for the removal of polyps from the gastrointestinal tract after successful endoscopic polypectomy. Endoscopy **4**, 226 (1972).

20. SEIFERT, E.: Endoscopic polypectomy. Gastroenterologia Japonica 5.

21. STADELMANN, O., RASCHKE, MÜLLER, LÖFFLER, MIEDERER: Endoskopische Elektrokoagulation: Voruntersuchungen und erste klinische Erfahrungen. Vortr. V. Kongreß Deutsche Gesellschaft für Endoskopie, Erlangen 1972.

22. TURELL, R.: Sigmoidorectal electrosurgical snare. N. Y. med. J. **49**, 2311 (1949).

23. TURELL, R., HALLER, J. D.: Adenomas of the colon and rectum. In: Diseases of the colon and anorectum (TURELL, R., Ed.). Philadelphia, London, Toronto: Saunders 1969.

4.8 Befunde

4.8.1 Entwicklungsstörungen

Atresien und Mißbildungen im Anus-, Rectum- und Sigmoidbereich, deren Ursache meist in einer gestörten Fetalentwicklung während der 6. bis 7. Woche liegt, sind selten, im proximalen Colon ausgesprochene Raritäten. Sie betreffen in erster Linie partielle oder komplette Stenosierungen, Analektopien, Kloakenbildungen, Duplikaturen und Fisteln zu anderen Organen des kleinen Beckens. Sitz und Form dieser Mißbildungen sind meist mit radiologischen Verfahren erfaßbar. Bezüglich der Klassifizierung von Entwicklungsstörungen sei auf die Einteilungen von LADD und GROSS [1] sowie PARTRIDGE und GOUGH [2] verwiesen. Lageanomalien des Colons entstehen durch eine gestörte Rotation und Fixation, sie sind ebenfalls seltene Beobachtungen.

Literatur

1. LADD, W. E., GROSS, R. E.: Congenital malformation of the anus and rectum. Amer. J. Surg. **23**, 167 (1934).

2. PARTRIDGE, J. P., GOUGH, M.: Congenital abnormalitis of the anus and rectum. Brit. J. Surg. **49**, 37 (1961).

4.8.2 Tumoren des Colons

Das makroskopische Aussehen, die Zahl und Lokalisation der Dickdarmtumoren lassen nur sehr bedingt eine Aussage über deren histologische Form und damit deren biologische Wertigkeit zu. Selbst die bioptische Entnahme einzelner Gewebepartikel ist vielfach nicht repräsentativ für die Gesamtläsion.

Die in der Literatur mitgeteilte Frequenz benigner Colontumoren schwankt auch im Autopsiematerial zwischen 7 und 51% [2]. Genauere Zahlen liegen für die bösartigen Tumoren vor. Etwa 14% aller Malignome sind im Dickdarm lokalisiert [2, 14]. Die Tatsache, daß ca. 80% dieser Neoplasien recto-sigmoidoskopisch erreichbar sind, ist für die Frühdiagnose von besonderer Bedeutung [6, 12]. Eine in ihrer Vielfalt verwirrende und zu Fehlschlüssen führende Nomenklatur erschwert vergleichende Studien sowie eine der biologischen Wertigkeit des Gewebes angepaßte Therapie [5].

Die im eigenen Krankengut coloskopisch diagnostizierten benignen und malignen Polypen sind in Relation zu deren Größe in Tabelle 12 zusammengestellt.

Tabelle 12. Größe und histologischer Befund coloskopisch diagnostizierter Colonpolypen (n = 179)

Größe (cm)	Benigne	Fokaler Krebs	Carcinom	Summe
< 1	100	1	0	101
1—2	46	5	1	52
> 2	19	1	6	26
Summe	165	7	7	179

Benigne Tumoren

In der Häufigkeitsverteilung benigner Tumoren des Dickdarms stehen die adenomatösen Polypen ganz im Vordergrund. Sie treten solitär oder in etwa 20% multipel auf.

Der häufig gebrauchte klinische Begriff Polyp beschreibt lediglich einen sessilen oder gestielten Tumor, welcher sich über das Schleimhautniveau erhebt. Solange dessen feingeweblicher Aufbau nicht bekannt ist, sollte man deskriptiv den Ausdruck polypoide Läsion verwenden, um keine histologische Wuchsform zu präjudizieren.

Wenngleich Tumoren des Dickdarms bei optimaler radiologischer Technik und entsprechender Vorbereitung bis zu einer Größe von wenigen Millimetern erkannt werden können, so entziehen sich im Rahmen der Routinediagnostik namentlich kleinere polypoide Läsionen bis zu 50% dem Nachweis oder sind von Stuhlresten nicht sicher zu differenzieren, so daß radiologische Kontrolluntersuchungen nötig werden. Im Einzelfall auftretende Schwierigkeiten des röntgenologischen Polypennachweises namentlich bei gleichzeitig bestehender Diverticulose (Abb. 210) sind bekannt. Bei fehlender bzw. weit geringerer Strahlenbelastung sind coloskopisch selbst kleinste Polypen erkennbar und von Stuhlresten abzugrenzen.

Gutartige epitheliale Tumoren

Alle gutartigen epithelialen Tumoren im Colon, die zu 95% aus Adenomen bestehen, sind stets polypös. Eine erhöhte Incidenz mit Carcinomen ist bekannt (sentinal polyps) [2, 13] (Abb. 225).

Während unter den Adenomen das polypöse Adenom den häufigsten Tumor im Colon darstellt, sind das papilläre Adenom und das villöse Papillom lediglich als Strukturvarianten der gleichen Läsion anzusehen.

Das polypöse Adenom ist eine Neoplasie mit der Möglichkeit der malignen Degeneration. Die alleinige Entdifferenzierung des Epithels ist jedoch nicht als Carcinom zu deuten. Sie gehört zum polypösen Adenom des Colons. Erst wenn die Muscularis mucosae überschritten ist, darf man beim polypösen Adenom im Colon von einem Carcinom sprechen [9]. Die Entscheidung kann jedoch nur dann getroffen werden, wenn dem Pathologen der ganze Polyp und nicht nur einzelne bioptisch entnommene Gewebepartikel zur Verfügung stehen.

Bei sorgfältiger histologischer Aufarbeitung der Gesamtläsion sind nicht allzu selten in einem polypösen Adenom fokale Krebszellnester nachweisbar. Wenn der Polypenstiel frei von carcinomatösem Wachstum ist, so kann die Abtragung als therapeutisches Vorgehen angesehen werden [14].

Die Frage, ob und wie häufig adenomatöse Polypen degenerieren, konnte bislang noch nicht eindeutig geklärt werden [9, 12, 14]. Die steigende Incidenz carcinomatöser Polypen mit zunehmender Größe der polypoiden Läsion ist hingegen gesichert [10, 12]. Wir glauben, daß die Entfernung namentlich größerer Adenome neben einer optimalen Diagnostik eine Carcinomprophylaxe darstellt. Polypen mit einem Durchmesser über 10 mm sollten deshalb in jedem Fall abgetragen werden. Kleinere polypoide Läsionen können entfernt oder bioptisch kontrolliert werden. Die klinische Symptomatik adenomatöser Colonpolypen manifestiert sich, wenn überhaupt, am häufigsten durch eine rectale Blutung. Obstruktionen und Invaginationen sind seltene Erscheinungen. Charakteristische Symptome gibt es nicht.

Eine Sonderstellung nehmen die villösen Papillome ein, die in 70—95% im Sigma oder Rectumbereich anzutreffen sind. Sie imponieren endoskopisch meist als breitbasige, papilläre, schwammige und blutreiche Neubildung, können jedoch auch das makroskopische Aussehen von adenomatösen Polypen haben, so daß eine Differenzierung allein histologisch möglich ist [11]. Zur Objektivierung sollten mindestens 6 Biopsien entnommen werden. Schleimige calciumreiche Durchfälle mit sekundärer Hypokaliämie und rectale Blutungen können in seltenen Fällen klinische Leitsymptome sein. Röntgenologisch werden diese Tumorformationen häufig als Carcinom angesprochen, so daß zur weiteren Differenzierung eine endoskopisch-bioptische Untersuchung nötig ist. Die alleinige endoskopische Polypektomie ist unzureichend, da diese

Tumoren zu lokalen Rezidiven neigen und in 8—16% mit einem invasiv wachsenden Carcinom vergesellschaftet sind [8]. Als therapeutische Maßnahme muß die lokale chirurgische Excision empfohlen werden.

Gutartige, nicht epitheliale Tumoren

Endometriosen, Hämangiome [1], Lipome, Neurofibrome und Myome sind selten anzutreffende Krankheitsbilder, auf deren Beschreibung in diesem Rahmen nicht weiter eingegangen werden soll.

Carcinoide

Appendix, Coecum und Rectosigmoid sind der häufigste Manifestationsort des Dickdarmcarcinoids. Endoskopisch stellen diese die Schleimhaut breitbasig vorwölbenden Läsionen, welche in etwa 13% maligne sind, eine seltene Beobachtung dar (Abb. 216).

Polypose

In dieser Gruppe sind jene polypoiden Läsionen zusammenzufassen, die gehäuft in der Mehrzahl auftreten [3]. Hierzu gehören die familiäre Adenomatose, das Gardner- und das Cronkhite-Canada-Syndrom [16].

Die juvenile Polypose, die Peutz-Jeghers-Polypose, die gutartige lymphoide sowie die metaplastische oder hyperplastische Polypose sind nicht als echte Tumoren anzusprechen, sondern stellen tumorähnliche Läsionen dar (S. 66).

Die familiäre Adenomatose des Colons (Abb. 217), eine dominant vererbbare Erkrankung, ist als Präcancerose anzusehen. Die Zahl der erst im Pubertätsalter auftretenden Polypen schwankt zwischen wenigen und einer beetartigen Anordnung im gesamten Colon. Bei der sich klinisch durch schleimig-blutige Diarrhoen äußernden Polypose kommt je nach der Ausdehnung lediglich die partielle oder totale Colektomie in Betracht. Die intestinale

Polypose in Verbindung mit mesenchymalen Tumoren anderer Organe, insbesondere der Haut, stellt eine Variante der Colonpolypose dar (Gardner-Syndrom) und zeigt ebenfalls eine absolute Tendenz zur malignen Degeneration (Abb. 218).

Maligne Tumoren

Die Früherkennung bösartiger Neubildungen im Dickdarm leidet unter deren Symptomenarmut im kurablen Stadium. Der apparative und zeitliche Aufwand einer jeden Coloskopie schließen Voruntersuchungen zum derzeitigen Entwicklungsstand aus, so daß die Coloskopie im Rahmen der Früherkennung durch Reihenuntersuchungen nur einen ganz begrenzten Beitrag liefern kann. Er besteht in der endoskopischen Kontrolle suspekter röntgenologischer und klinischer Befunde sowie in der Überwachung von Präcancerosen und nach Operation eines Malignoms. Das gehäufte Auftreten maligner Colontumoren im Rectum und Sigma (70%) erleichtert das diagnostische Vorgehen (digitale Austastung, Recto-Sigmoidoskopie) im Rahmen der Vorsorgeuntersuchung [6, 7].

Bösartige epitheliale Tumoren

Die ganz überwiegende Zahl aller malignen Dickdarmtumoren sind Adenocarcinome, die in seltenen Fällen ein muköses oder cirrhöses Wachstum zeigen. Morphologisch ist der blumenkohlartige oder polypoid vorspringende (Abb. 219, 220) und spätstenosierende von dem zirkulären (Abb. 222, 223) frühstenosierenden Typ zu unterscheiden. Endoskopisch zeigt sich eine Wandstarre, eine Discoloration der Schleimhaut sowie eine Brüchigkeit des Gewebes bei der Palpation und Biopsie mit der Zange. Je nach Wuchsform sind Ulcerationen sowie eine erhöhte Vulnerabilität der Schleimhaut zu beobachten. Die Passage eines tumorös veränderten oder

stenosierten Bezirkes mit dem Coloskop kann mitunter erschwert oder unmöglich sein. Ein blindes Vordringen und forcierte Kraftanwendung sollte wegen der Perforations- und Blutungsgefahr unterbleiben.

Die klinische Manifestation erfolgt in der Regel zu einem Zeitpunkt, in dem das Carcinom weder radiologisch noch endoskopisch zu übersehen ist. Den röntgenologisch nachgewiesenen Stenosen können jedoch morphologisch ganz unterschiedliche Gewebe zugrunde liegen, deren biologische Wertigkeit endoskopisch-bioptisch vielfach zu bestimmen ist. Differentialdiagnostisch sind carcinomatöse Stenosierungen (Abb. 227, 228) von entzündlichen Stenosen (Abb. 229, 231) zu trennen.

Kleinere Carcinome mit einem Durchmesser bis zu 15 mm lassen sich radiologisch nicht immer mit Sicherheit von benignen Tumoren unterscheiden [15]. Der endoskopisch-bioptischen Sicherung der Diagnose kommt in diesen Fällen besondere Bedeutung zu (Tabelle 13). Auf die Schwierigkeit, maligne Veränderungen im Einzelfall radiologisch von stenosierenden Prozessen bei Diverticulitiden und anderen lokalen entzündlichen Prozessen zu unterscheiden, wurde bereits hingewiesen. Intramurale sowie von Nachbarorganen auf das Colon übergreifende Veränderungen (Abb. 230) können selbst bioptisch nicht gekärt werden und bedürfen der Probelaparotomie.

Tabelle 13. Radiologische und endoskopische Diagnostik bei 26 Dickdarmcarcinomen sowie deren histologische Verifikation

Befund	Radio-logie	Colo-skopie	Biop-sie	Op.-Resektat
Malignom/ Malignom-verdacht	19	26	24	26
Kein Malignom	6	—	2	—
Kein Befund	1	—	—	—

Bei der Differenzierung röntgenologisch erkannter carcinomverdächtiger polypoider Läsionen im Ileocöcalbereich kann die hohe Coloskopie ebenfalls zur Klärung der Diagnose beitragen. Röntgenologisch nachgewiesene polypoide Läsionen im Cöcalbereich konnten so als stark vergrößerte und in das Cöcallumen vorragende Valvula Bauhini bei Colitis granulomatosa des terminalen Ileums und in anderen Fällen bei gleichzeitigem Befall der Valvula (Abb. 251) differenziert werden. Andere röntgenologisch als polypoide Tumoren imponierende Veränderungen am Coecumboden waren endoskopisch-bioptisch auf einen großen eingestülpten Appendixstumpf (Abb. 189) nach Appendektomie zurückzuführen. In all diesen Fällen konnte ein operatives Vorgehen vermieden werden.

Bösartige nicht-epitheliale Tumoren

In diese Gruppe gehören die malignen Varianten der obengenannten gutartigen nicht-epithelialen Tumoren, die ebenso wie die primären Sarkome im Colon äußerst selten sind [14].

Epithelatypien

Findet man die beim polypösen Adenom charakteristische Entdifferenzierung des Epithels in der *flachen* Mucosa des Colons, so ist nach pathologisch-anatomischen Kriterien von einem Frühcarcinom zu sprechen [5]. Gleiche Veränderungen können bei einer lange Zeit bestehenden Colitis ulcerosa beobachtet werden, die nach 5jähriger Krankheitsdauer in 17% und nach 15jähriger Krankheitsdauer in etwa 25% eine maligne Degeneration aufweist. Andere Autoren [4] berichten bei einer Krankheitsdauer von über 9 Jahren in ca. 45% von einer malignen Entartung.

Tumorähnliche Läsionen

Der gutartige lymphoide Polyp, gewöhnlich symptomlos, ist fast ausschließlich im terminalen Ileum und Rectum anzutreffen. Zur exakten Diagnose sollte dem Pathologen der ganze Polyp zur Verfügung gestellt werden. Diese auch in der Mehrzahl auftretenden hypertrophierten Lymphfollikel sind als gutartige Läsionen anzusehen. Endoskopisch stellen sie sich als kleine submucöse, von normaler Schleimhaut bedeckte Tumoren dar (Abb. 232).

Hyperplastische (metaplastische) Polypen (Abb. 233, 234), welche oft in großer Zahl auftreten, können makroskopisch und röntgenologisch nicht immer von der familiären Polypose differenziert werden. Es handelt sich um breitbasige, selten über 10 mm große Polypen mit einem charakteristischen feingeweblichen Bild. Der histologische Nachweis zahlreicher hyperplastischer Polypen schließt jedoch das gleichzeitige Vorliegen adenomatöser Polypen nicht aus.

Bei der im 5. bis 9. Lebensjahrzehnt entstehenden juvenilen Polypose handelt es sich um absolut gutartige polypoide Läsionen (Hamartome), welche sich spontan zurückbilden. Lediglich massive Blutungen, Obstruktionen und ein gelegentlich auftretender Prolaps können Indikationen zu deren Entfernung sein.

Die Veränderungen im Colon beim Peutz-Jeghers-Syndrom sind durch papillomatöse Tumoren (Abb. 203a und b) mit einer typischen Fiederung der Muscularis mucosae (Abb. 203c) gekennzeichnet. Im Gegensatz zur familiären Polypose finden sich die Peutz-Jeghers-Polypen verwiegend im oberen Gastro-Intestinaltrakt. Nur in 50% ist das Colon mitbefallen.

Auch die in der Mehrzahl auftretenden sog. entzündlichen Polypen oder Pseudopolypen (Abb. 235, 246) sind nicht zu den echten Tumoren zu rechnen. Sie stellen hyperplastische Schleimhautinseln dar, wie sie im Rahmen entzündlicher Dickdarmerkrankungen vorkommen und auch nach Abklingen der akut entzündlichen Erscheinung vielfach noch nachweisbar sind.

Alle diese Formen können ebenso wie die Heterotopien nicht maligne werden.

Literatur

1. BARTELHEIMER, W., OTTENJANN, R., REMMELE, W.: Coloscopic recognition of hemangioma in the colon ascendens. Endoscopy **4**, 109 (1972).
2. BOCKUS, H. L.: Gastroenterology, Vol. II. Philadelphia, London: Saunders 1964.
3. BUSSEY, H. J. R.: Gastrointestinal polyposis. Gut **11**, 970 (1970).
4. COUNSELL, P. B., DUKES, C. E.: The association of chronic ulcerative colitis and carcinoma of the rectum and colon. Brit. J. Surg. **39**, 485 (1952).
5. ELSTER, K.: Histopathologie der tumorösen Kolonerkrankungen. Leber, Magen, Darm **3**, 111 (1973).
6. FRÜHMORGEN, P.: Krebsfrüherkennung im Kolon. Fortschr. Med. **31**, 1130 (1972).
7. FRÜHMORGEN, P., CLASSEN, M., DEMLING, L.: Krebsdiagnostik im Gastrointestinaltrakt. Fortschr. Med. **26**, 1011 (1973).
8. KAYE, J. J., BRAGG, D. G.: Unusual roentgenologic and clinicopathologic features of villous adenomas of the colon. Radiology **91**, 799 (1968).
9. MORSON, B. C., BUSSEY, H. J. R.: Predisposing causes of intestinal cancer. Current problems in surgery, Febr. 1970. Chicago: Year Book Medical Publ. 1970.
10. OTTENJANN, R.: Colonic polyps and coloscopic polypectomy. Endoscopy **4**, 212 (1972).
11. PARTURIER-ALBOT, M.: Endoscopic aspects of rectal villous tumors. Endoscopy of the digestive system. Proc. 1st Europ. Congr. Digestive Endoscopy, Prague 1968. Basel: Karger 1969.
12. POTET, F., SOULLARD, J.: Polyps of the rectum and colon. Gut **12**, 468 (1971).
13. RAVDIN, I. S.: Polyps of the colon significance and managements. J. nat. med. Ass. (N. Y.) **52**, 387 (1960).
14. TURELL, R., HALLER, J. D.: Adenomas of the colon and rectum. In: Diseases of the colon and anorectum (TURELL, R., Ed.), Vol. I. Philadelphia, London, Toronto: Saunders 1969.
15. WELIN, S., ANDRÉN, L.: Dickdarm und Enddarm. In: Lehrbuch der Röntgendiagnostik (SCHINZ, R. H., et al., Eds.), Bd. V: Abdomen. Stuttgart: Thieme 1965.
16. WITZEL, L., CLASSEN, M., ROESCH, W., DEMLING, L.: Cronkhite-Canada-Syndrom. Fallbericht und Übersicht, Dtsch. med. Wschr. **96**, 989 (1971).

4.8.3 Entzündungen

Colitis ulcerosa

Die Ätiologie dieser in akuten Schüben aber auch ausgesprochen chronisch verlaufenden entzündlichen Dickdarmerkrankung ist bislang noch nicht hinreichend geklärt [5, 6]. Ätiologisch werden Autoimmunmechanismen, pathogenetisch unter anderem psychische Faktoren, diskutiert. Eine zahlenmäßige Zunahme in den zivilisierten Ländern ist offensichtlich [2, 6].

Charakteristisch sind in ca. 90% der Krankheitsbeginn im Rectum und die kontinuierliche Ausbreitung nach oral, wenngleich selten ulceröse Colitiden in anderen Dickdarmabschnitten bei normaler Rectumschleimhaut vorkommen können. Gerade in diesen Fällen kann die Differentialdiagnose zum Morbus Crohn des Colons besonders schwierig werden. Ein Übergreifen auf das terminale Ileum kann erfolgen und wird als Backwash-Ileitis bezeichnet.

Im floriden Stadium muß die Diagnose aus dem klinischen und rectoskopischen Bild gestellt werden. Eine coloskopische Untersuchung ist zu diesem Zeitpunkt wegen der Perforationsgefahr und Schmerzhaftigkeit kontraindiziert. Sie ist jedoch nach Abklingen der floriden Symptomatik neben der Röntgenuntersuchung nötig, um die genaue Lokalisation, die Ausdehnung, den Schweregrad sowie die möglichen Komplikationen (Strikturen, Carcinomentstehung, Absceß- und Fistelbildung) rechtzeitig zu erfassen und Gewebe zur histologischen Bestätigung der Diagnose zu erhalten. Dies erscheint um so wichtiger, als vielfach keine echte Korrelation zwischen Schweregrad, Ausdehnung und Beschwerdebild besteht und die Röntgendiagnostik oft auf die Mucosa beschränkte Areale in ihrer tatsächlichen Ausdehnung nicht mit Sicherheit erfaßt. Zur Sicherung der Diagnose im akuten Stadium ist der vorsichtig ausgeführten

Recto-Sigmoidoskopie der absolute Vorzug zu geben.

Die Möglichkeit der Carcinomentstehung auf dem Boden einer Colitis ulcerosa ist unbestritten. Während die Angaben über die Häufigkeit unterschiedlich sind, ist eine Zunahme der malignen Degenerationen mit der Dauer des Leidens sicher zu beobachten. So wurden von COUNSELL und DUKES 45,5% bei einer Krankheitsdauer von über 9 Jahren mitgeteilt [3]. Die Carcinomentstehung erfolgt also in der Regel im Ausheilungsstadium, wobei noch nicht geklärt ist, ob die atrophische Schleimhaut, die Pseudopolypen oder die maligne Degeneration eines echten Polypen als ursächlich anzusehen sind.

Das endoskopische Bild der akuten Colitis ulcerosa ist bunt. Im Anfangsstadium zeichnet sich die Schleimhaut bei fehlender Gefäßzeichnung durch eine feine Granulation, Hyperaemie und vermehrte Verletzlichkeit aus (Abb. 238, 239). Das Bild der floriden Colitis zeigt unregelmäßig begrenzte Ulcerationen, eine ödematöse purpurrote Schleimhautschwellung, hyperämische Veränderungen bei oberflächlichen Nekrosen und erhöhter Vulnerabilität sowie Schleim-, Eiter- und Fibrinauflagerungen (Abb. 240—243).

Eine ernste und prognostisch ungünstige Komplikation stellt das toxische Megacolon (paralytischer Ileus) mit der Gefahr der Darmwandruptur dar.

Im chronischen Stadium (Abb. 244—247) erscheint die Schleimhaut blaß-rot bis rosa. Neben einer feinen Schleimhautgranulation und Atrophie kann es in 74% [1] zur Ausbildung von Pseudopolypen (Abb. 246) (Schleimhautregenerate oder stehengebliebene Schleimhautinseln) kommen, die oft beetartig große Darmwandabschnitte bedecken können. Sie stellen fibröse polypoide Läsionen dar. In seltenen Fällen können sich röntgenologisch differentialdiagnostische Schwierigkeiten in der Abgrenzung zur familiären Polypose ergeben, was durch die Biopsie dieser Veränderungen geklärt werden sollte.

Kennzeichnend für das Spätstadium sind die röntgenologisch gut zu erfassende Engstellung des betroffenen Segmentes, Haustren- und Elastizitätsverlust sowie Verkürzung und selten lokale Stenosierungen [4].

Komplikationen: Im akuten Stadium massive Blutungen, Perforationen und toxisches Megacolon. Nach langer Krankheitsdauer Strikturen, Ileus, Carcinomentstehung sowie selten Abscesse und Fistelbildung.

Diagnostik: Im floriden Stadium klinisches Bild und vorsichtig durchgeführte Rectoskopie ohne Luftinsufflation. Nach Abklingen der floriden Erscheinungen Röntgenuntersuchung und evtl. Coloskopie mit Biopsie. Bei makroskopisch unauffälliger Schleimhaut sind selbst im beschwerdefreien Intervall histologisch vielfach chronisch-entzündliche Veränderungen festzustellen.

Differentialdiagnose: Enterocolitis regionalis, Diverticulitis, Polyposis, Carcinom, seltener Darmtuberkulose und Strahlencolitis.

Literatur

1. BOCKUS, H. L.: Gastroenterology, Vol. II. Philadelphia, London: Saunders 1964.
2. CLASSEN, M.: Epikritische Studie zur Colitis ulcerosa. In: Dünndarm-Dickdarm. (BOECKER, W., Hrsg.) Stuttgart: Thieme 1969.
3. COUNSELL, P. B., DUKES, C. E.: The association of chronic ulcerative colitis and carcinoma of the rectum and colon. Brit. J. Surg. **39**, 485 (1952).
4. FUCHS, H.-F.: Die Röntgenuntersuchung des Dickdarms, insbesondere bei Colitis ulcerosa und granulomatosa (Crohn). Fortschr. Med. **89**, 1330 (1971).
5. KOCH, H., CLASSEN, H.: Colitis ulcerosa. Fortschr. Med. **87**, 1199 (1969).
6. KRAUSPE, C., MÜLLER-WIELAND, K., STELZNER, F.: Colitis ulcerosa und granulomatosa. München, Berlin, Wien: Urban u. Schwarzenberg 1972.

Morbus Crohn des Colons (Colitis granulomatosa)

Diese ätiologisch unklare entzündlich-granulomatöse Erkrankung (8—20% aller

Colitisfälle [8]) zeichnet sich durch einen segmentalen Befall des Gastrointestinaltraktes aus. Gehäuftes familiäres Auftreten und unterschiedliche Krankheitshäufigkeit einzelner Rassen lassen an einen genetischen Einfluß denken [9]. Ätiologisch werden bakterielle oder virale Infektionen sowie Autoimmunmechanismen diskutiert [10]. Häufigster Manifestationsort ist das terminale Ileum. Ein gleichzeitiger oder isolierter Befall anderer Darmsegmente vom Oesophagus bis zum Anus, insbesondere des Colons (Ileocolitis), ist nicht selten (Abb. XXIII a-c). In etwa 50% läßt sich heute eine Colonbeteiligung nachweisen [6]. In 60—90% eines Morbus Crohn des Colons ist mit einer Mitbeteiligung des terminalen Ileums zu rechnen [20]. Über eine Zunahme diagnostizierter Erkrankungsfälle, besonders im europäischen Raum, wird von mehreren Autoren berichtet [1—3, 5, 7, 13, 14, 18, 19, 21—23].

Ein primär eher chronischer Verlauf, die erhöhte Neigung zur Fistel- und Absceßbildung (Abb. 248), keine gesteigerte Entartungstendenz bei Ileitis terminalis [11] und seltenere fulminante Schübe mit toxischer Dilatation lassen dieses Krankheitsbild oft klinisch [12] sowie durch das histologische Bild bioptisch von der Colitis ulcerosa differenzieren. Die histologische Sicherung der Diagnose ist aber nur möglich, wenn im Biopsiepräparat epitheloidzellige Proliferationen oder ein Fistelgang in der Schleimhaut zu finden sind. Diese typischen Granulome in der Darmwand oder den mesenterialen Lymphknoten sind im Resektat jedoch lediglich in 75—87% nachweisbar [15, 16].

Die diagnostischen Möglichkeiten zur Erkennung und Differenzierung unspezifisch entzündlicher Dickdarmerkrankungen sind durch die nunmehr mögliche endoskopisch-bioptische Untersuchung wesentlich verbessert worden [4]. Die Crohnsche Erkrankung des Colons und die Colitis ulcerosa sind pathologisch-anatomisch unterscheidbar (Tabelle 14). Wäh-

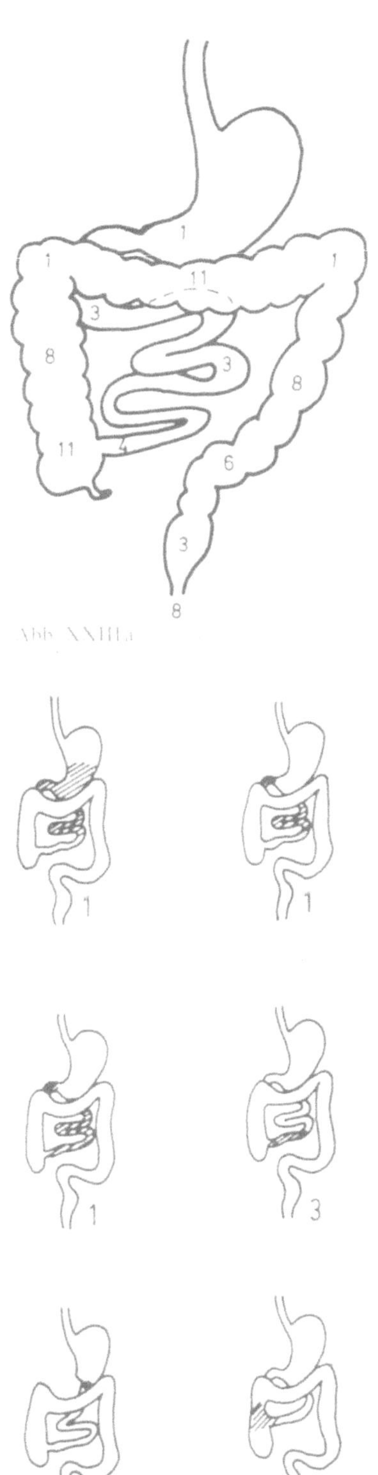

Abb. XXIII a

Abb. XXIII b

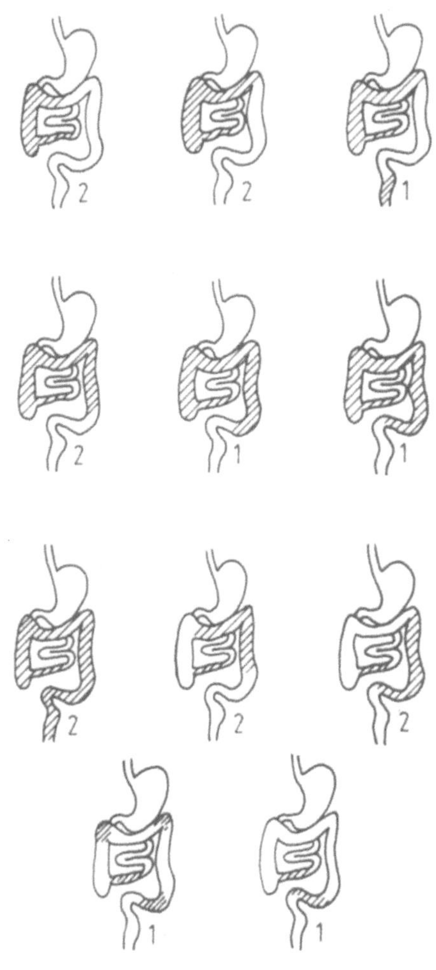

Abb. XXIIIc

rend die Colitis ulcerosa in über 90% der rectoskopischen Diagnostik zugänglich ist, sind die häufig in höheren Dickdarmabschnitten lokalisierten und im makroskopischen Bild charakteristischen Veränderungen des Morbus Crohn coloskopisch zu erfassen. Die im Rahmen einer Spätmanifestation sekundär entstehenden ausgedehnten Schleimhautulcera können im hochfloriden Stadium die makroskopische Differentialdiagnose erschweren. Dieses Bild ist jedoch selten und ohnehin eine Kontraindikation zur Coloskopie. Selbst bei einem Befall des ganzen Dickdarms sind Areale normal aussehender Schleimhaut vorhanden.

Die histologischen und makroskopischen Erscheinungsformen des Morbus Crohn sind nicht spezifisch, wohl aber charakteristisch. Das sicherste Zeichen, die Granulome, konnte bioptisch bei unseren Patienten lediglich in 40%, im Resektat in 84% nachgewiesen werden. Nach MORSON [16, 17] ist für den Pathologen die Diagnosestellung jedoch auch möglich, wenn histologisch Fissuren, Lymphocytenaggregate mit Keimzentren sowie transmurale oder submuköse entzündliche Zeichen unterhalb intakter Schleimhaut bei entsprechendem makroskopischen und klinischen Aspekt vorhanden sind. Dadurch erhöht sich die Zahl histologisch gesicherter

Tabelle 14

Endoskopie	Colitis ulcerosa	Morbus Crohn
Manifestation		
Rectum	34/35	4/32
term. Ileum	1/35	29/32
Darmlumen	normal/erweitert	normal/verengt
Ausbreitung	kontinuierlich	diskontinuierlich
Schleimhaut	Ulcera	solitäre Ulcera
	keine Fissuren	Fissuren
	Hyperämie	unauffällige Areale
	Granulationen	Pflastersteine
	Vulnerabilität	Ödem
Heilungsstadien	Schleimhautatrophie	narbige Deformation
	fehlende Haustrierung	Stenosierung
	Pseudopolypose	Pflastersteine

Tabelle 15

Histologie	Morbus Crohn	Resektat	Colitis ulcerosa
	Biopsie		Biopsie
Granulome	10 (40%)	11 (84 %)	34 (97%)
Keine Granulome, jedoch mit klinischer Diagnose vereinbar	6 (24%)	1 (8 %)	
Unspezifische Entzündung	7 (28%)	1 (8 %)	
Normale Schleimhaut	2 (8%)	0	1 (3%)
Summe	25 (100%)	13 (100 %)	35 (100%)

oder wahrscheinlich gemachter endoskopisch diagnostizierter Morbus Crohn-Fälle auf 64% in der Biopsie und 92% im Resektat (Tabelle 15).

Bei 7 von 74 Patienten (9,5%), bei denen klinisch oder röntgenologisch der Verdacht einer entzündlichen Dickdarmerkrankung geäußert wurde, konnte diese coloskopisch-bioptisch ausgeschlossen werden (Tabelle 16).

Tabelle 16

Colitis	Morbus Crohn	Colitis ulcerosa
Diagnose ($n=67$)		
Coloskopie	24	35
Enteroskopie	8	—
Ausschluß (7/74 = 9,5 %)		
Coloskopie	3	3
Ileoskopie	1	—

Als besonders lohnend hat sich bei uns die coloskopische Überwachung und Frühdiagnose postoperativer Rezidive erwiesen (Tabelle 17, Abb. 259—261).

Tabelle 17

Morbus Crohn	n	Rezidiv	
		Endoskopie	Radiologie
Ileo-colostomie	8	7	4
Gastro-jejunostomie	1	1	1
Ileumresektion	1	1	0
Summe	10	9	5

Endoskopisch finden sich neben einer Schleimhautschwellung, einer ausgesprochenen segmentalen Wandstarre und Schrumpfung, Stenosierungen sowie flache Ulcerationen, welche später die Schleimhaut unterminieren und zu intramuralen Abscessen führen (Abb. 252—256). Im chronischen Stadium kann es zu narbiger Deformation und pflastersteinförmigen Reliefveränderungen (Abb. 257, 258) kommen. Im Vergleich zur Colitis ulcerosa, wo die Veränderungen primär im mukösen Bereich anzutreffen sind, handelt es sich bei der ebenfalls zu Rezidiven neigenden Crohnschen Erkrankung des Colons um ein vorwiegend intramurales Geschehen. Als charakteristisch sind gesunde Schleimhautinseln im erkrankten Bezirk (skip-areas) sowie vereinzelt flache Ulcerationen in makroskopisch unauffälliger Mucosa (skip-lesions) anzusehen [16] (Abb. 249, 256). Das Frühstadium, welches der klinischen Manifestation lange Zeit vorausgehen kann, ist durch eine nur wenige Millimeter große „aphthoide" Schleimhautläsion gekennzeichnet (Abb. 261).

Die Behandlung sollte so lange wie möglich konservativ sein. Erst beim Auftreten von Komplikationen oder Versagen der medikamentösen Therapie ist eine chirurgische Intervention anzustreben, da postoperativ eine Rezidivquote bis zu 50% sowie die Ausbildung von Fisteln bekannt sind. Auf häufig gleichzeitig im Analbereich bestehende Fisteln und Fissuren (Abb. 248) sollte geachtet werden, da sie vielfach der klinischen Manifestation im Intestinaltrakt vorausgehen.

Wenn die anamnestischen, klinischen und röntgenologischen Befunde eine Differenzierung gegenüber der Colitis ulcerosa nicht zulassen, ist die coloskopisch-bioptische Klärung anzustreben, um das weitere therapeutische Handeln sinnvoll durchzuführen und prognostische Überlegungen anzustellen.

Komplikationen: gastrointestinale Blutungen, Perforationen, Stenosen, Ileus, Fistelbildungen, Abscesse.

Diagnostik: klinisches Bild, Rectoskopie, Röntgenuntersuchung, Coloskopie mit Biopsie.

Differentialdiagnose: Colitis ulcerosa, Diverticulitis, Carcinom, seltener Darmtuberkulose und Strahlencolitis.

Literatur

1. COOKE, W. T., BROOKE, B. N.: Non-specific enterocolitis. Quart. J. Med. **24**, 1 (1955).
2. CROHN, B. B., YARNIS, H.: Regional ileitis. New York: Grune and Stratton 1958.
3. DEMLING, L.: Entzündliche Erkrankungen des Dickdarmes. Langenbecks Arch. Chir. **319**, 326 (1967).
4. FRÜHMORGEN, P., CLASSEN, M., DEMLING, L.: Contribution of endoscopy in the diagnosis of Crohn's disease of the small and large intestine: Coloscopy-enteroscopy. Gastroint. Endoscopy, im Druck.
5. GJONE, E., ORNING, O. M., MYREN, J.: Crohns disease in Norway 1956—1963. Gut **7**, 372 (1966).
6. GOLIGHER, J. F., DE DOMBAL, F. T., BURTON, I.: Crohn's disease with special reference to surgical management. In: Progress in surgery, Vol. 10. Basel: Karger 1972.
7. GRÖZINGER, K.-H., WENZ, W., KRUPKA, I.: Ileitis terminalis und Colitis ulcerosa. Münch. med. Wschr. **12**, 649 (1967).
8. HAFTER, E.: Praktische Gastroenterologie, 4. Aufl. Stuttgart: Thieme 1970.
9. HINSLOP, J. G., GRANT, A. K.: Genetic tendency in Crohn's disease. Gut **10**, 994 (1969).
10. JANOWITZ, H. D., PRESENT, D. H.: Granulomatous colitis, pathogenetic concepts. Gastroenterology **51**, 779 (1966).
11. JOHNES, J. H.: Colonic cancer and Crohn's disease. Gut **10**, 651 (1969).
12. KASPER, H.: Klinik und Therapie der Enteritis regionalis (M. Crohn). Dtsch. med. Wschr. **87**, 811 (1972).
13. KRAUSPE, C., MÜLLER-WIELAND, K., STELZNER, F.: Colitis ulcerosa und granulomatosa. München, Berlin, Wien: Urban u. Schwarzenberg 1972.
14. KÜMMERLE, F., SCHIER, J.: Enteritis regionalis und Proktocolitis. Chirurg **10**, 437 (1968).
15. LOCKHART-MUMMERY, H. E., MORSON, B. C.: Crohn's disease of the large intestine. Gut **5**, 493 (1964).
16. MORSON, B. C.: Pathologisch-anatomische Veränderungen des Dickdarmes und der Analregion bei Crohn'scher Erkrankung. Z. Gastroent. **2**, 255 (1964).
17. MORSON, B. C.: Histopathology of Crohn's disease. Scand. J. Gastroent. **6**, 573 (1971).
18. NORLEN, B. J., KRAUSE, U., BERGMAN, L.: An epidemiological study of Crohns disease. Scand. J. Gastroent. **5**, 385 (1970).
19. PATTER, W. N., VAN, BARGEN, J. A., DOKKERTY, M. B., FELDMANN, W. H., MAYR, C. W., WANGH, J. M.: Regional enteritis. Gastroenterology **26**, 347 (1954).
20. VANDENBROUCKE, J., VANTRAPPEN, G., TYTGAT, G., RUTTGERTS, L., PONETTE, E.: Die Ileocolitis Crohn. Internist (Berl.) **9**, 335 (1968).
21. WIDMAIER, F., HEINKEL, K.: Enteritis regionalis (Morbus Crohn). Z. Gastroent. **7**, 174 (1969).
22. YAMASE, K., MASUDA, K., SHIMADA, S.: Regional enteritis in Japan. A review of 548 cases. Int. Surg. **47**, 497 (1967).
23. ZEITLER, H., CLASSEN, M.: Morbus Crohn: Verlauf und Prognose. Fortschr. Med. **89**, 1333 (1971).

Seltene Krankheitsbilder

Eine arterielle Minderdurchblutung der das Colon versorgenden Arterien führt in seltenen Fällen zum Krankheitsbild der *ischämischen Colitis*. Hierbei handelt es sich um eine Erkrankung des höheren Lebensalters, die mit akut einsetzenden abdominellen Schmerzen, rectalen Blutungen und Diarrhoen, gelegentlich auch mit Übelkeit und Erbrechen einhergeht. In dem betroffenen Colonsegment findet man eine hämorrhagische Schleimhaut mit flächenhaften Pseudomembranen. Die seltene Komplikation der bevorzugt im Bereich der linken Colonflexur auftretenden Erkrankung ist eine transmurale Colonnekrose, welche der chirurgischen Intervention bedarf.

Die *Strahlenproktitis*, als Folge einer Bestrahlungstherapie im Abdominalbereich, gehört zu den selteneren endoskopischen Beobachtungen in einer intern ausgerichteten Praxis. Im Frühstadium findet man ein lokales Schleimhautödem und Epithelalterationen, im fortgeschrittenen Stadium Schleimhautblutungen mit zunehmender Fibrosierung und Strikturbildung (Abb. 262).

Die *Tuberkulose* des Dickdarmes ist seit der Einführung der Tuberkulostatica und dem Rückgang kontaminierter Nahrungsmittel durch tuberkulosefreie Rinderbestände eine äußerst seltene Erkrankung geworden. Wir konnten keinen derartigen Fall, der mit ulcerösen oder hyperplastischen Schleimhautveränderungen einhergeht, endoskopisch beobachten.

Aktinomykose, Syphilis und das *Lymphogranuloma inguinale* sind ebenfalls seltene Erkrankungen des Dickdarms und sollen daher hier nicht weiter abgehandelt werden.

4.8.4 Divertikel

Divertikel stellen Ausbuchtungen der Darmwand dar. Sind alle Wandschichten des Colons vorgewölbt, so sprechen wir von den selteneren echten, fehlt die Muscularis, so handelt es sich um sog. falsche Divertikel (Mucosahernien), denen die Mehrzahl zuzuordnen ist (Abb. 264, 265). Mit zunehmendem Alter der Patienten steigt die Frequenz der vorwiegend im Sigma anzutreffenden Veränderungen. Andere Lokalisationen sind jedoch keine Seltenheit. Die falschen Divertikel entstehen durch erhöhte intraluminäre Druckverhältnisse, wobei die Mucosa im Bereich von Gefäßverläufen infolge eines geringeren Wandwiderstandes durch die Muscularis hindurchgepreßt wird.

Divertikel mit sehr engen Ausführungsgängen entziehen sich nicht selten dem endoskopischen Nachweis und sind oft nur radiologisch darzustellen. Bei einer Diverticulose und dem gleichzeitigen Vorliegen von Polypen wird jedoch die radiologische Differenzierung im Einzelfall oft schwierig, da nicht regelmäßig alle Divertikel randständig zu projizieren sind (Abb. 210c). In diesen Fällen sowie bei Verdacht auf das Bestehen einer subakuten oder chronischen Diverticulitis mit Stenoseerscheinungen wird die Indikation zur Coloskopie gegeben sein.

Der alleinigen Diverticulose kommt in der Regel kein Krankheitswert zu. Erst die Komplikationen [3], wie Diverticulitis, Blutung, Perforation, Penetration, Peritonitis, Obstruktion und Fistelbildung können zu lebensbedrohlichen Zuständen führen. Die Stärke der Beschwerden korreliert nur selten mit dem Ausmaß der Darmwandveränderungen.

Während die floride Diverticulitis, deren Häufigkeit mit 12—17% angegeben wird [1, 2], wegen der Perforationsgefahr als Kontraindikation zur Durchführung der Coloskopie anzusehen ist, ergibt die endoskopische Untersuchung nach Abklingen der akuten Erscheinungen mitunter kein den tatsächlichen Verhältnissen entsprechendes Bild, da durch eine zu intensive Vorbereitung gleichzeitig eine wirksame Therapie der Diverticulitis betrieben wird. Endoskopisch finden sich sodann häufig lediglich eine Verdickung und Starre in den entzündlich veränderten Segmenten (Abb. 265). Bei einer entsprechenden Fragestellung sollte deshalb nur eine kurzzeitige Vorbereitung mit gezielter coloskopischer Spülung vorgenommen werden.

Die chronische Diverticulitis führt zur Verdickung der Darmwand und oft zu einer enormen Stenosierung im betroffenen Segment bis hin zur Obstruktion, so daß die Abgrenzung gegenüber einer malignen Stenose und einem M. Crohn mitunter schwierig wird [4]. Die coloskopische Gewinnung von repräsentativem Gewebe wird erheblich erschwert, wenn durch fortschreitende Lumeneinengung die Instrumentenspitze nicht in den stenosierten Bezirk eingeführt werden kann. Da das eine ähnliche Symptomatik hervorrufende Dickdarmcarcinom röntgenologisch selten von einer benignen Stenose zu differenzieren ist und beide Veränderungen nebeneinander bestehen können, kommt der endoskopisch-bioptischen präoperativen Diagnostik besondere Bedeutung zu.

Differentialdiagnose: Carcinom, M. Crohn, Colitis ulcerosa, Colontuberkulose, unspezifisch-entzündliche Stenose sowie im akuten Stadium bei Coecumbefall eine akute Appendicitis.

Literatur

1. HAFTER, E.: Sigmadivertikulose medizinisches oder chirurgisches Problem? Helv. chir. Acta **24**, 476 (1957).
2. HORNER, J.L.: Natural history of the diverticulosis of the colon. Amer. J. dig. Dis. **3**, 343 (1958).
3. PROSS, PROSS, E.: Die rezidivierende Diverticulitis coli — Indikation zur Operation. Z. Gastroent. **9**, 594 (1971).
4. SCHMIDT, G.T., LENNARD-JONES, J.E., MORSON, B.C., YOUNG, A.C.: Crohn's disease of the colon and its distinction from diverticulitis. Gut **9**, 7 (1968).

4.8.5 Endometriose

Die Endometriose des kleinen Beckens [1, 2] greift in 10—25 % auf den Darm über. Sieht man von einer manchmal eruierbaren Periodizität der klinischen Symptomatik (Schmerz, intestinale Blutung) ab, so ist bei submuköser Lage dieser Herde das Krankheitsbild klinisch vielfach nicht von einem Malignom zu unterscheiden. Auch röntgenologisch lassen die in das Lumen sich vorwölbenden polypoiden Veränderungen oft ein Carcinom oder eine entzündliche Stenose nicht mit Sicherheit ausschließen. Eine endoskopisch-bioptische Klärung, möglichst kurz vor, während oder nach den Menses, ist sodann anzustreben. Eine histologisch gesicherte

Endometriose sollte jedoch nicht endoskopisch abgetragen, sondern chirurgisch excidiert werden [3, 4].

Liegt die Endometriose in tieferen Wandschichten, so ist auch coloskopisch lediglich eine Deformation der Darmwand zu erwarten, die Biopsie wird negativ sein.

Literatur

1. ERDI, A., KÖVES, I., FÖLDVARI, G., BARANYAI, L., LÖVEY, G.,: Endometriosis in the large intestine. Recent progress in the study of disorders of the colon and rectum. Edited by S. S. DROBNI and M. FEHÉR. Budapest 1970.
2. RÖHRER, H.D., GRÖZINGER, K.H.,: Endometriosis of the rectum. Recent progress in the study of disorders of the colon and rectum. Edited by S. DROBNI and M. FEHÉR. Budapest 1970.
3. RÖHER, H.-D.: Diagnostik der Dickdarm-Endometriose. Dtsch. med. Wschr. **98**, 1408 (1973).
4. RÖHER, H.-D., GRÖZINGER, K.H.: Zur Klinik, Diagnostik und Therapie der Dickdarm-Endometriose. Med. Welt Stuttg. N.F. **24**, 534 (1973).

4.8.6 Melanosis coli

Die Melanosis coli (Abb. 263) stellt eine nicht entzündliche Schleimhautveränderung dar, der keine pathognomonische Bedeutung zukommt. Sie findet sich bei Patienten, welche über längere Zeit anthrachinonhaltige Laxantien eingenommen haben. Dabei handelt es sich um ein braunes, scholliges Pigment (Melanin), welches in Histiocyten, aber auch extracellulär eingelagert sein kann. Die Intensität dieser endoskopisch netzartigen dunkelbraunen Pigmentation ist in den einzelnen Colonabschnitten unterschiedlich ausgeprägt, wobei wir den Eindruck gewonnen haben, daß die Pigmentation in den proximalen Colonabschnitten besonders stark ist und dort die gesamte Schleimhaut eine dunkelbraune bis schwarze Farbe aufweisen kann.

4.8.7 Megacolon

Das Megacolon stellt eine angeborene oder erworbene Erweiterung einzelner oder aller Dickdarmabschnitte dar.

Das Megacolon congenitum, erstmals 1887 von HIRSCHSPRUNG beschrieben [1, 2], manifestiert sich oft seit der Geburt klinisch als Obstipation und Auftreibung des Abdomens. Pathologisch-anatomisch liegt dieser Erkrankung ein Fehlen der parasympathischen Ganglienzellen im Auerbachschen und Meissnerschen Plexus zugrunde. Das aganglionäre Segment, in der Regel auf das Rectum und untere Sigma beschränkt, ist nur sehr selten auf proximale Colonabschnitte ausgedehnt. Klinik und Röntgenbefund sind so charakteristisch, daß eine Coloskopie, namentlich bei Kleinkindern, meist nicht nötig wird.

Das symptomatische oder organische Megacolon ist Folge einer partiellen organischen Stenose. Es kommt häufiger bei sich langsam entwickelnden benignen Strikturen vor, wird aber auch bei malignen Tumoren beobachtet.

Die Ätiologie des idiopathischen oder funktionellen Megacolons ist nicht einheitlich. Es finden sich weder eine Stenosierung noch ein aganglionäres Segment.

Literatur

1. HIRSCHSPRUNG, H.: Stuhlträgheit Neugeborener infolge von Dilatation und Hypertrophie des Kolons. Jb. Kinderheilk. **27**, 1 (1887).
2. HIRSCHSPRUNG, H.: Erweiterung und Hypertrophie des Dickdarms. Berl. klin. Wschr. **36**, 977 (1899).

4.8.8 Darmparasiten

Den Wurmerkrankungen des Menschen kommt in der endoskopischen Diagnostik keine besondere Bedeutung zu.

Als Zufallsbefund fanden wir bei 2 Patienten Peitschenwürmer (Trichurus trichiura) im Coecum (Abb. 266a). Während in einem Fall bereits Wurmeier im Stuhl nachgewiesen werden konnten, waren bei dem zweiten Patienten in drei verschiedenen Stuhlproben keine Eier nachweisbar und der Wurmbefall bei unklaren abdominellen Beschwerden bislang unbekannt. Die pathognomonische Bedeutung dieser Parasitose ist abhängig von dem Grad des Befalles und wird unterschiedlich beurteilt. Die bis zu 50 mm langen und 1—2 mm dicken Würmer sind im unteren Dünn- und oberen Dickdarm anzutreffen. Charakteristisch ist eine etwa $2/3$ der Gesamtlänge messende fadenförmige Peitsche, mit welcher sich der Parasit in die Darmmucosa einbohrt und ernährt(Abb. 266b). Die „peitschenförmigen" von uns beobachteten Bewegungen erfolgen nicht mit dieser namengebenden Peitsche, sondern mit dem im Darmlumen liegenden verdickten und die Gonaden tragenden Hinterende. Bei einem Massenbefall kann es zu entzündlichen Tumoren der Coecumwand, colitischen Erscheinungen mit blutigen Diarrhöen und Anämie kommen. Die Infektion des Menschen erfolgt in tropischen bzw. subtropischen Gebieten peroral durch larvenhaltige Eier. Mischinfektionen mit anderen Parasitosen des Darmes sind häufig.

4.8.9 Appendix

Die Inspektion der Appendix ist aus technischen Gründen derzeit noch nicht möglich, so daß man bei entsprechender Indikation auf eine indirekte Darstellung angewiesen ist. Da im Rahmen der radiologischen Verfahren selbst die gesunde Appendix sich nicht regelmäßig darstellen läßt, haben wir versucht, diese selektiv über einen durch das Coloskop eingeführten Teflonkatheter mit Kontrastmittel zu füllen (Abb. 185—187). Als sicher seltene Indikationen für dieses Vorgehen gelten der Verdacht auf das Vorliegen eines Carcinoides, eines Carcinoms, Fremdkörper sowie einer Endometriose der Appendix, die sich als konstanter Füllungsdefekt darstellen lassen.

4.9 Komplikationen

Wenngleich wir bislang im Rahmen der Coloskopie keine Komplikation erlebten, so sind doch solche vereinzelt bekannt geworden.

Perforation

Zu Perforationen [2] kommt es meist bei vorgeschädigtem Darm (Ulcera, maligne Tumoren, Diverticulitis, Colitis) oder blindem Einführen des Instrumentes, besonders im Sigmabereich und an den Flexuren sowie nach forcierter Luftinsufflation bei wandgeschädigtem Colon. Deshalb sollte eine jede Manipulation mit der Instrumentenspitze grundsätzlich unter Sicht erfolgen. Ist das Lumen nicht einsehbar, so gilt das Abblassen der am Objektiv vorbeistreichenden Schleimhaut als Alarmzeichen für eine drohende Perforation. Bei sichtbaren Schleimhautrissen kann wäßriges Kontrastmittel unter Röntgenkontrolle injiziert werden, doch empfiehlt sich die Anfertigung einer Abdomenleeraufnahme zum Nachweis einer, die Perforation beweisenden Luftsichel. Die Behandlung besteht in der schnellst möglichen operativen Revision.

Blutung

Eine Blutung kann nach Polypektomie, als Kontaktblutung bei erhöhter Vulnerabilität der Mucosa sowie nach einer gezielten Biopsie auftreten. Eine leichte Nachblutung nach einer Zangenbiopsie ist ungefährlich. Stärkere Blutungen haben wir nicht beobachtet, da die handelsüblichen Zangen eine zu tiefe Excision kaum zulassen. Blutungen nach Polypektomien sind zu erwarten, wenn der Polypenstiel vollständig oder teilweise mechanisch durchtrennt wird, ohne daß eine Elektrokoagulation wirksam werden kann. Die meisten dieser Blutungen stehen spontan. Das alleinige Aufträufeln von Vasoconstrictiva über einen Katheter ist wenig erfolgversprechend, da dieses durch das austretende Blut fortgespült wird. Die gezielte Elektrokoagulation blutender Läsionen befindet sich noch im Versuchsstadium und kann daher derzeit nicht allgemein empfohlen werden. Sollte die Blutung konservativ nicht zum Stehen kommen, so ist die operative Stillung notwendig.

Gasexplosion

Über Gasexplosionen bei Polypektomien mit Hochfrequenzdiathermiestrom wurde vereinzelt berichtet [1, 3, 4, 5]. Die Explosion des Methan-Sauerstoffgemisches kann durch die prophylaktische Insufflation eines inerten Gases (z. B. Kohlendioxyd) vermieden werden. Allein die sorgfältige Reinigung des Darmes vermindert das Risiko der Perforation wesentlich.

Literatur

1. BECKER, G.L.: Prevention of gas explosions in the large bowel during electrosurgery. Surg. Gynec. Obstet. **97**, 463 (1953).
2. FIELDING, J.F., LUMSDEN, K.: Large-bowel perforations in patients underjoing sigmoidoscopy and barium enema Brit. Med. J. **1**, 471 (1973).
3. GALLEY, A.H.: Combustible Gases generated in alimentary tract and other hollow viscera and their relationship to explosions occurring during anesthesia. Brit. J. Anaesth. **26**, 189 (1954).
4. LEVY, E.I.: Explosions during lower bowel electrosurgery: method of prevention. Amer. Surg. **88**, 754 (1954).
5. TURELL, R., HALLER, J.D.: Adenomas of the colon and rectum. In: Diseases of the colon and anorectum (TURELL, R., Ed.), Vol. I. Philadelphia, London, Toronto: Saunders 1969.

5. Bildteil

Endoskopische Orientierung im Duodenum

1   Normaler Bulbus duodeni

2   Oberes Duodenalknie

3   Pars descendens des Duodenums

4   Pars descendens des Duodenums mit Papilla Vateri

Peptische Läsionen des Duodenums und deren Folgezustände

5   Rundes Ulcus duodeni

6   2 große Ulcera duodeni (Kissing ulcer)

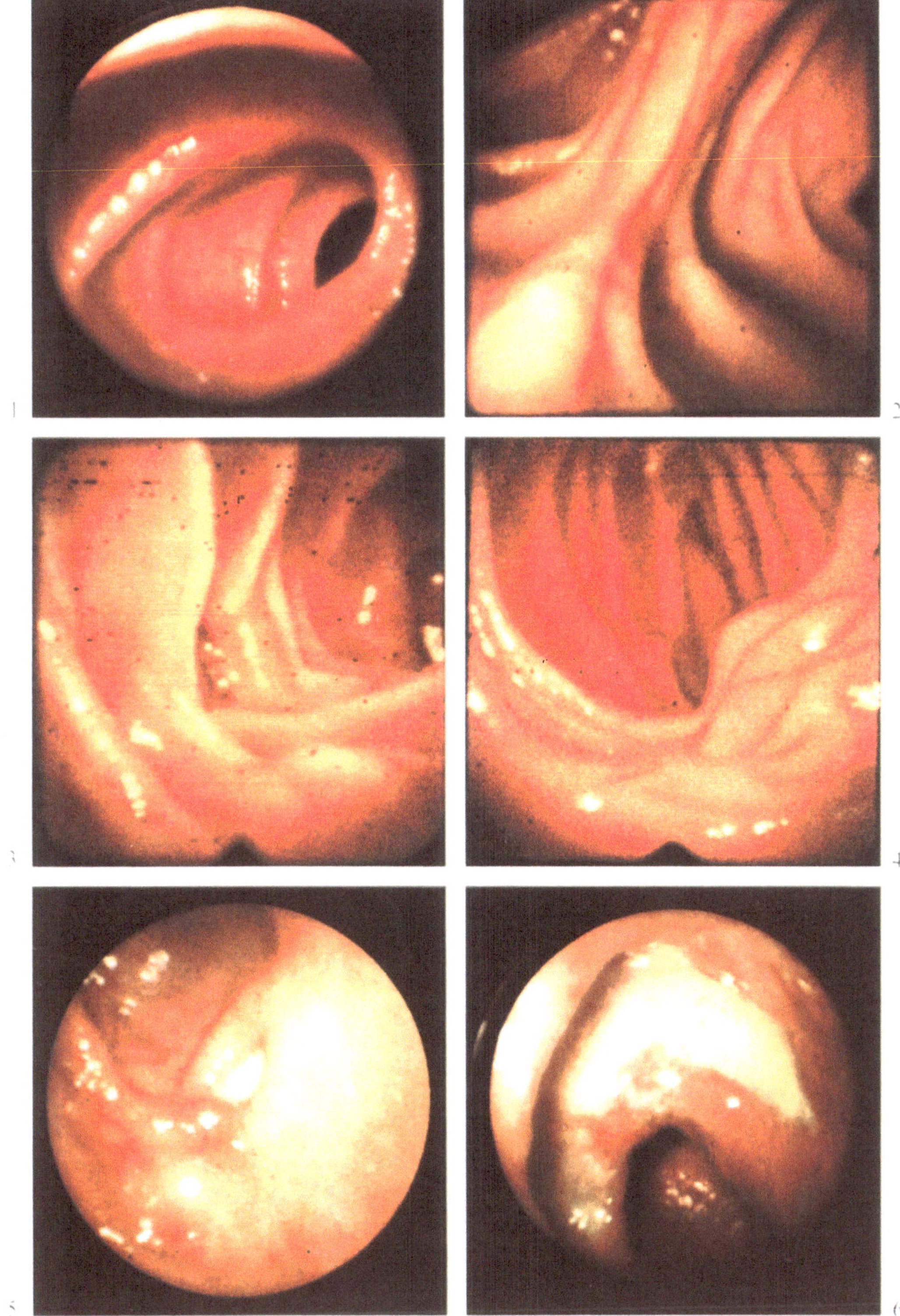

Peptische Läsionen des Duodenums und deren Folgezustände (Fortsetzung)

7 Florides Ulcus duodeni mit gerötetem Randwall

8 Lineares Ulcus duodeni

9 Salami Ulcus (abheilendes Ulcus duodeni)

10 Florides Ulcus duodeni in Narbenbulbus

11 Nahezu völlig abgeheiltes Ulcus duodeni

12 Blutendes Ulcus duodeni

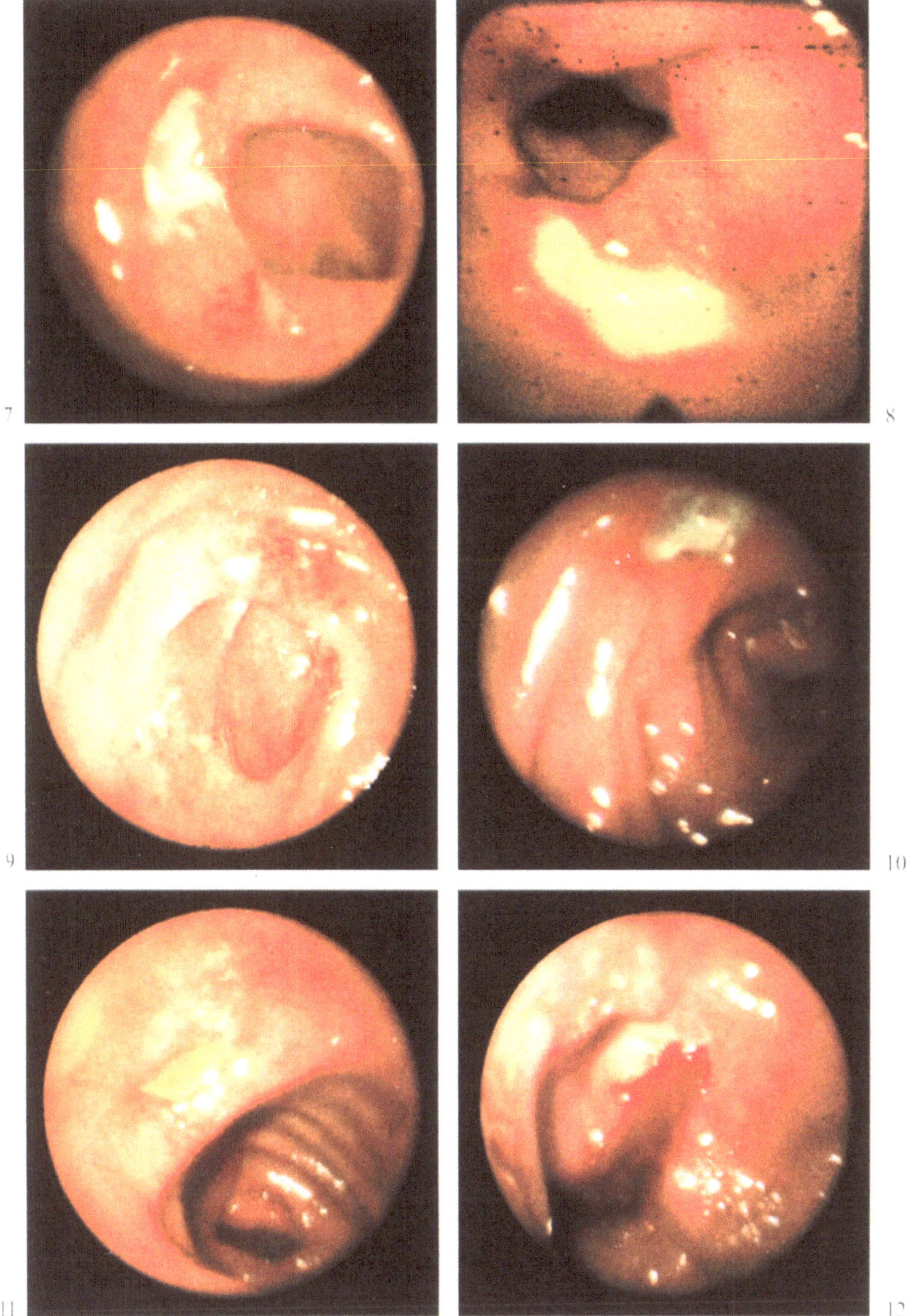

7

8

9

10

11

12

Peptische Läsionen des Duodenums und deren Folgezustände (Fortsetzung)

Duodenitis

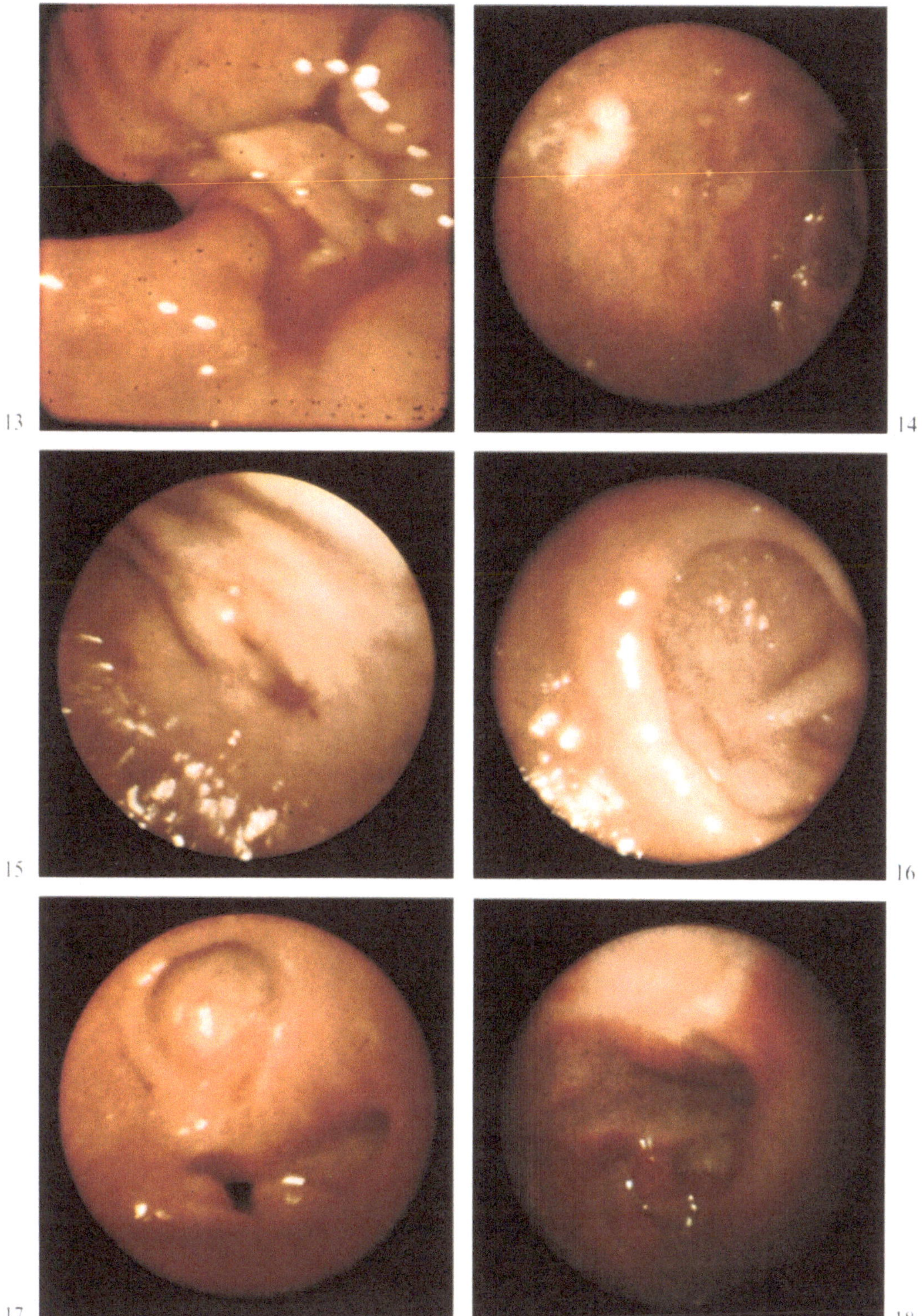

13

14

15

16

17

18

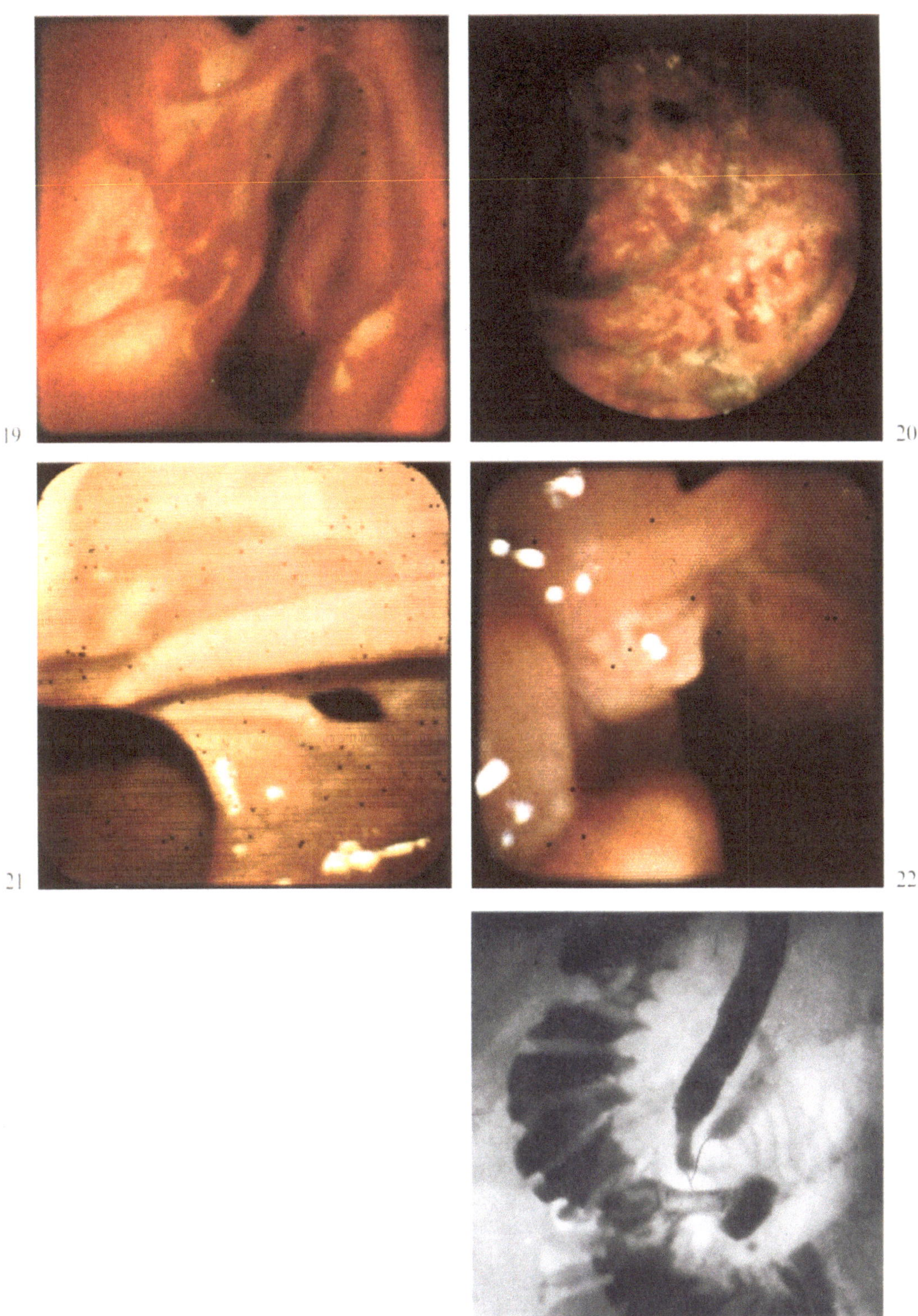

Heterotopien und Tumoren

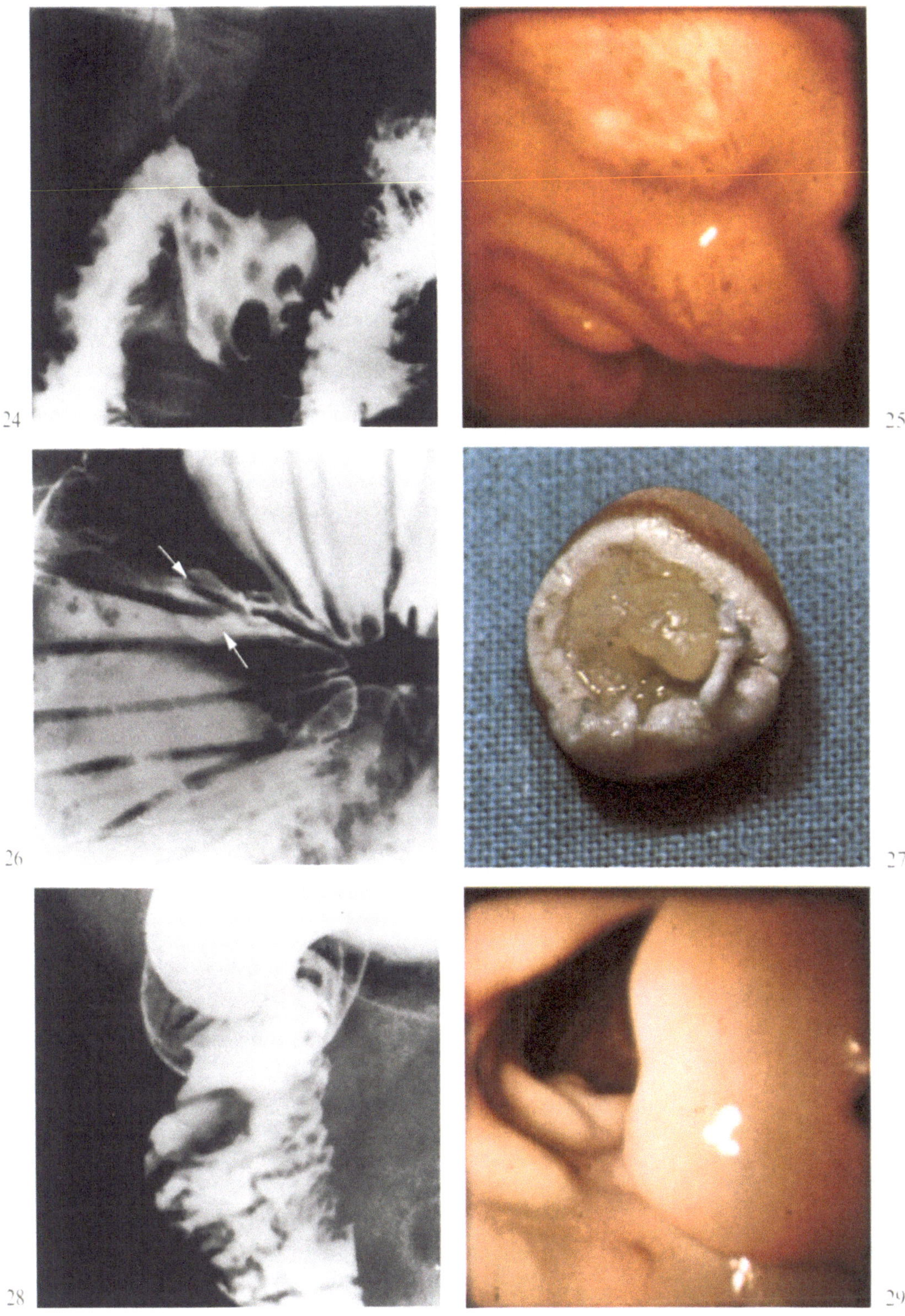

24

25

26

27

28

29

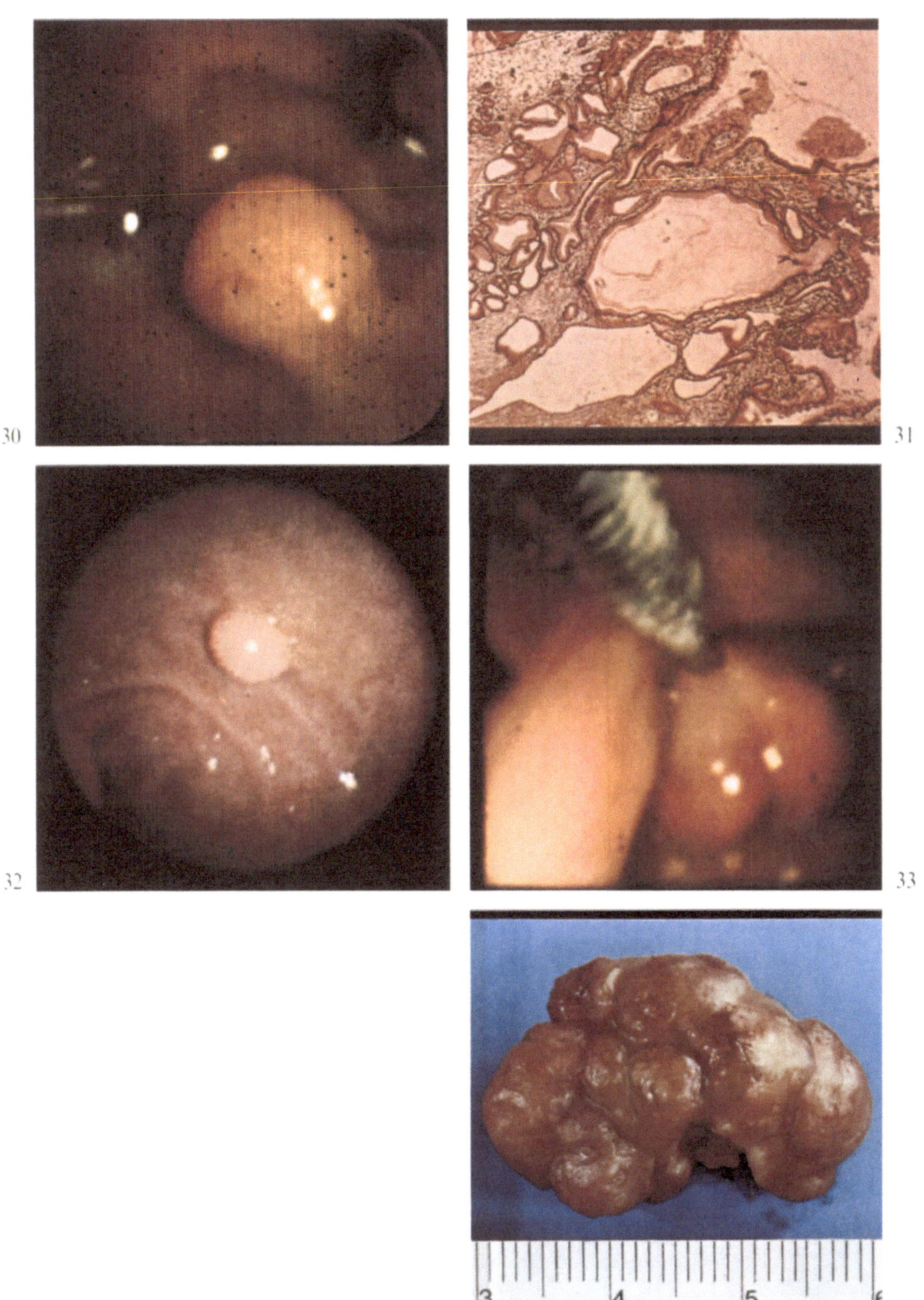

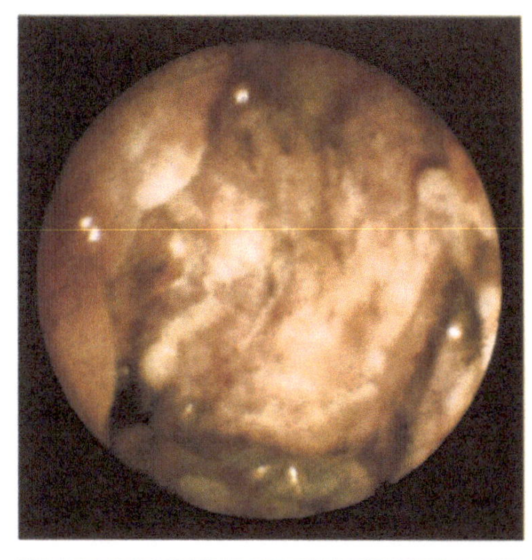

35

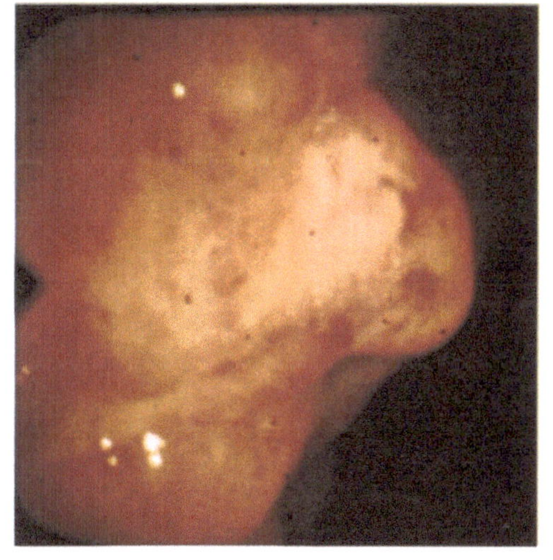

36

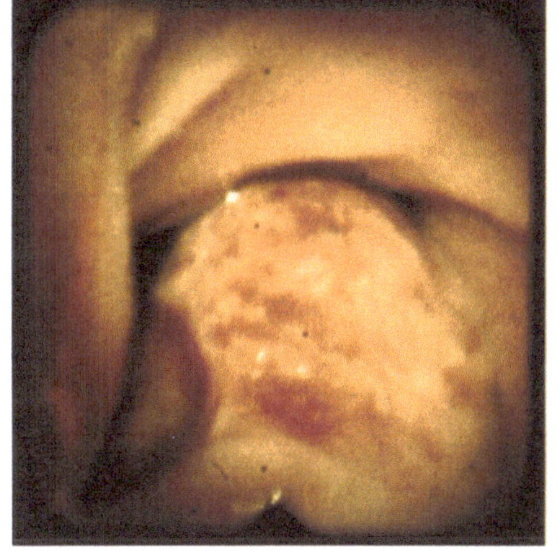

37

Zuführende Schlinge bei BII-Resektion des Magens

Endoskopie der Papilla Vateri

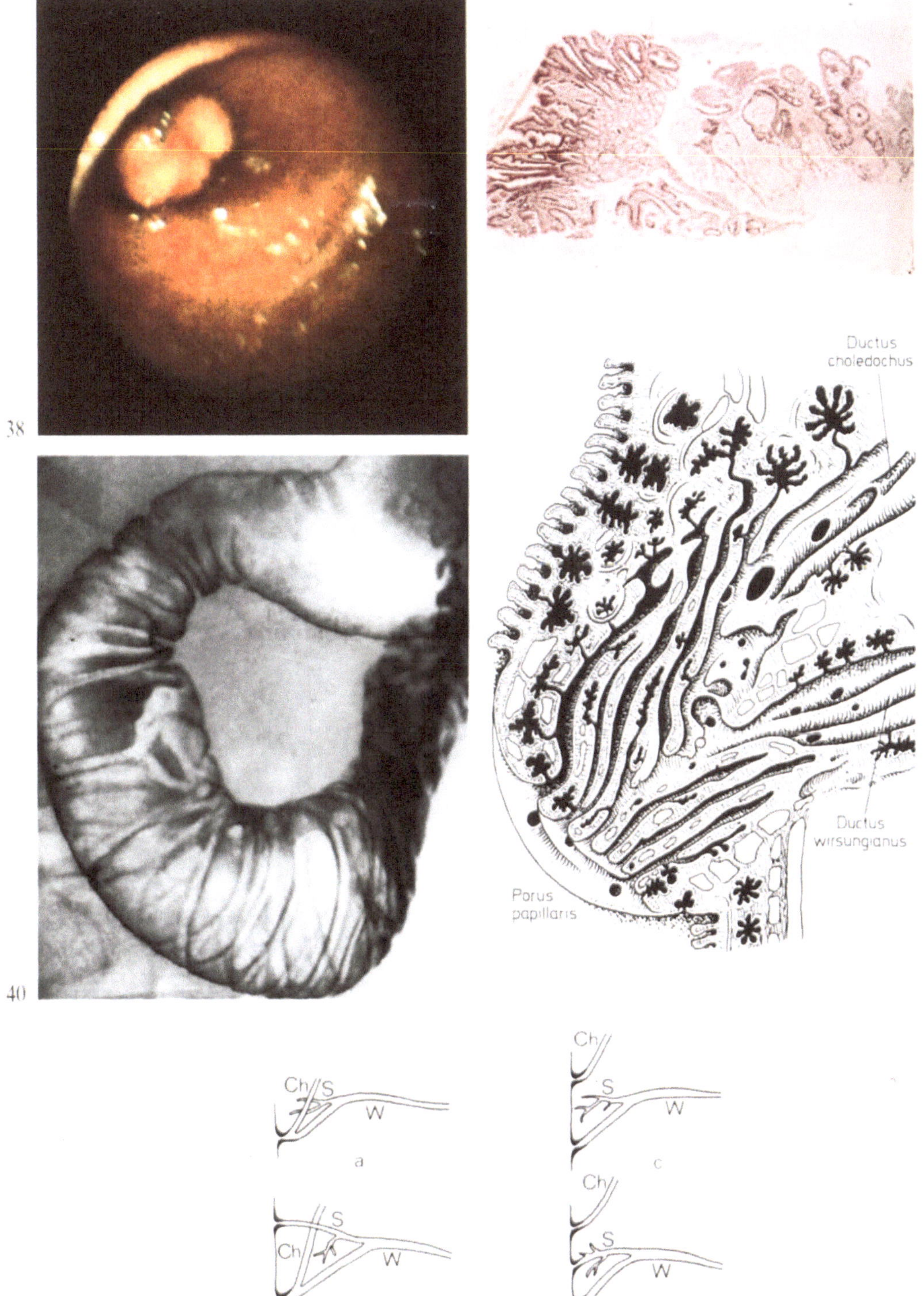

38
39
40
Ductus
choledochus
Porus
papillaris
Ductus
wirsungianus
41
Ch S
W
a
Ch
S
W
c
Ch
S
W
b
Ch
S
W
d
42

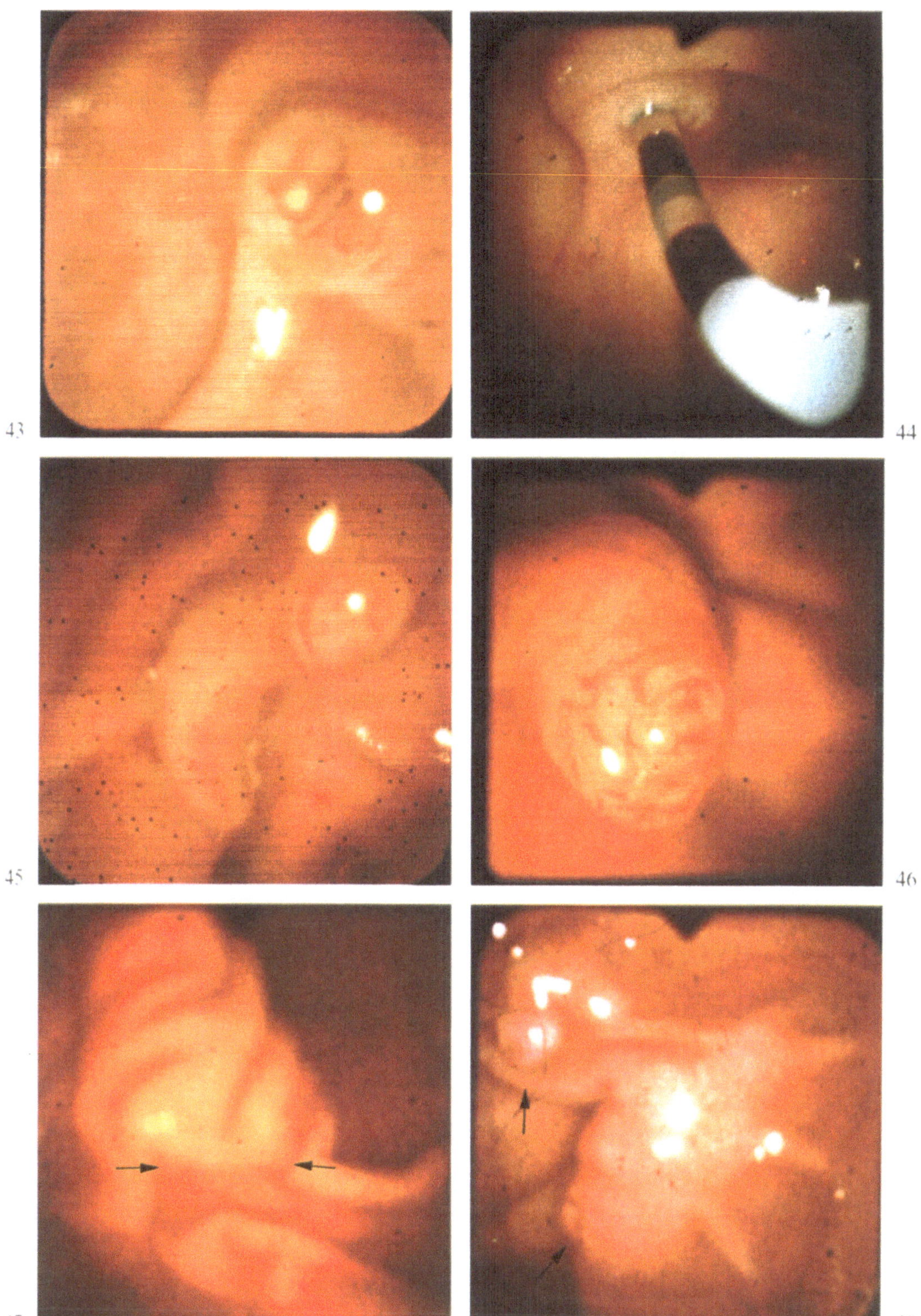

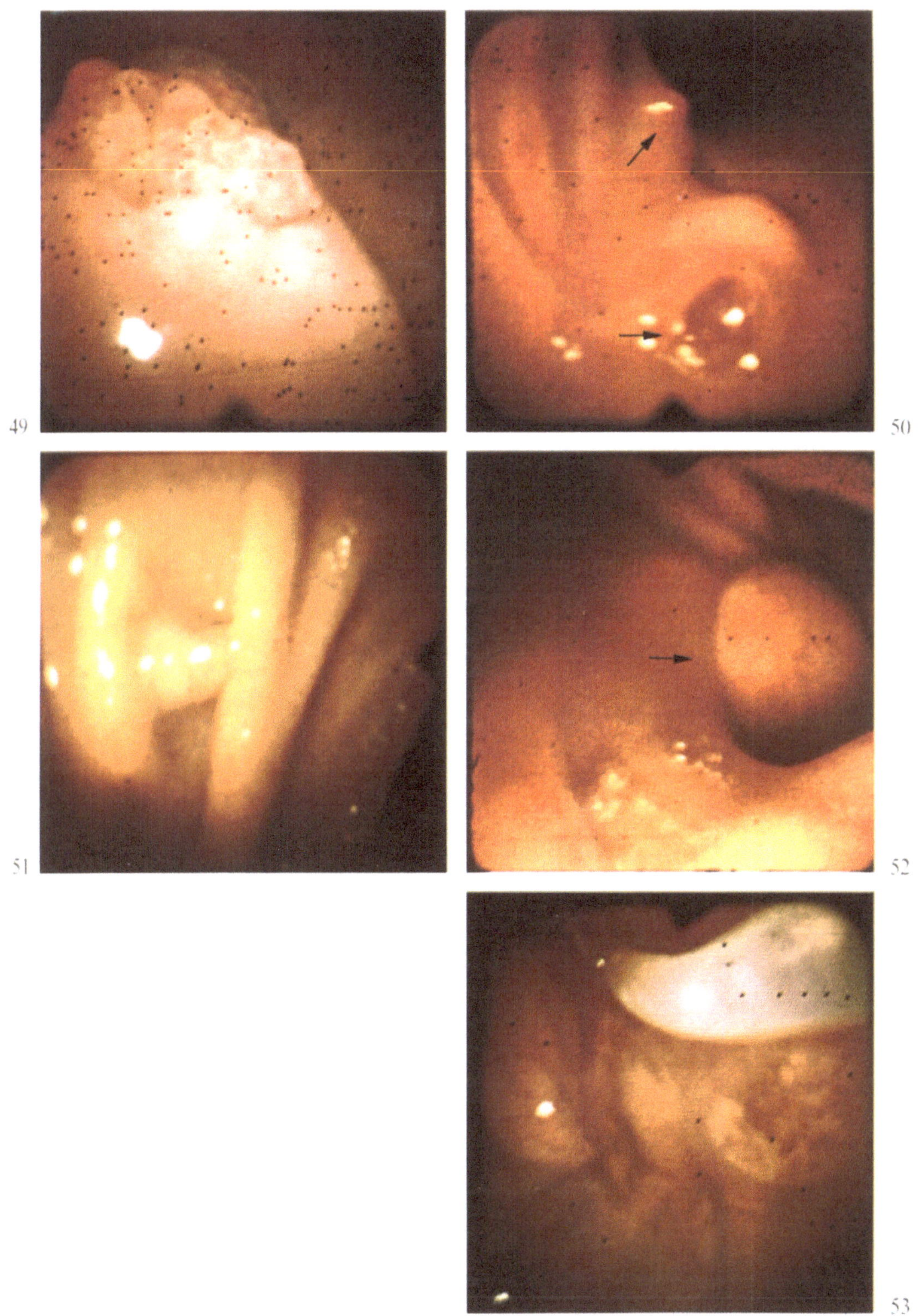

49
50
51
52
53

Endoskopie der Papilla Vateri (Fortsetzung)

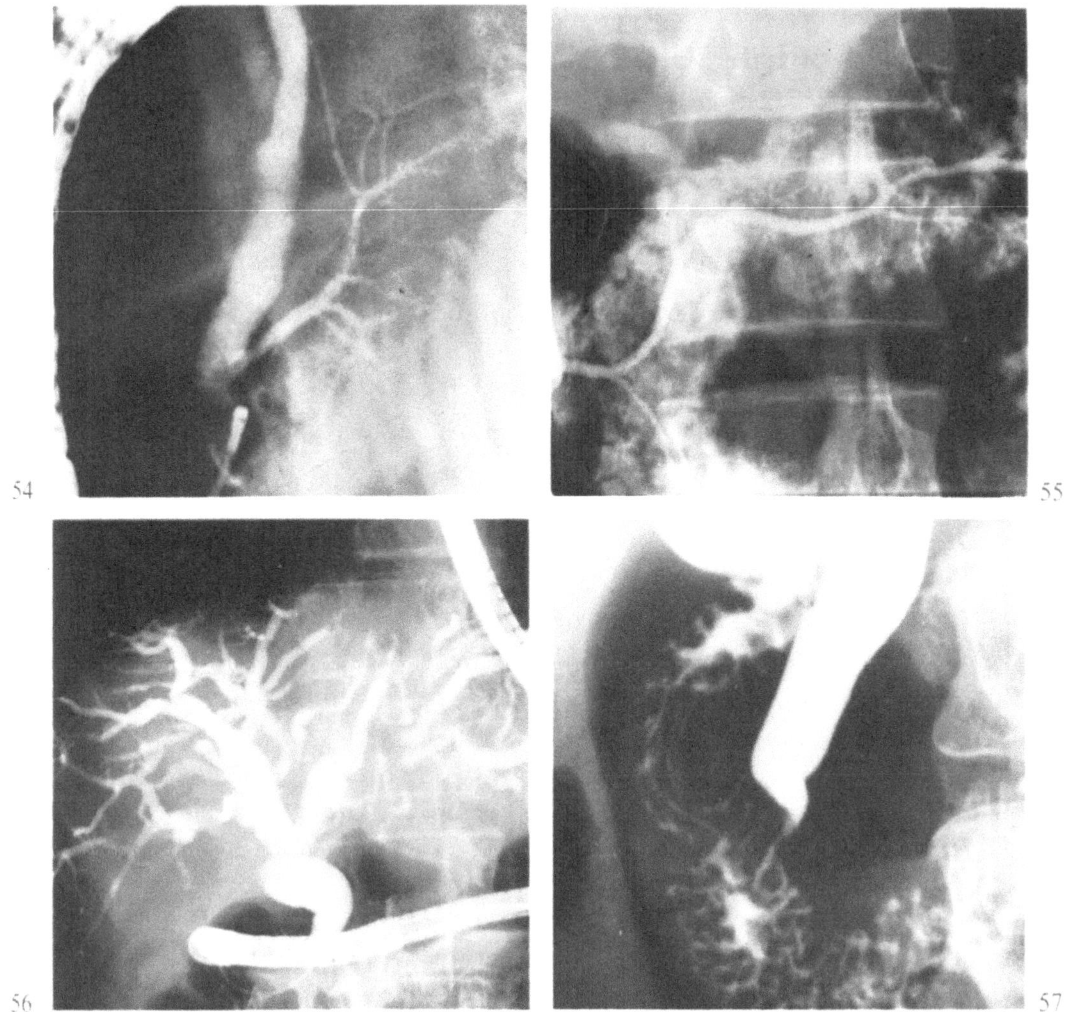

54

55

56

57

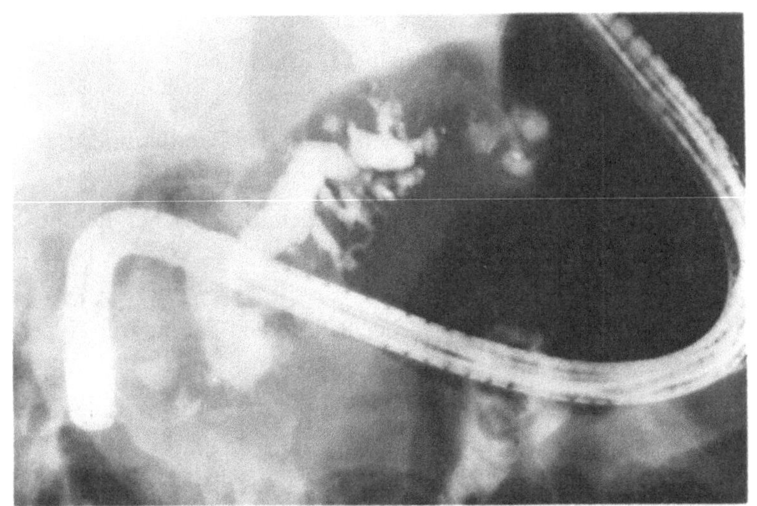

58

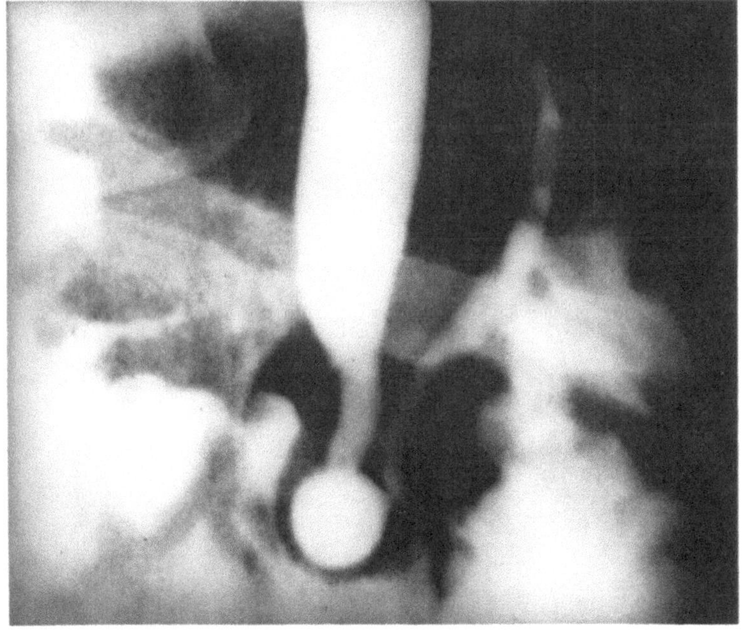

59

Endoskopie der Papilla Vateri (Fortsetzung)

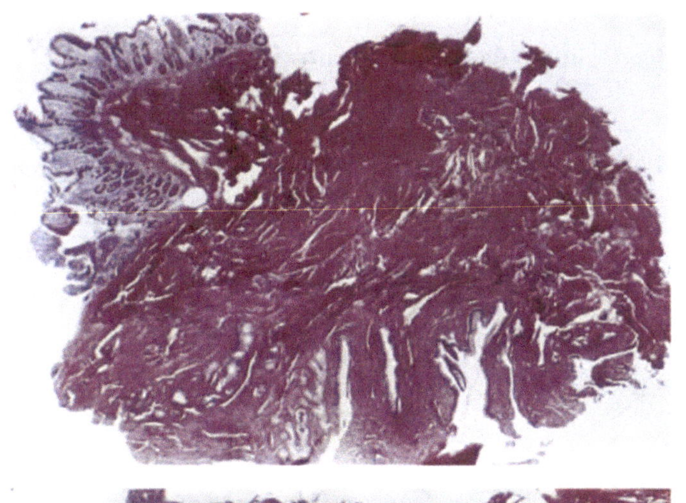

60

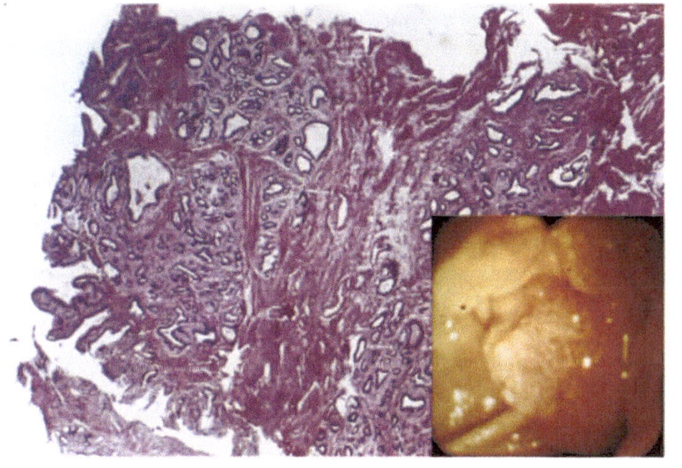

61

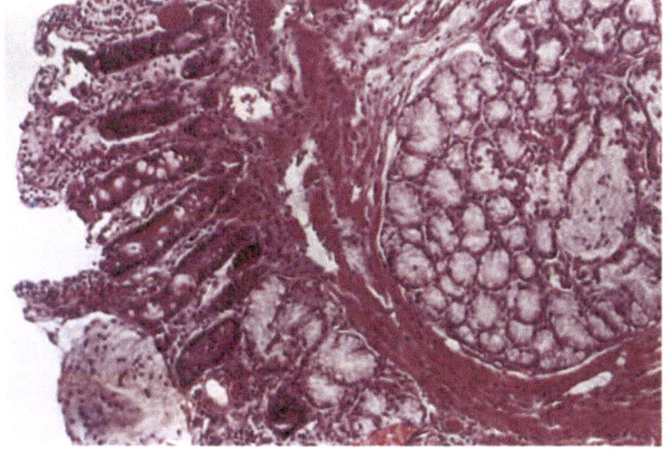

62

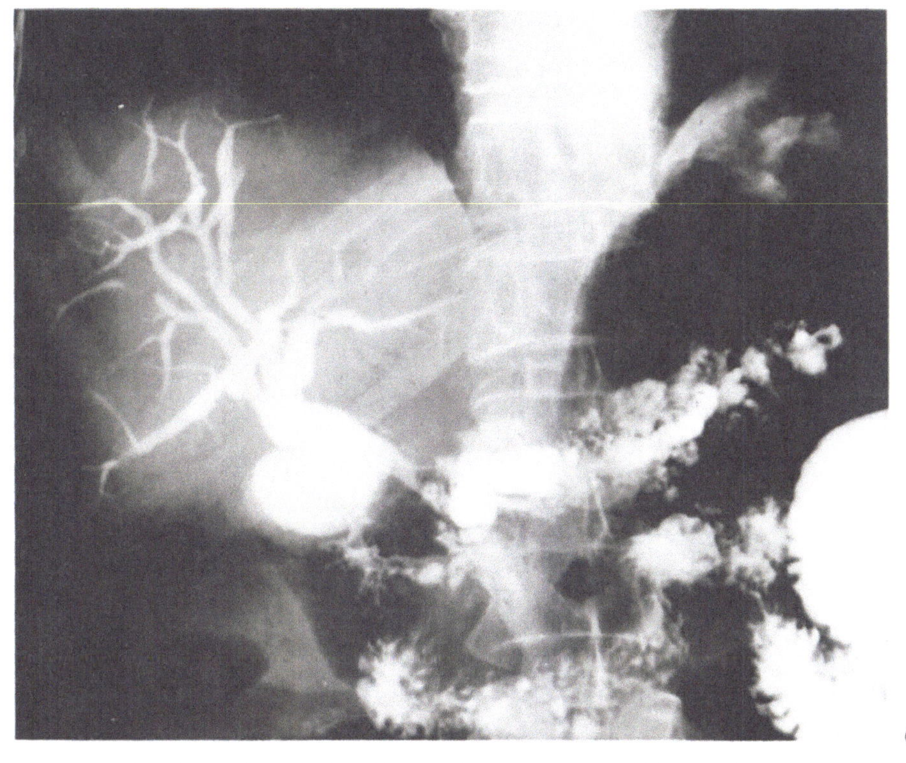

63

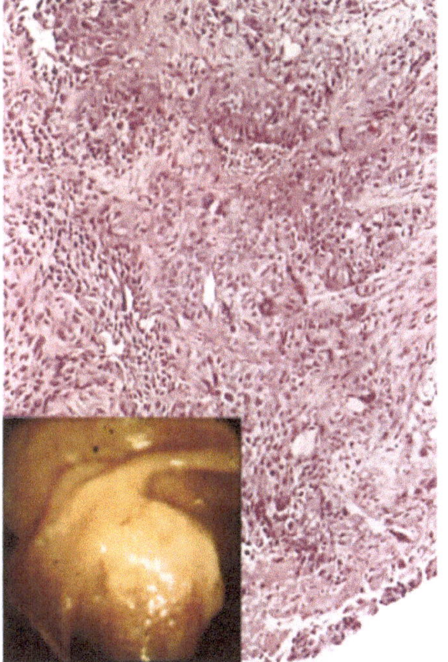

64

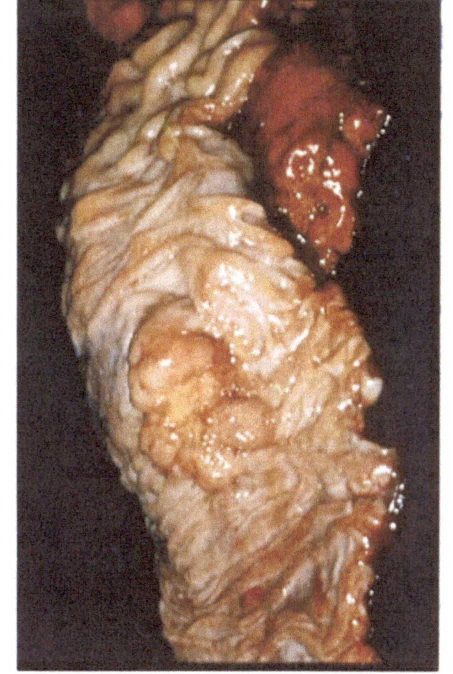

65

Retrograde Cholangiographie

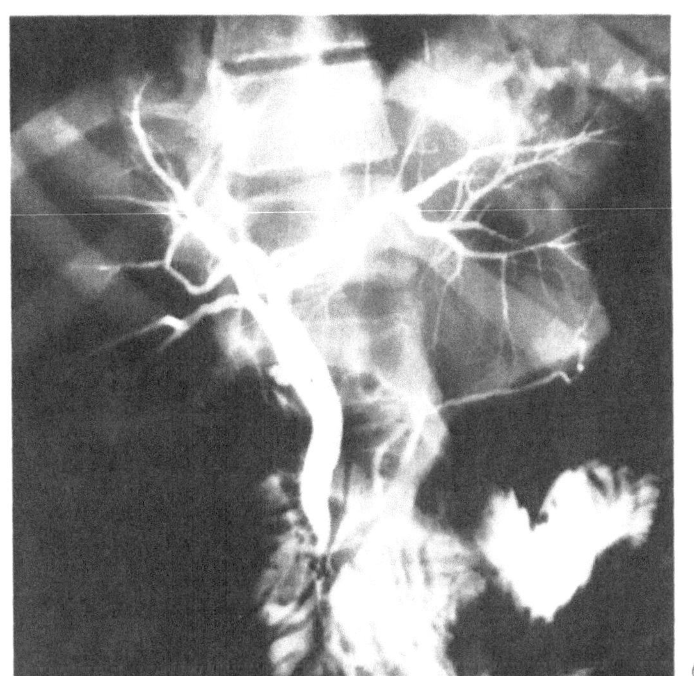

66

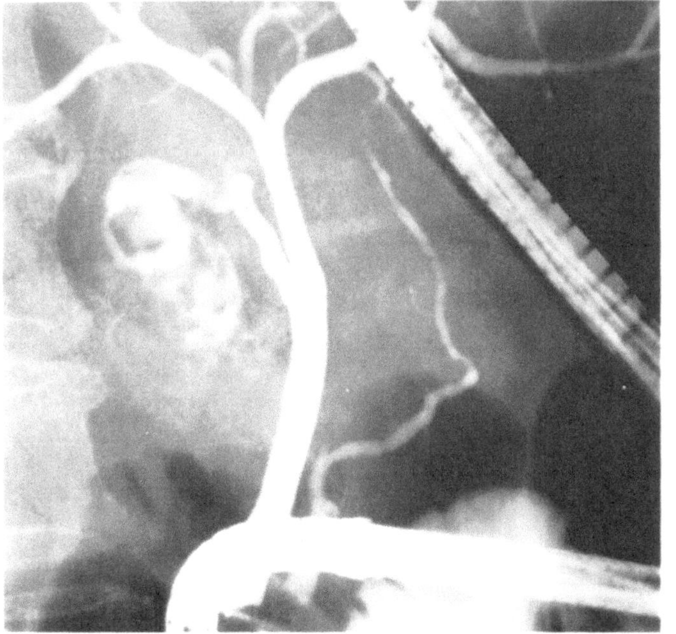

67

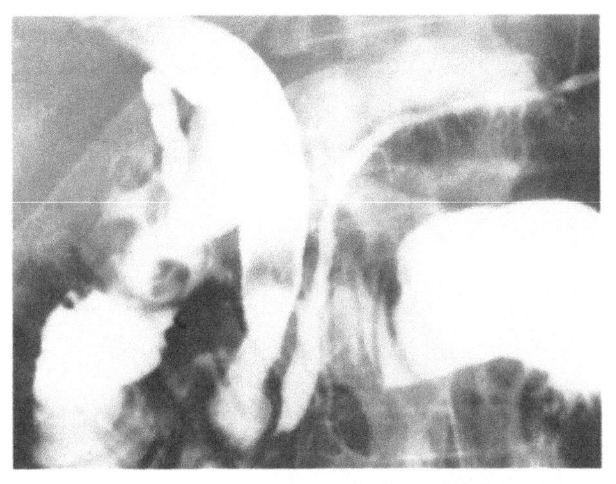

68

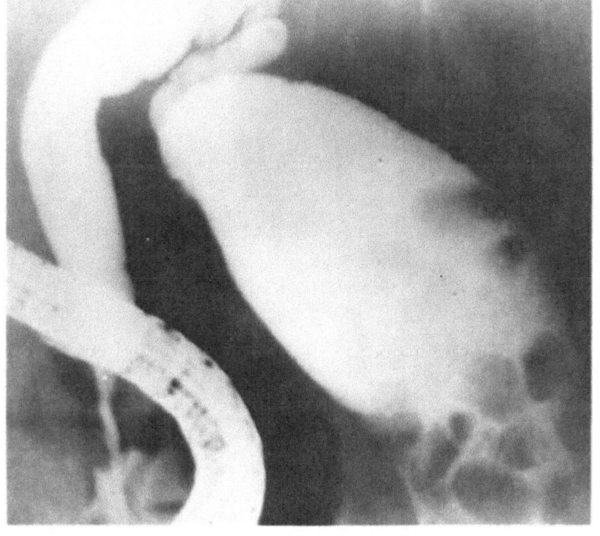

69

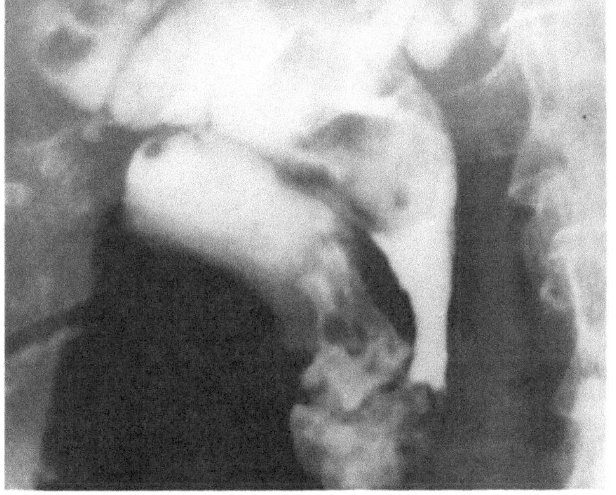

70

Retrograde Cholangiographie (Fortsetzung)

71   Multiple Gallengangskonkremente

72   Multiple Gallengangskonkremente

73   Porzellangallenblase, Konkrement in Choledochus

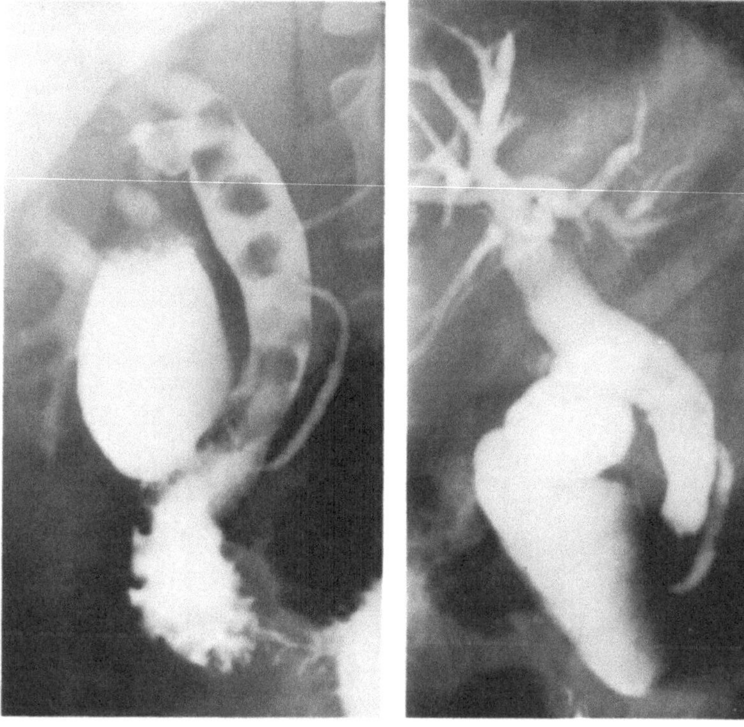

71 72

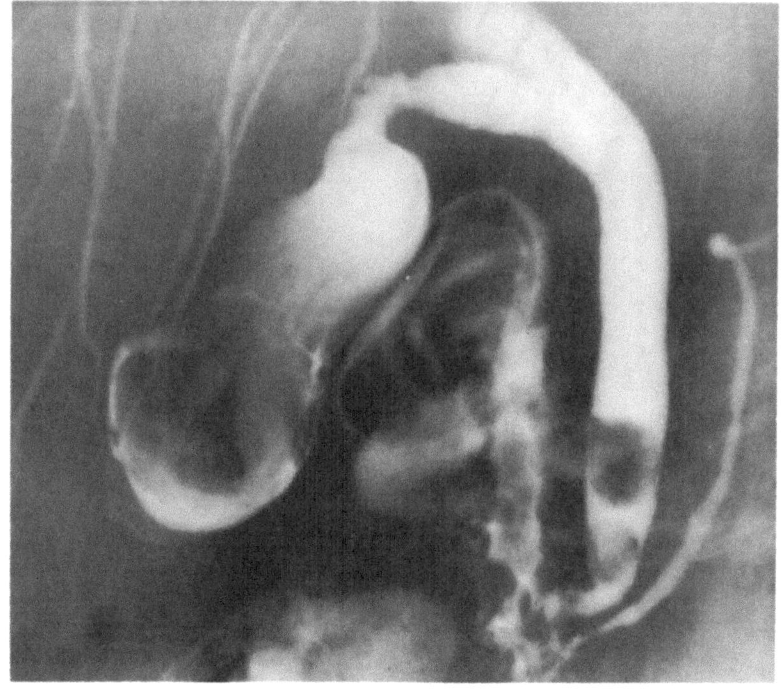

73

74   Primär sklerosierende Cholangitis

75   Sekundär sklerosierende Cholangitis bei Colitis ulcerosa

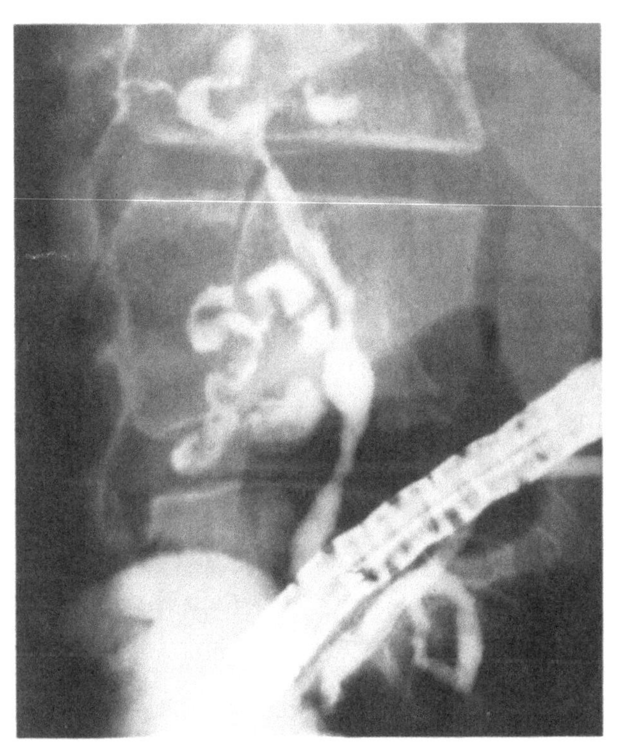

74

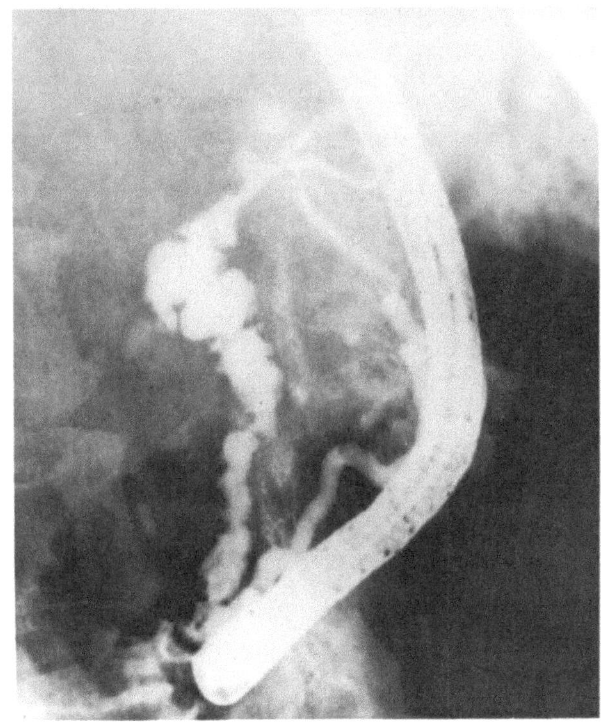

75

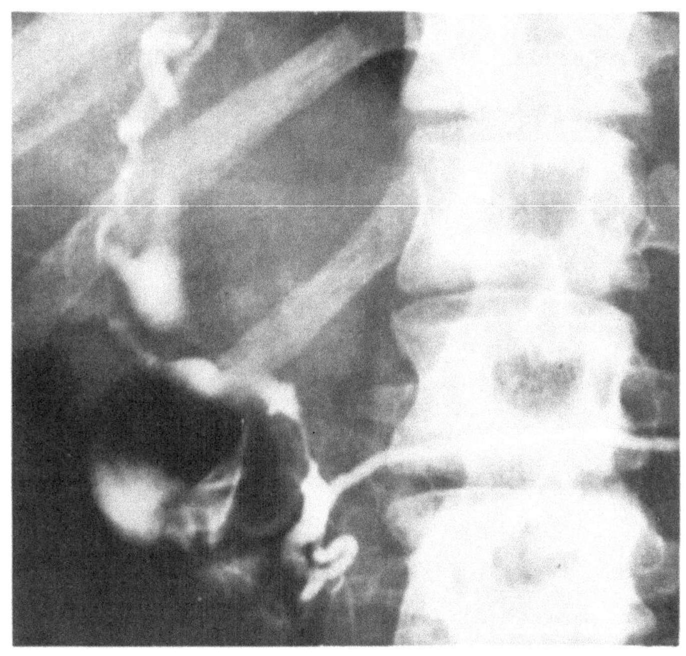

76

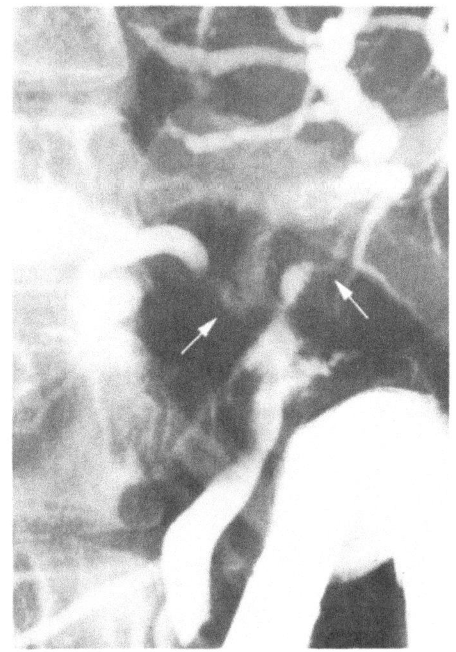

77

78

Retrograde Cholangiographie (Fortsetzung)

Retrograde Cholangiographie (Fortsetzung)

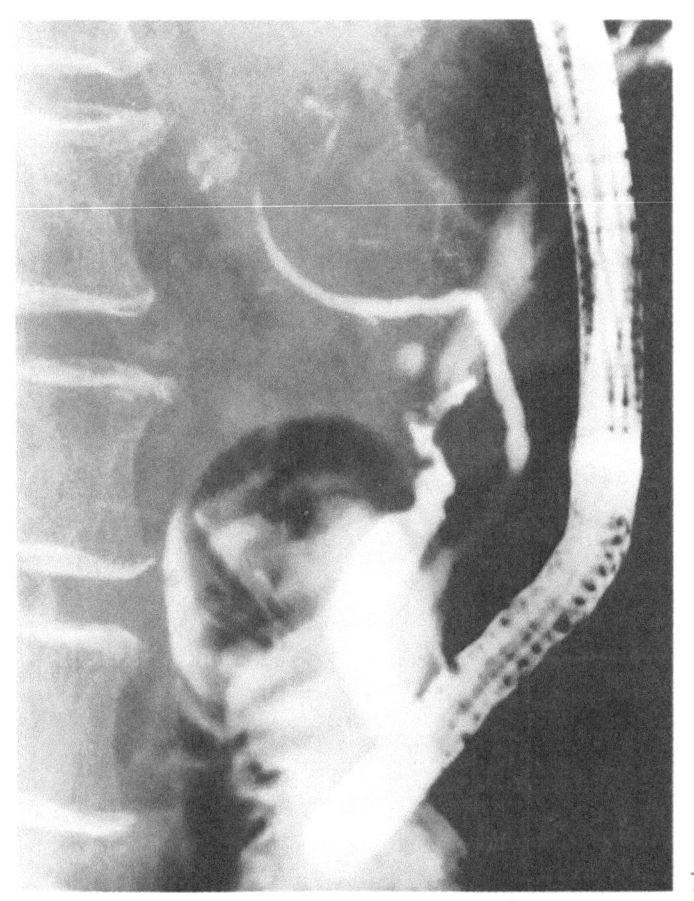

79

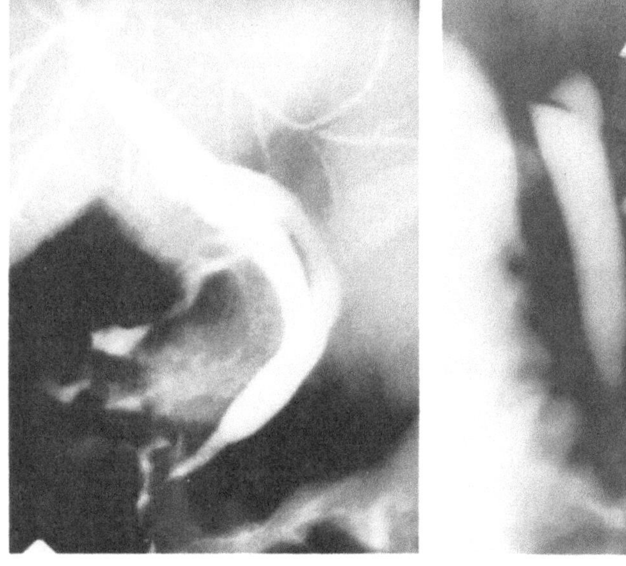

80

81

82 Zustand nach Choledochoduodenostomie. Massive Erweiterung beider Gangsysteme, Stenose des präpapillären Choledochusstumpf

83 Choledochoduodenostomie

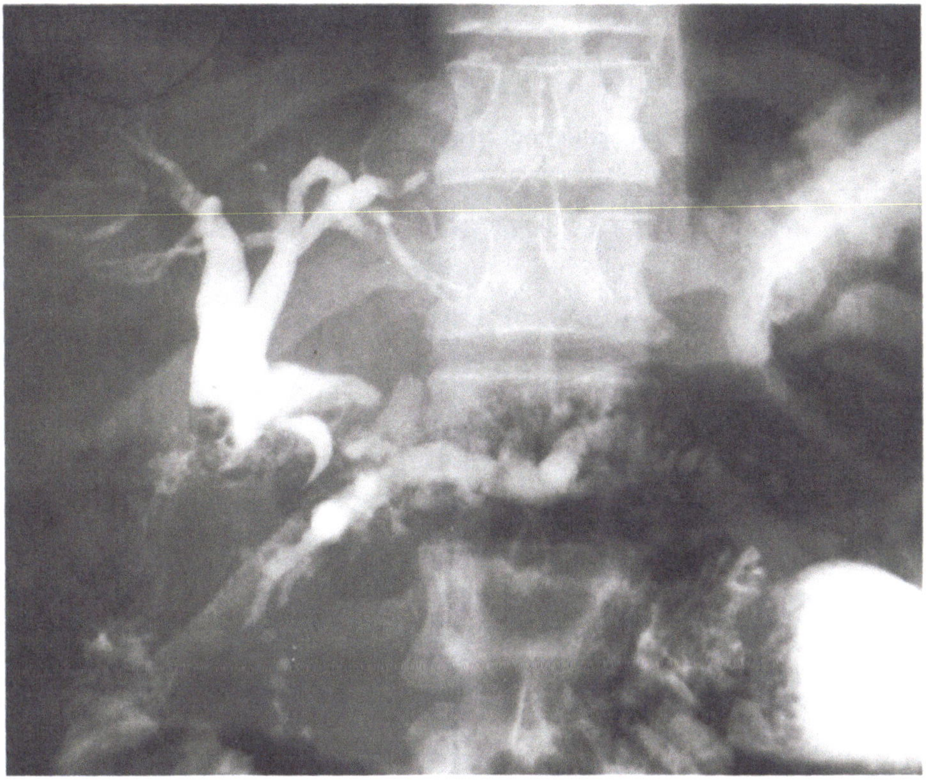

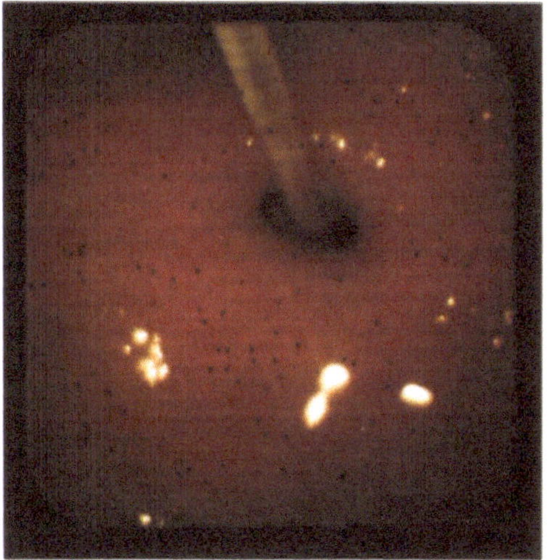

82

83

Retrograde Cholangiographie (Fortsetzung)

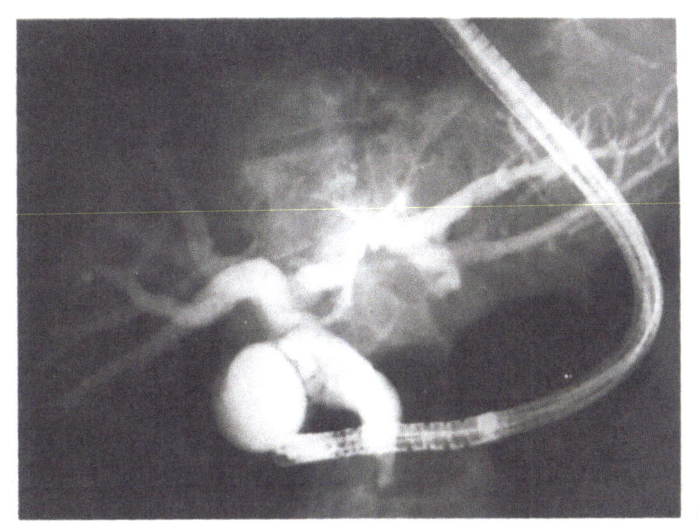

84

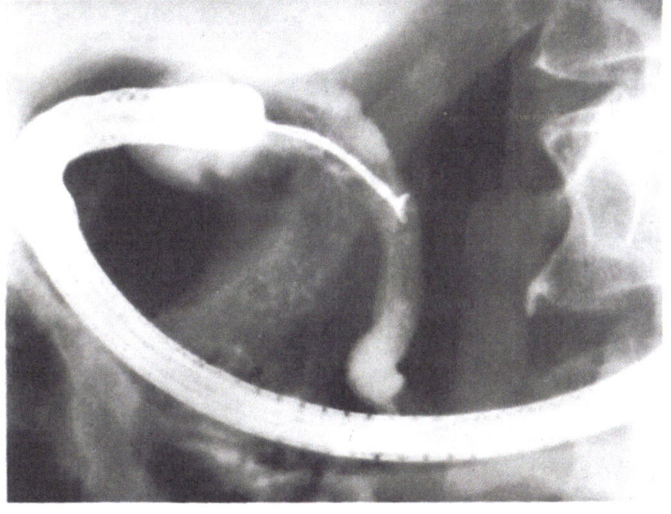

85

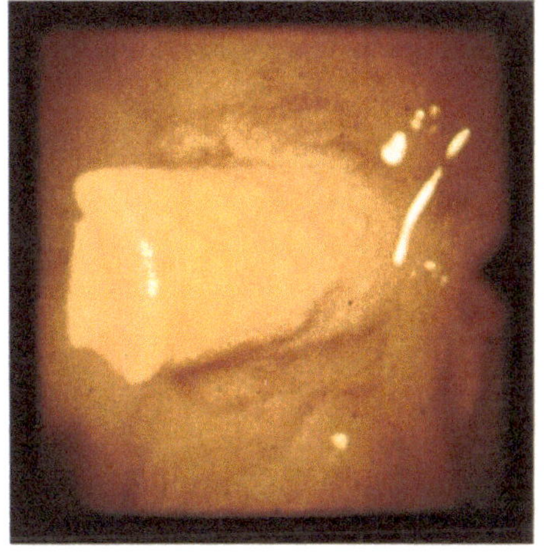

86

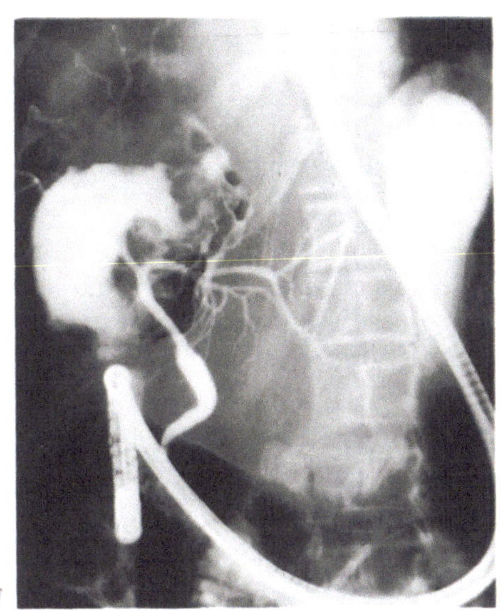
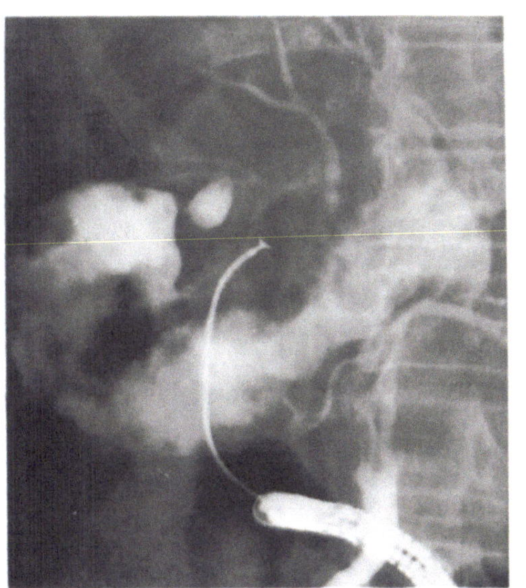

87

88

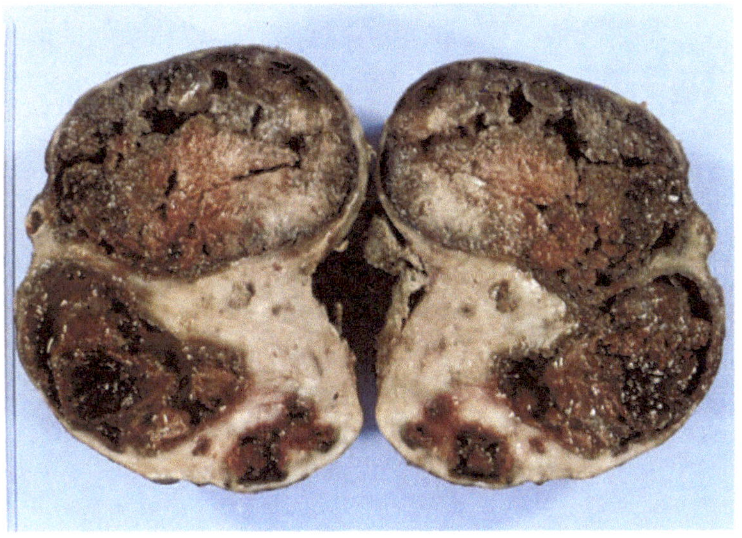

89

Retrograde Pancreaticographie

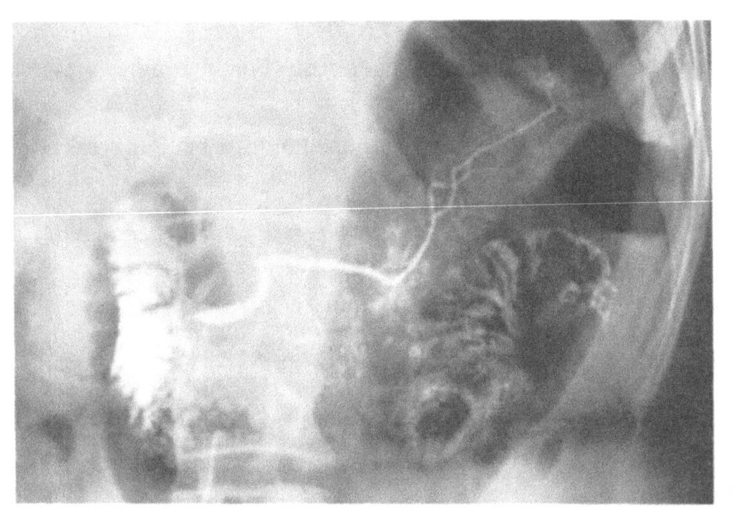

90

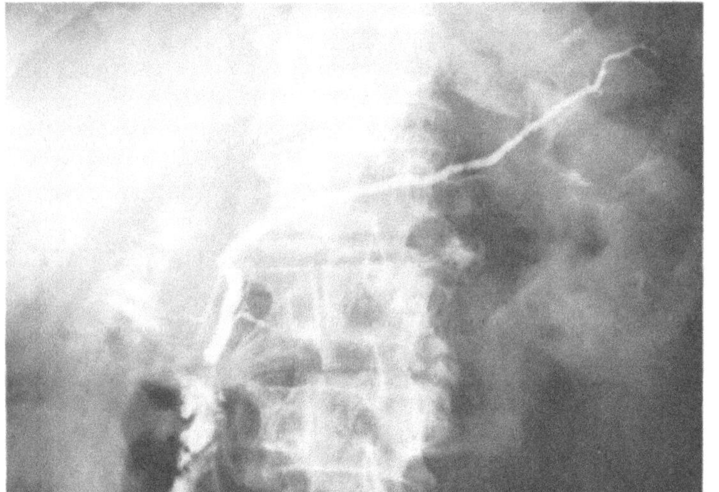

91

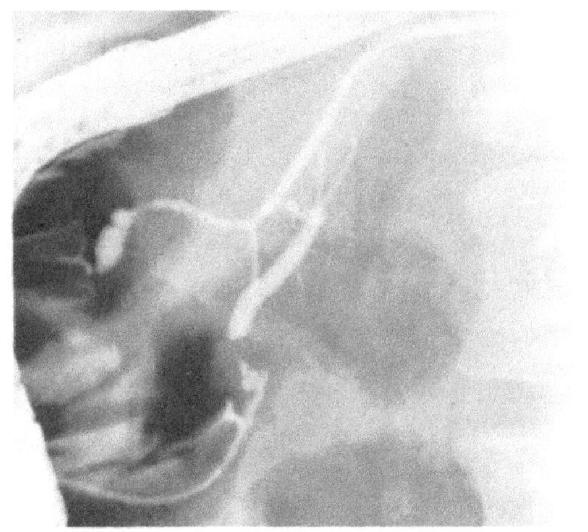

92

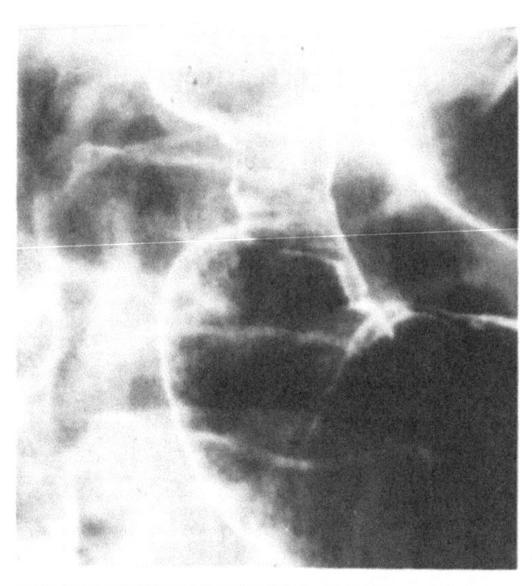

93

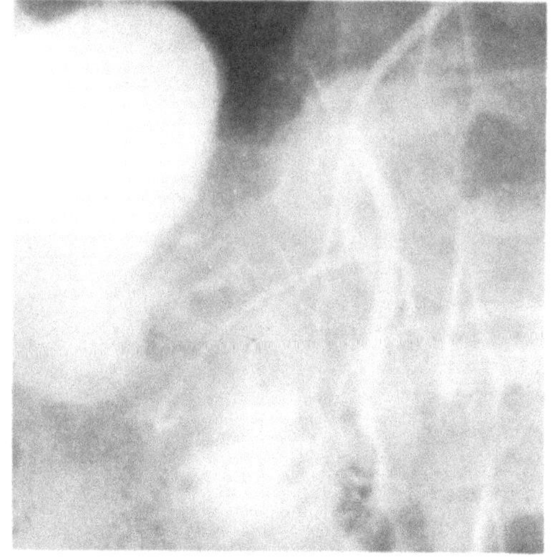

94

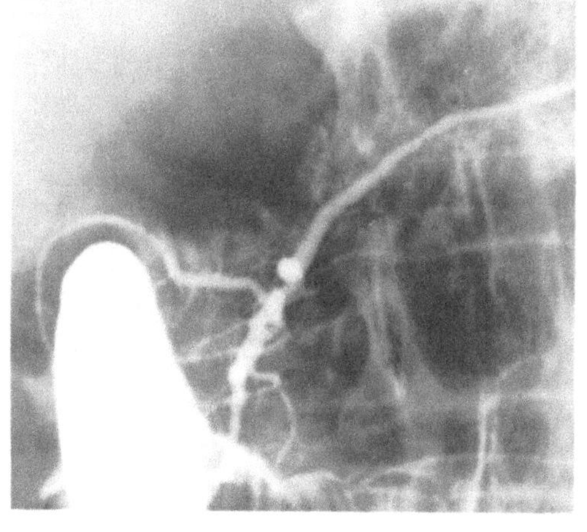

95

Retrograde Pancreaticographie (Fortsetzung)

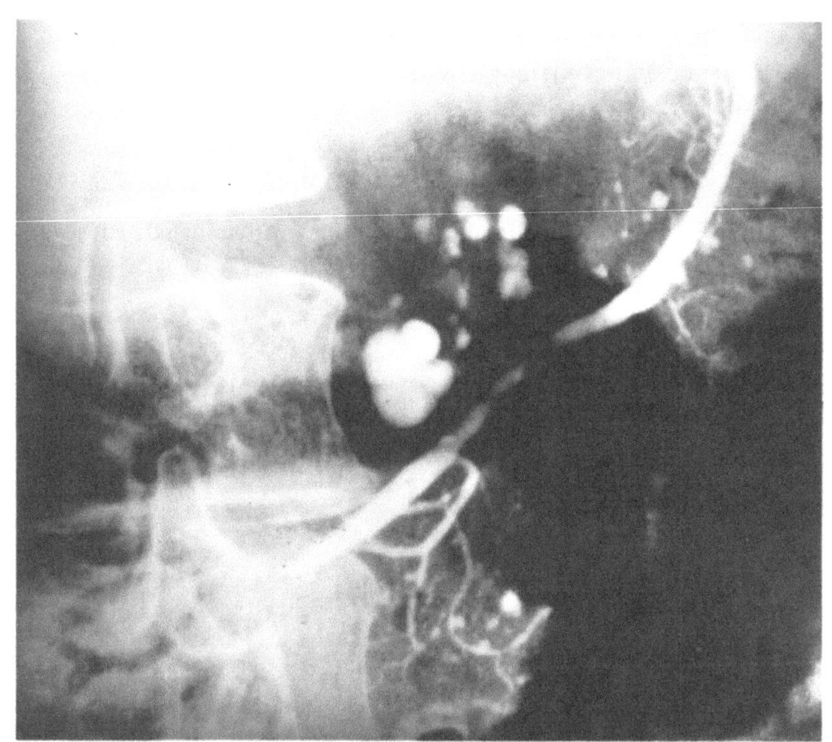

96

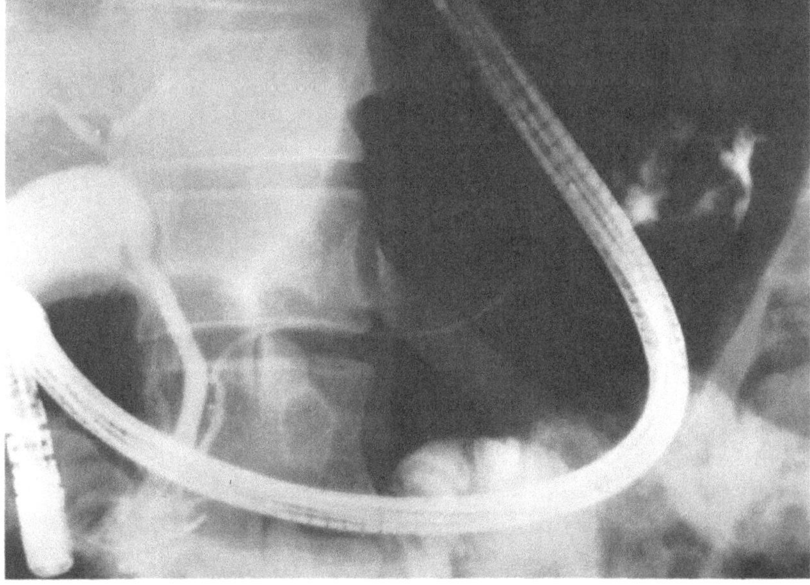

97

Retrograde Pancreaticographie (Fortsetzung)

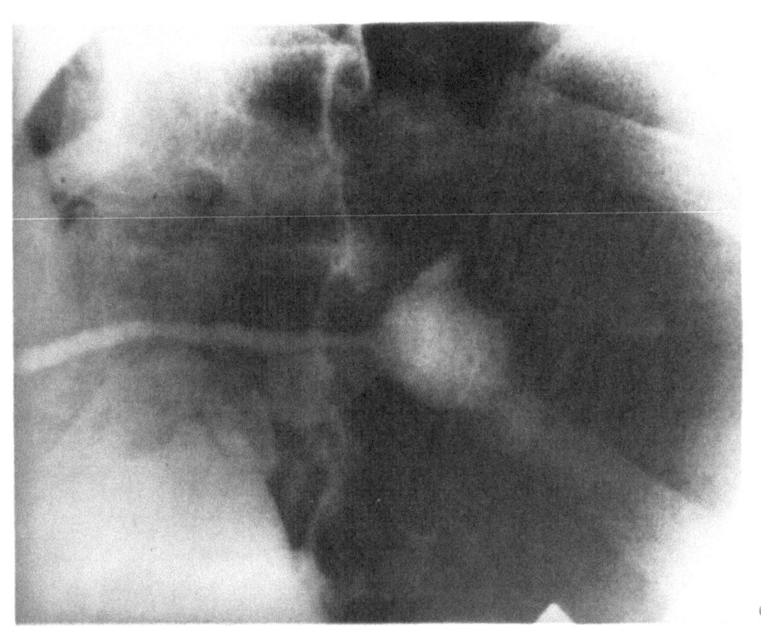

98

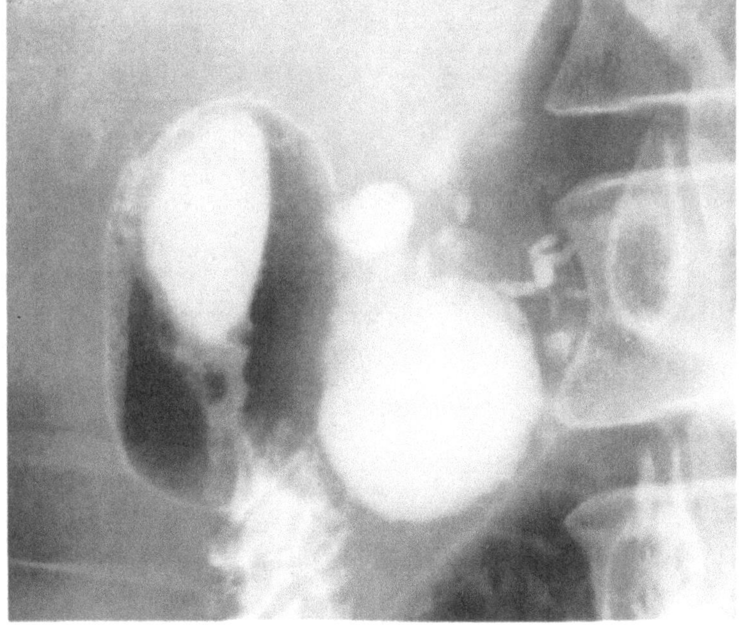

99

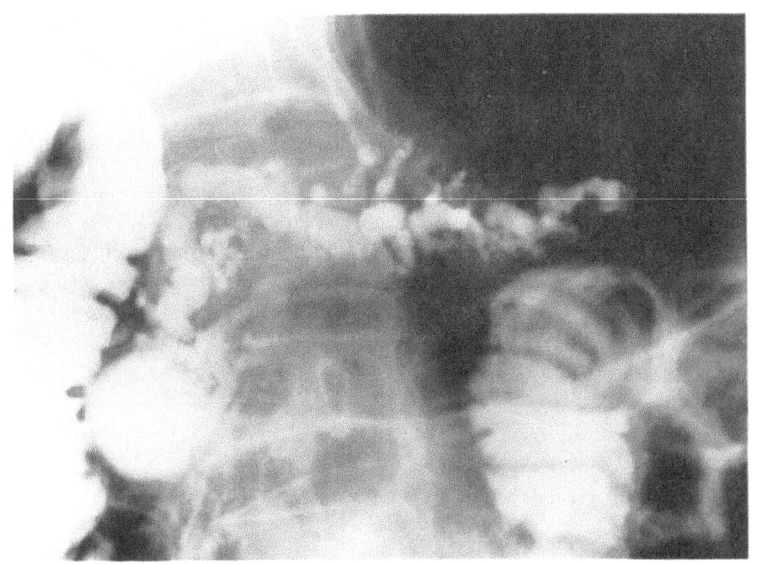

100

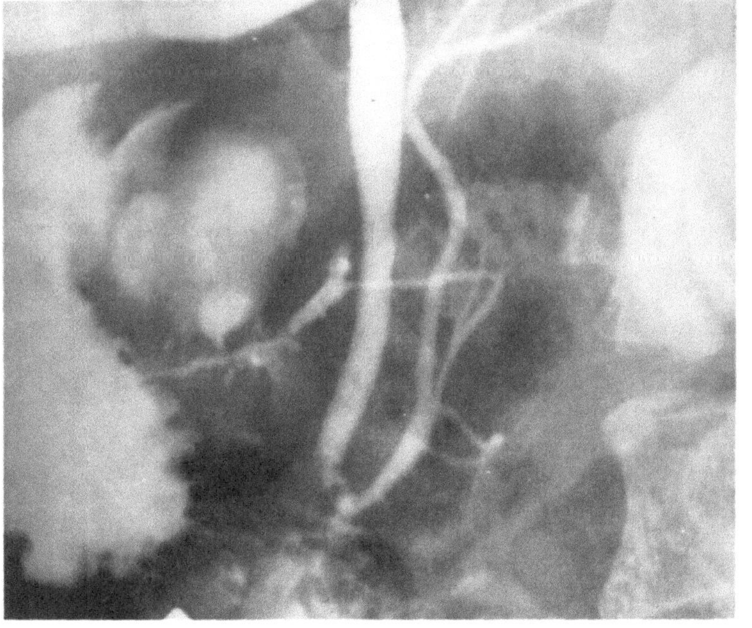

101

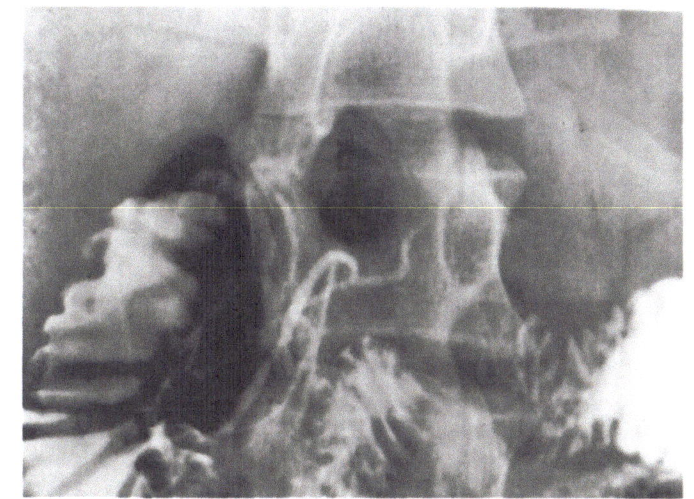

102

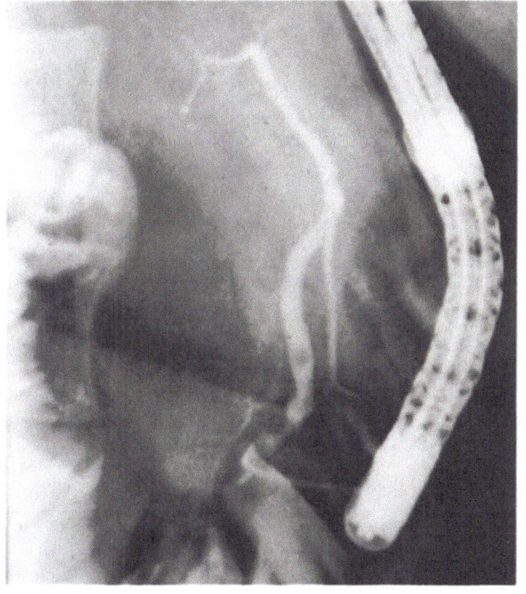

103

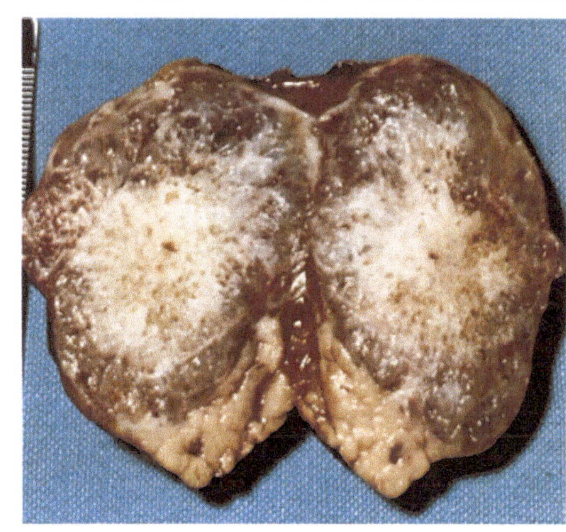

104

Retrograde Pancreaticographie (Fortsetzung)

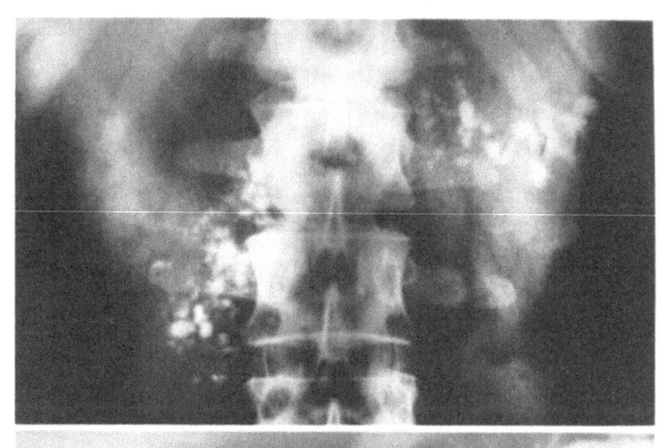

105

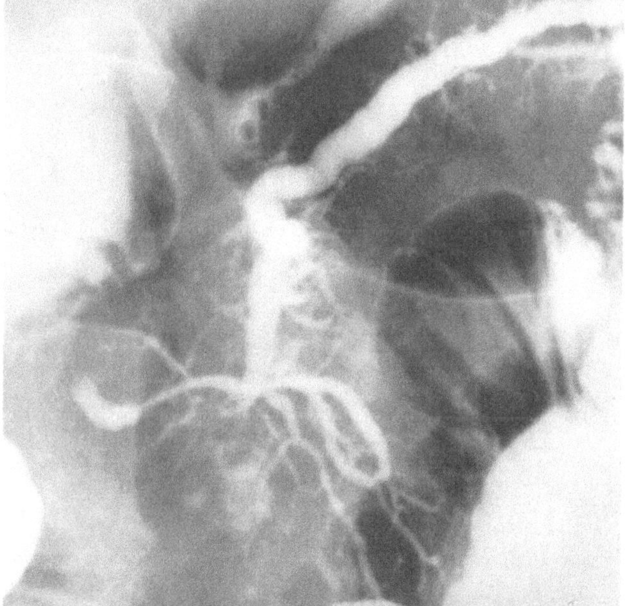

106

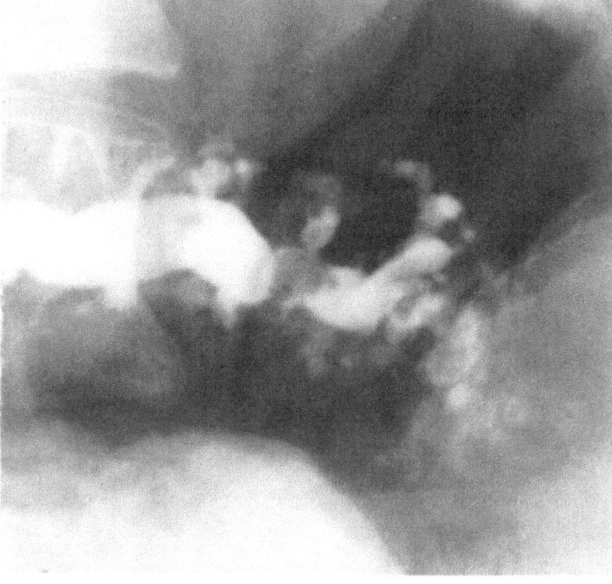

107

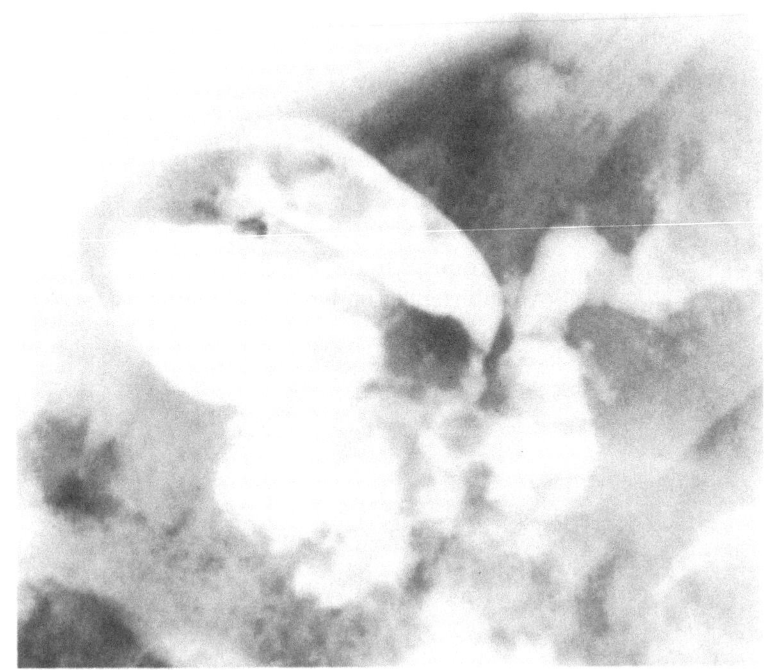

108

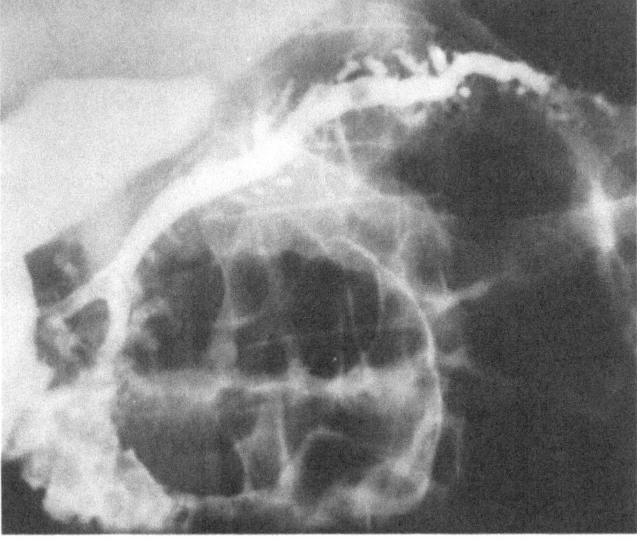

109

Retrograde Pancreaticographie (Fortsetzung)

110 Schwere chronische Pankreatitis mit Konkrementen im Ductus Wirsungianus

111 Operationspräparat bei chronisch kalzifizierender Pankreatitis mit Ausgußsteinen im Ductus Wirsungianus

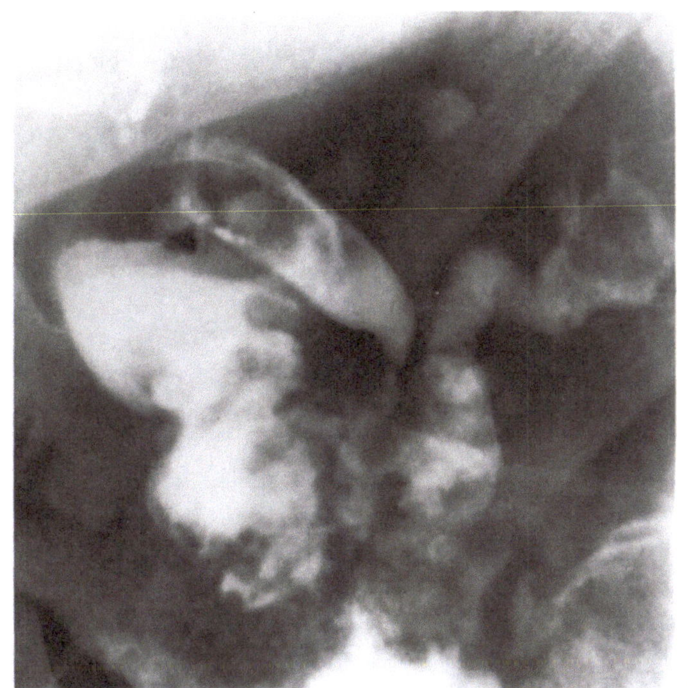

110

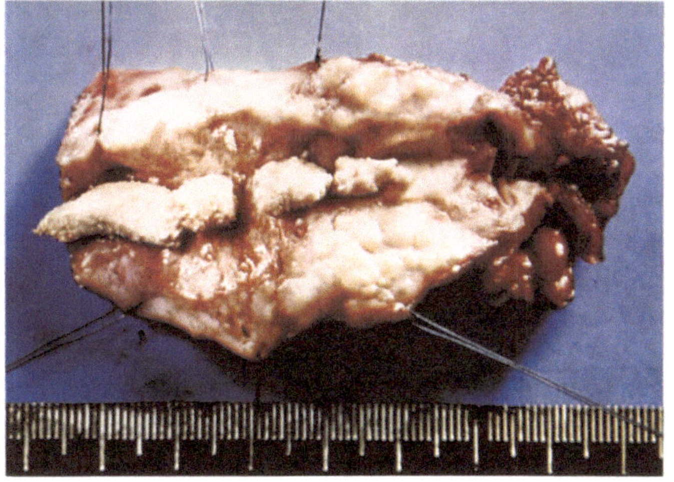

111

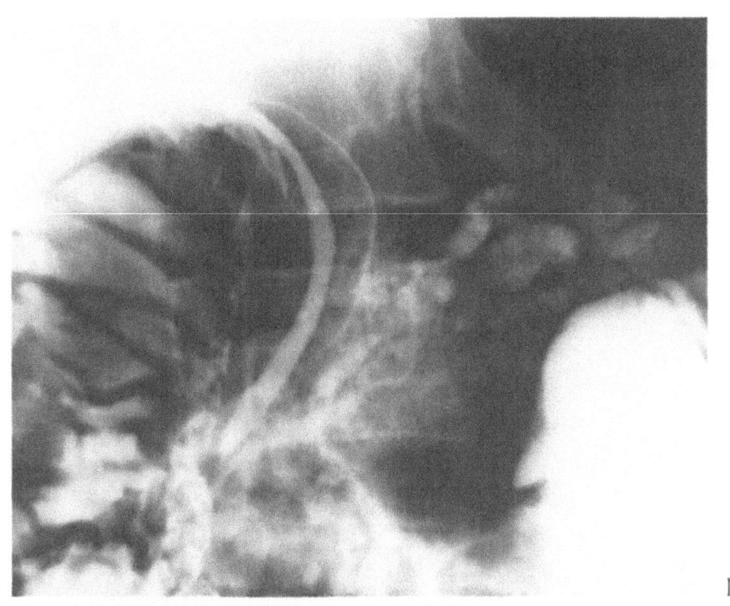

112

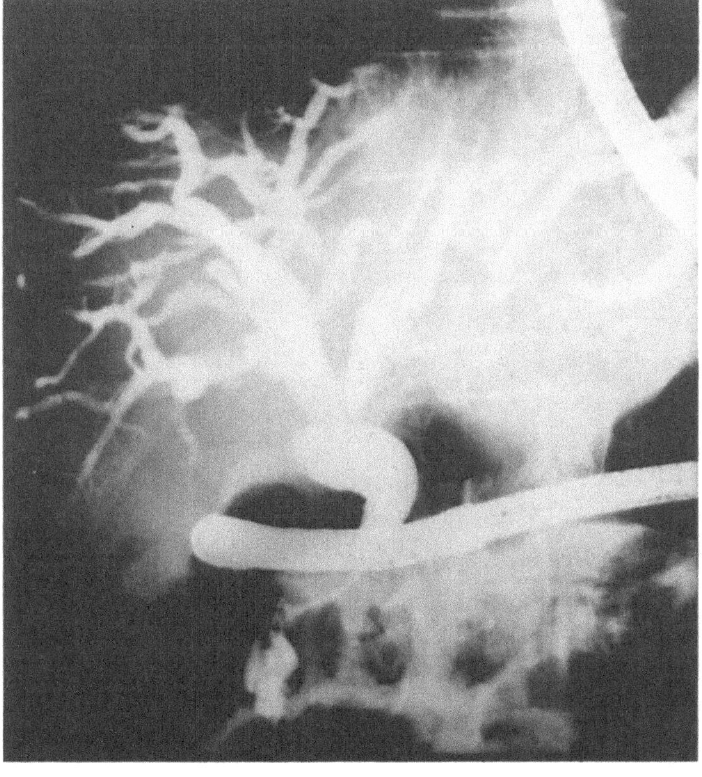

113

114   Ausgeprägte Röhrenstenose des Choledochus im präpapillären Bereich bei chronischer Pankreatitis

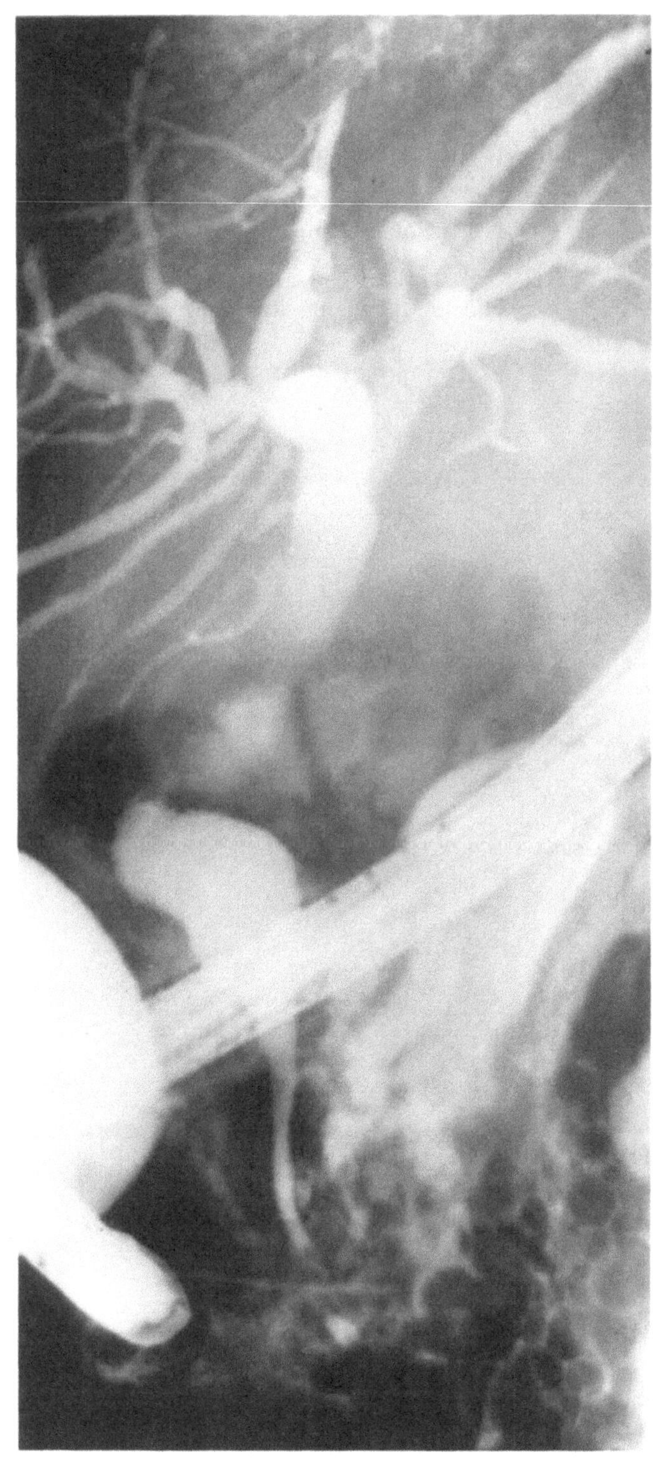

Retrograde Pancreaticographie (Fortsetzung)

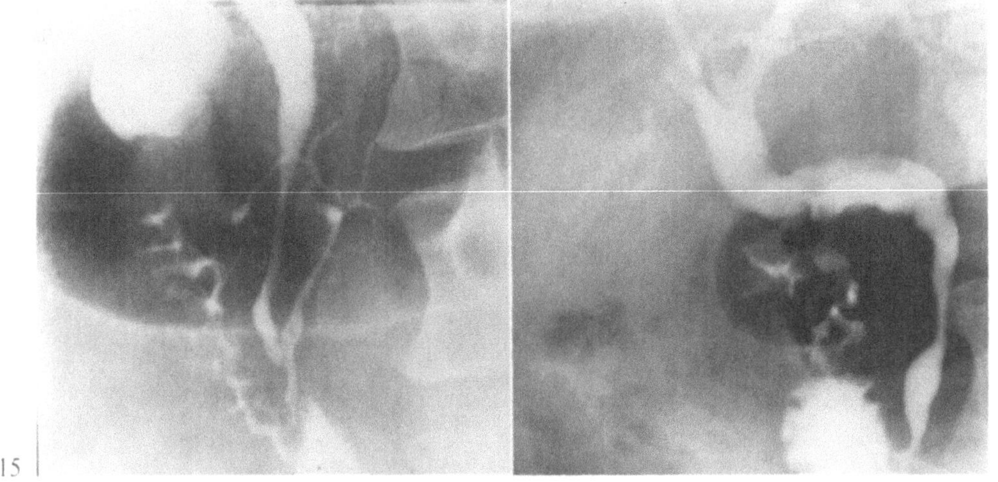

115   116

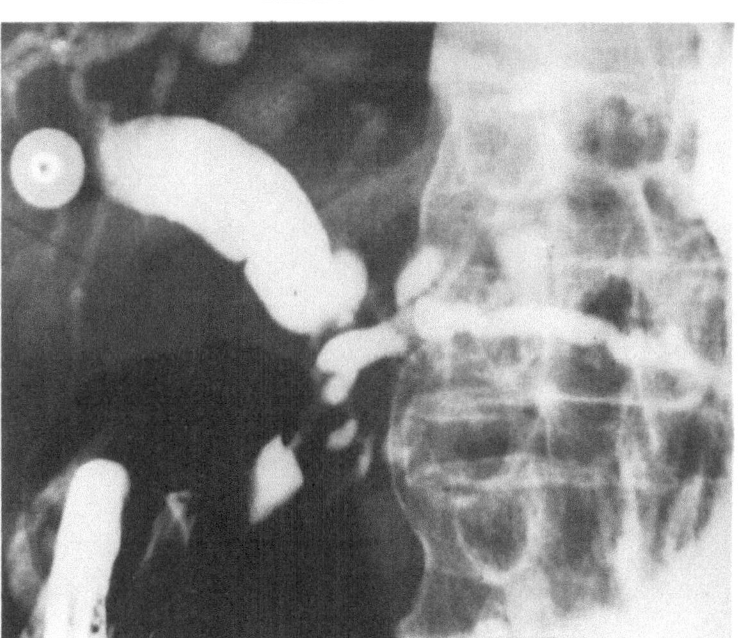

117

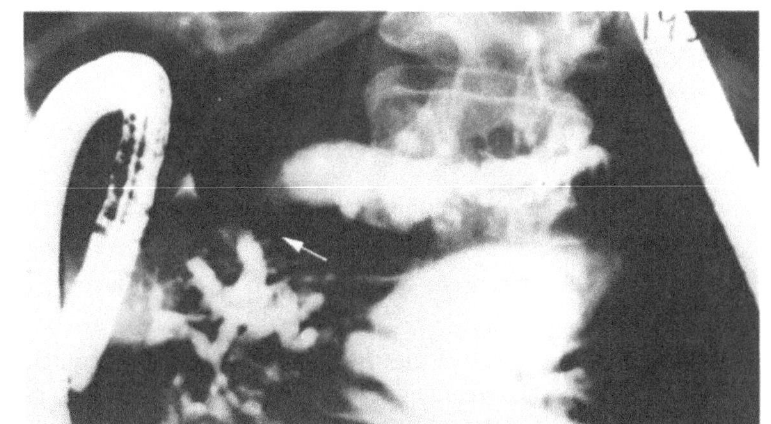

118

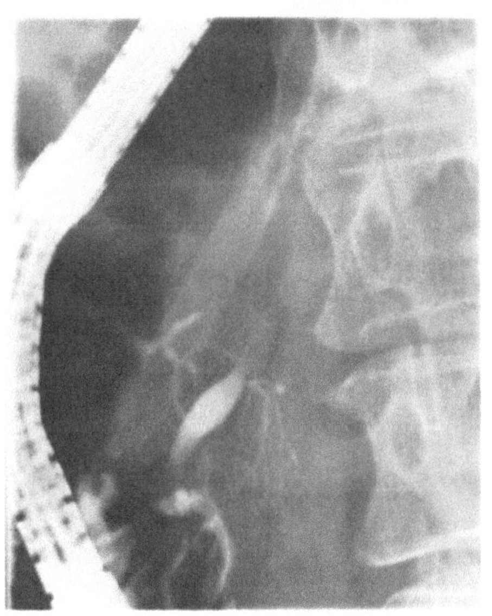

119

Retrograde Pancreaticographie (Fortsetzung)

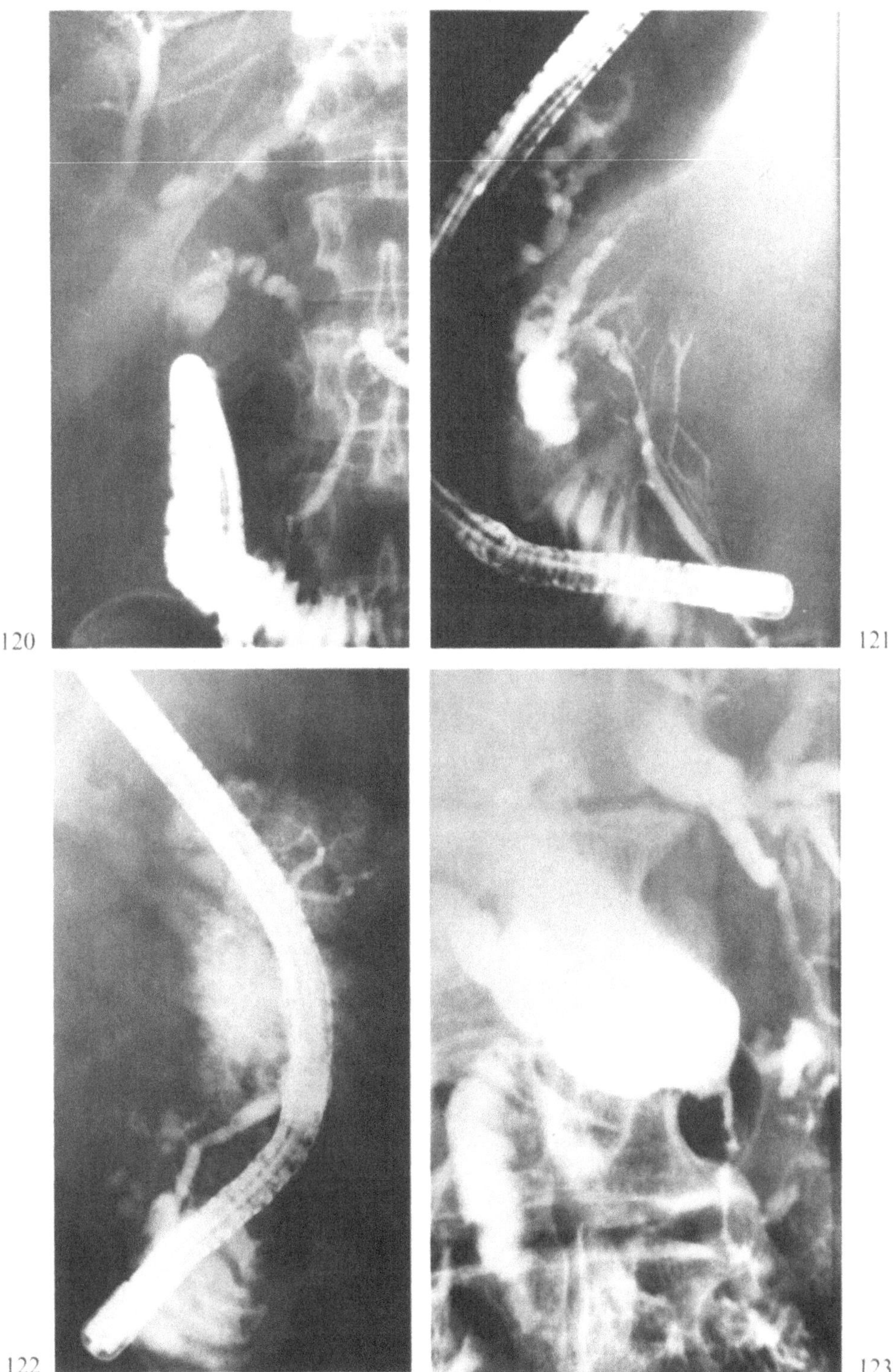

120 121 122 123

124 Stenose des Ductus Wirsungianus durch Metastase eines Sigmacarcinoms (Patient in Bauchlage)

125 Präpapilläre Choledochusstenose mit massiver Dilatation der intrahepatischen Gallengangsanteile und Gallenblasenhydrops bei Pankreaskopfcarcinom. Pancreatogramm negativ

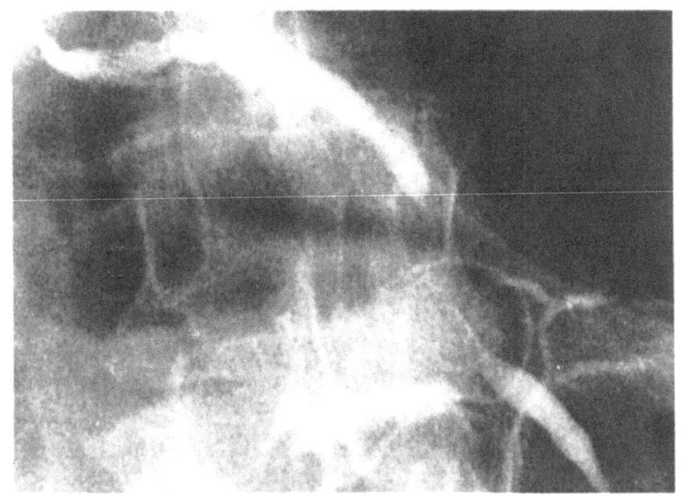

124

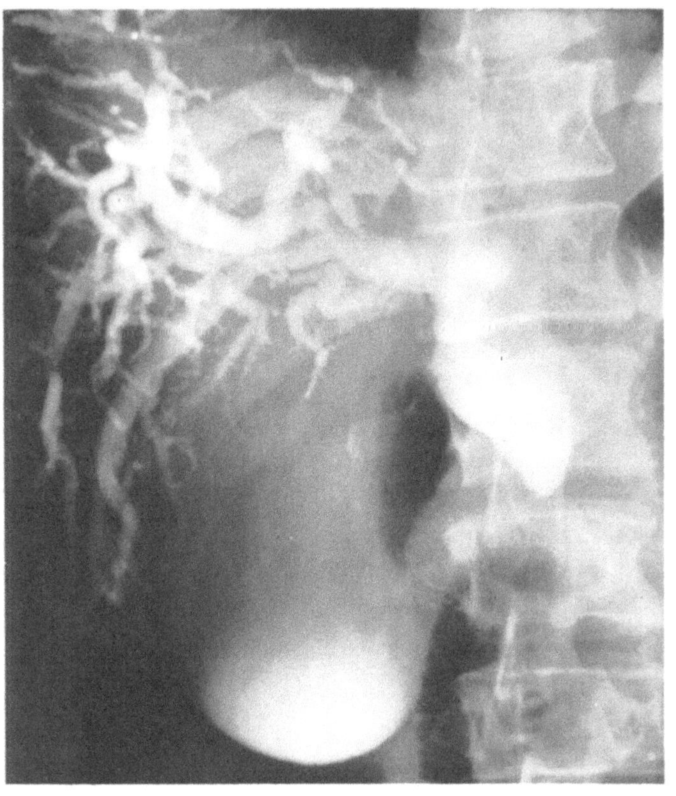

125

Retrograde Pancreaticographie (Fortsetzung)

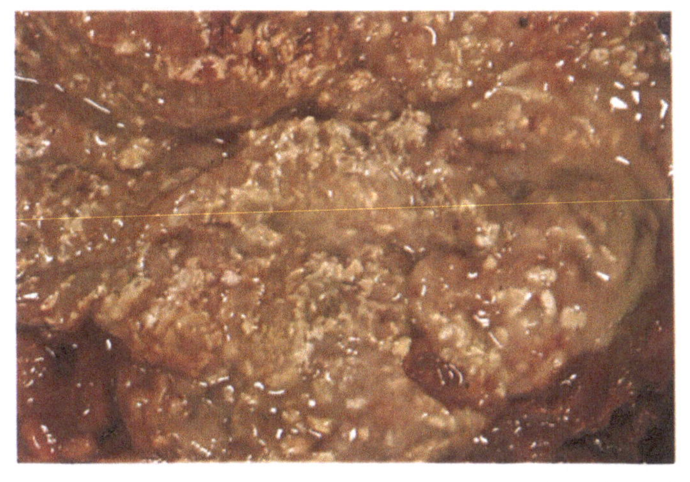

126

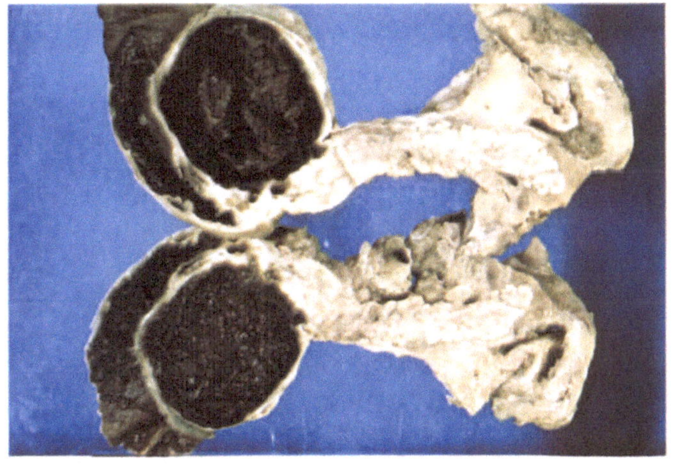

127

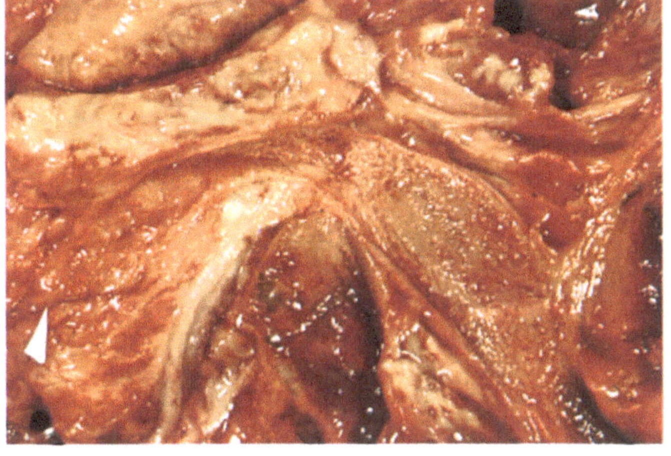

128

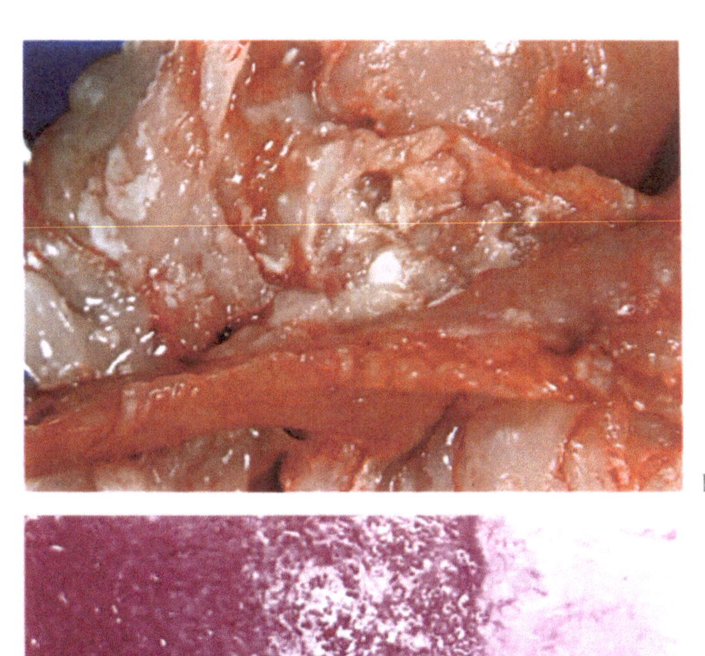

129

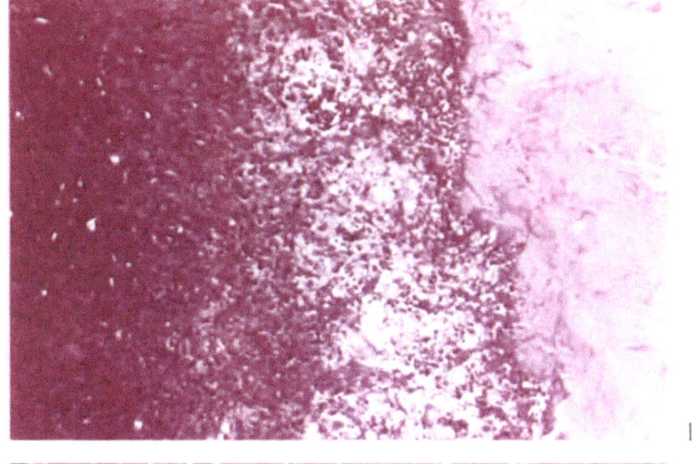

130a

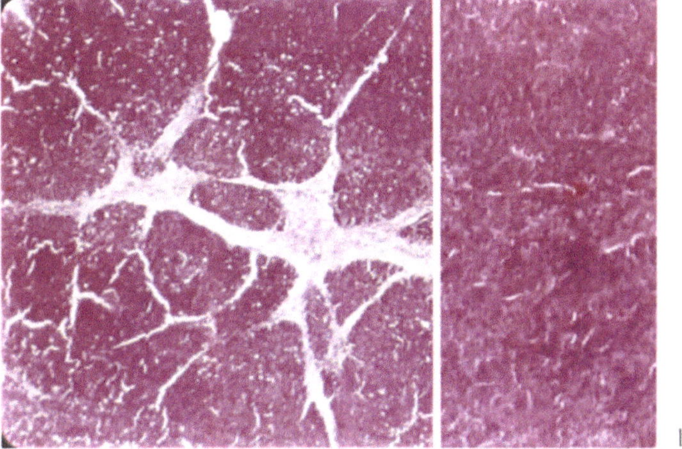

130b

Totale Enteroskopie

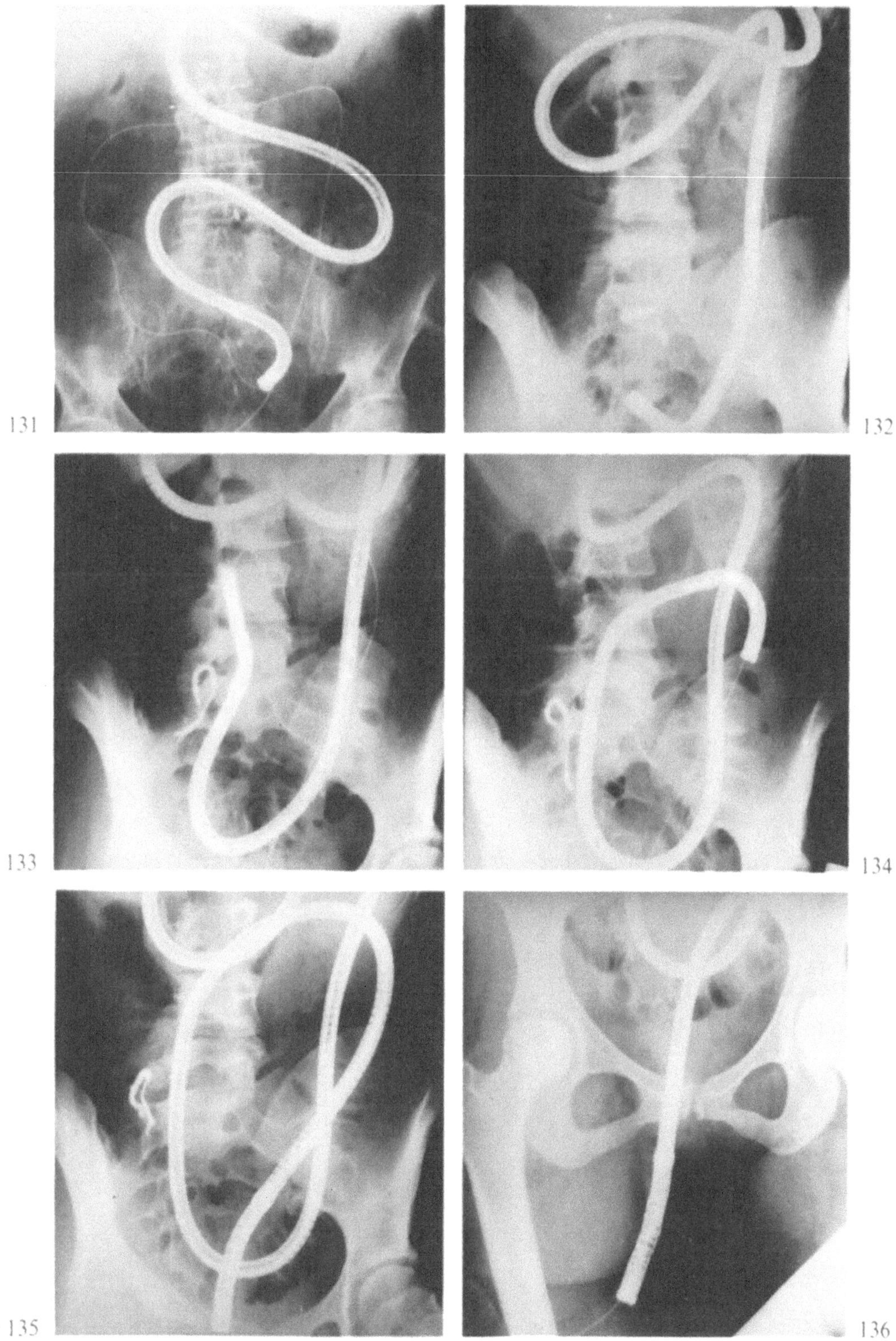

131

132

133

134

135

136

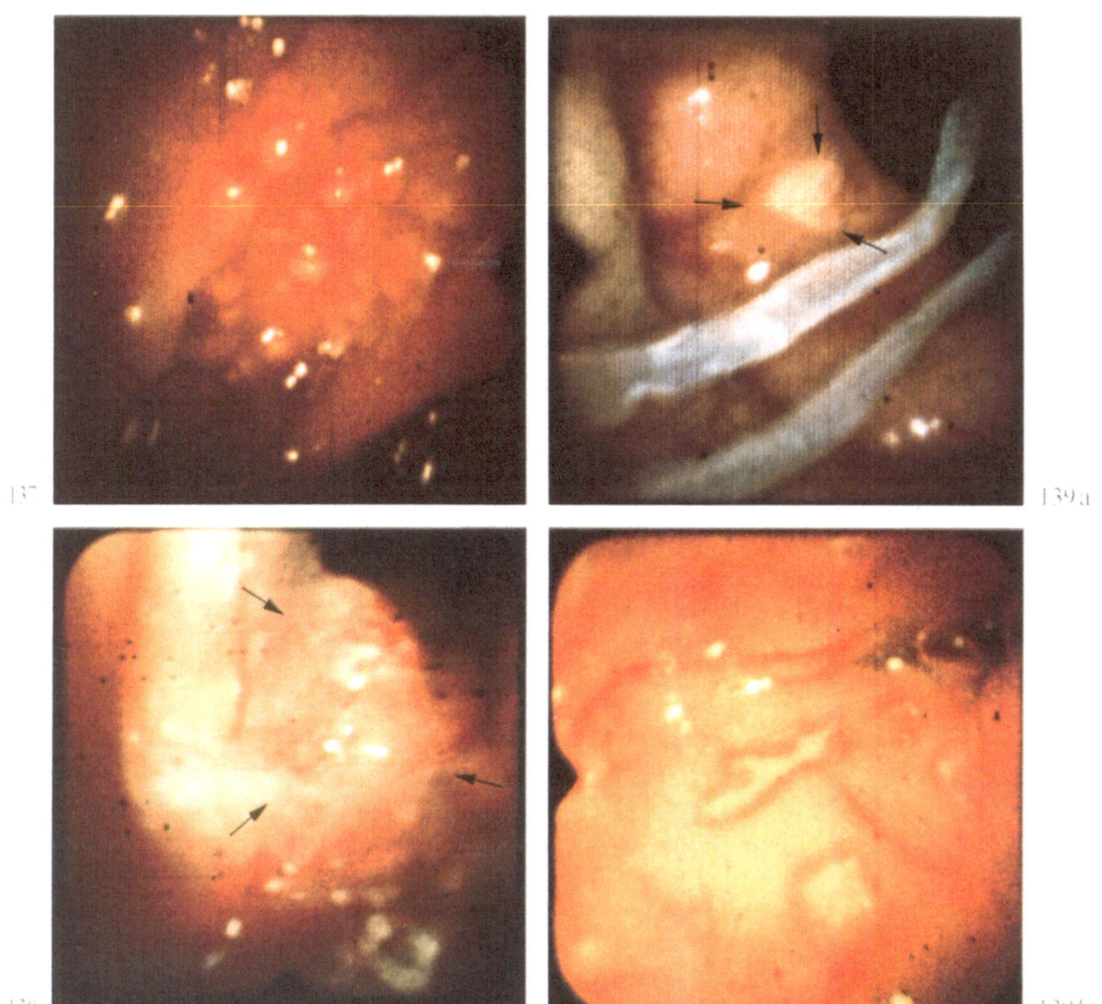

137

138

139a

139b

Coloskopie

1. Zusatzinstrumente

Durch den Instrumentierkanal des Coloskopes können verschiedene Zusatzinstrumente in das Darmlumen eingeführt werden.

140   Probeexzisionszange mit ovalen Löffeln

141   Ein- und ausfahrbare Nylonbürste zur Materialgewinnung für cytologische Untersuchungen

142   Stabilisierungssonde

143   Graduierte Sonde

144   Hochfrequenz-Diathermieschlinge nach DEYHLE and SEUBERTH (Fa. Storz, Tuttlingen)

145   Offene Hochfrequenz-Diathermieschlinge nach FRÜHMORGEN und SEUBERTH (Fa. Storz, Tuttlingen)

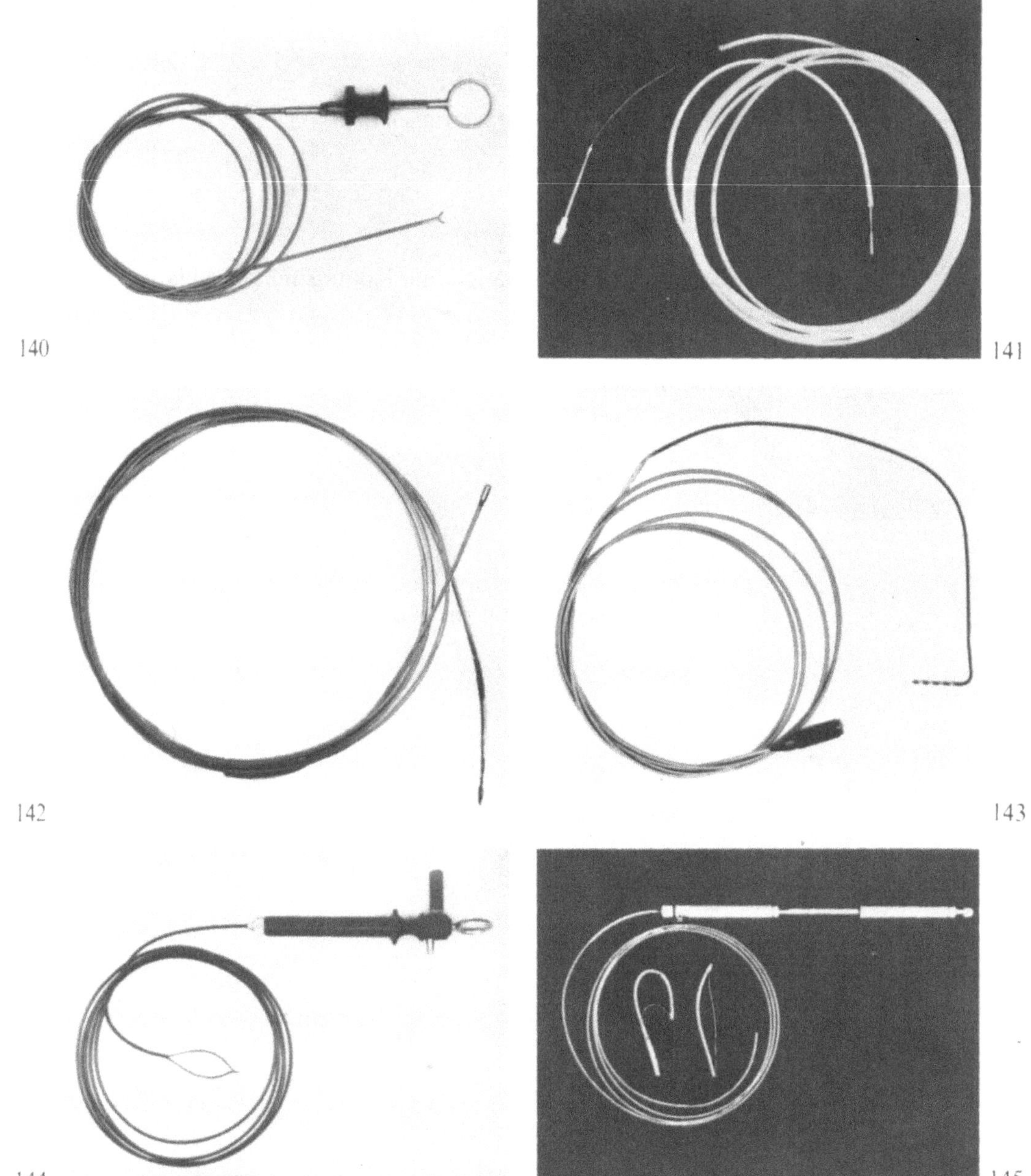

140

141

142

143

144

145

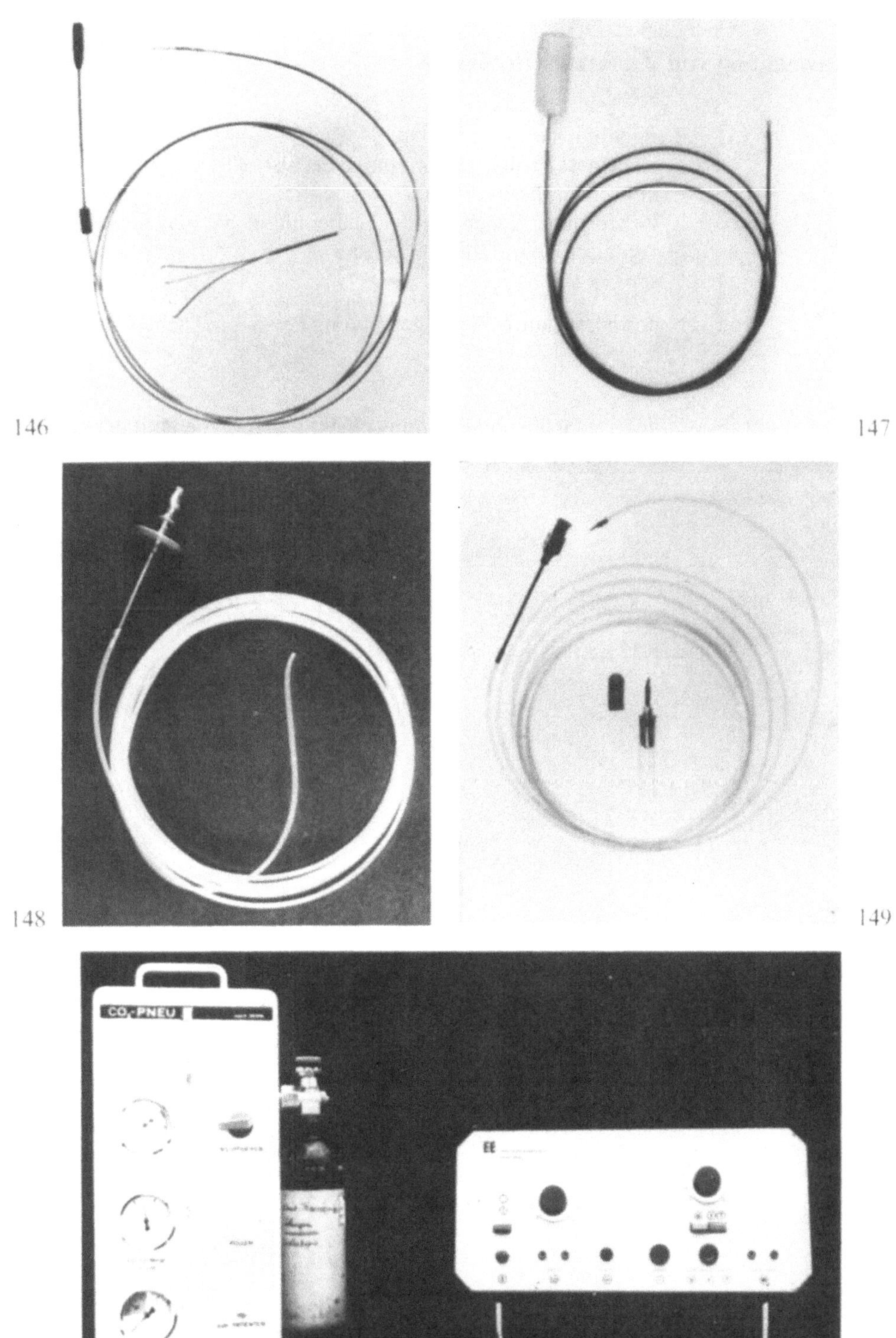

146

147

148

149

150

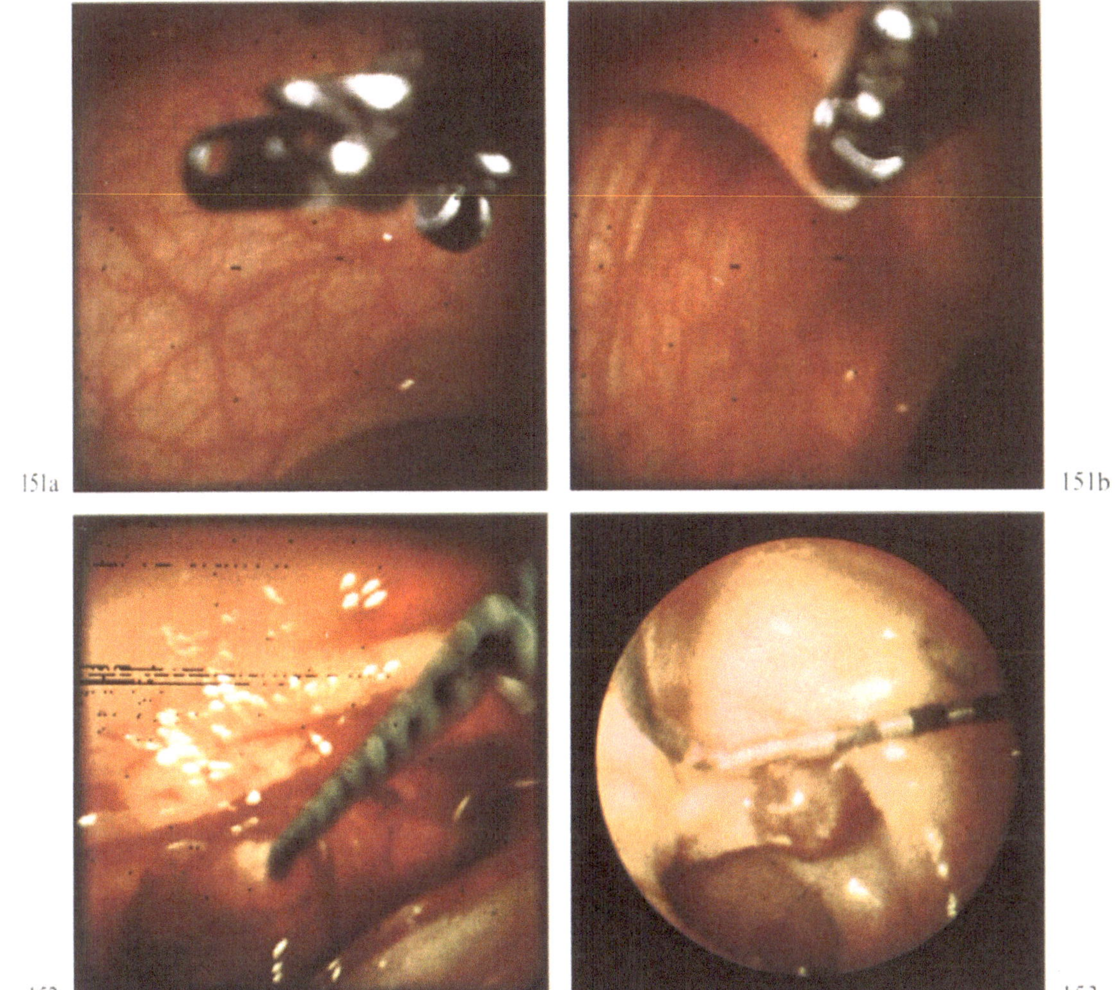

151a

151b

152

153

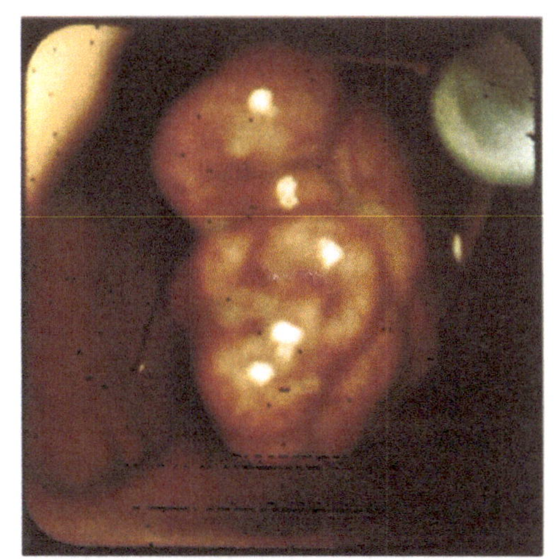

154

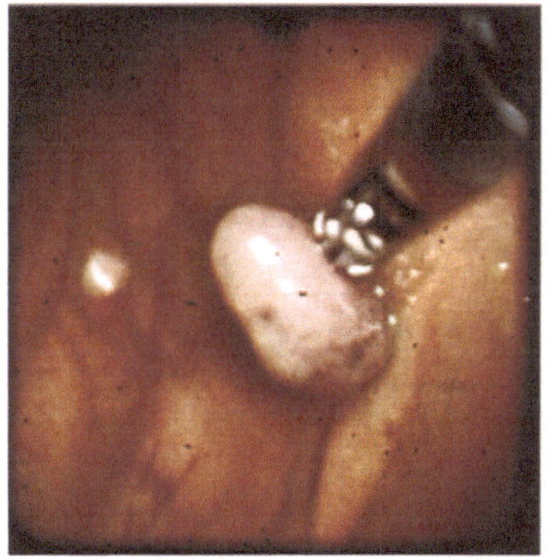

155

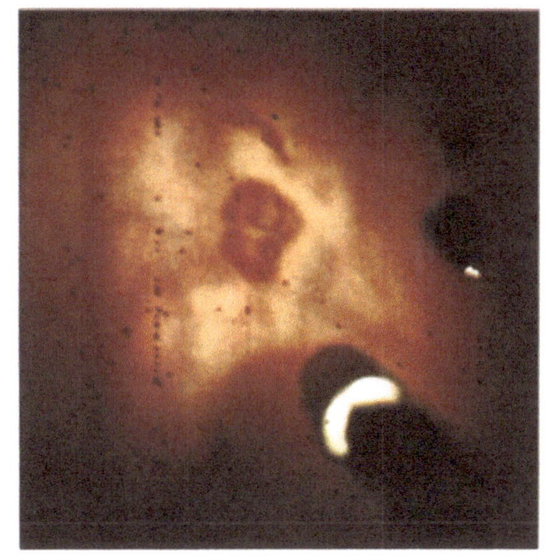

156

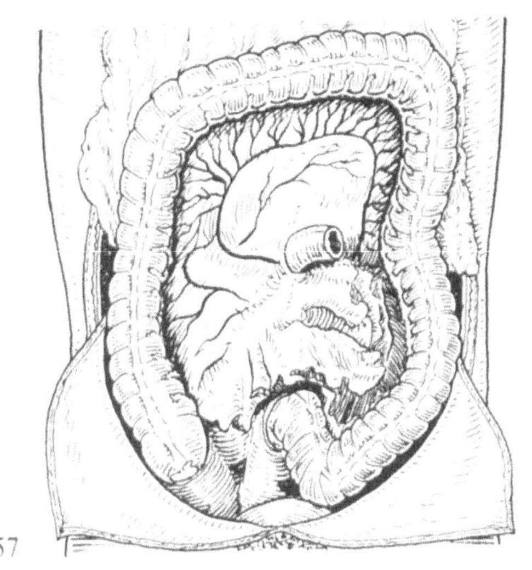

157

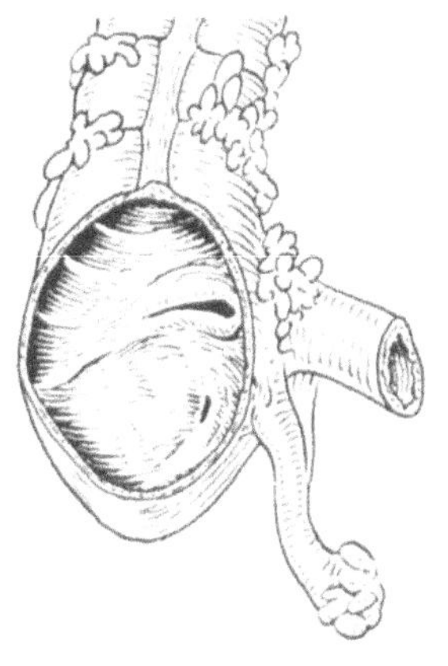

158

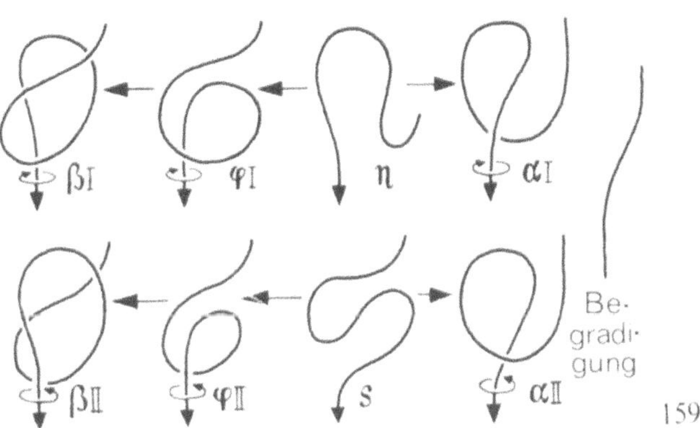

159

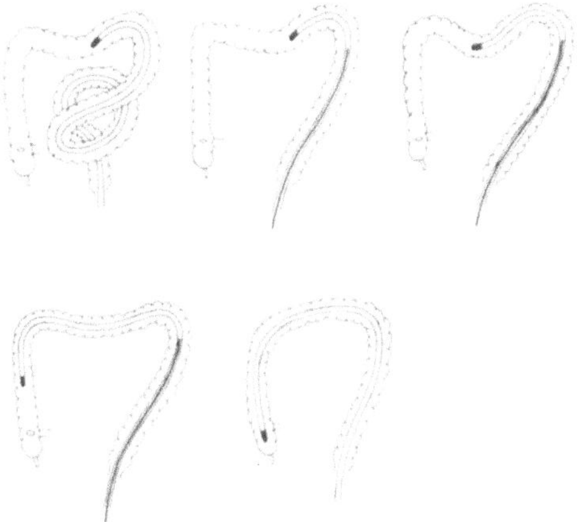

160

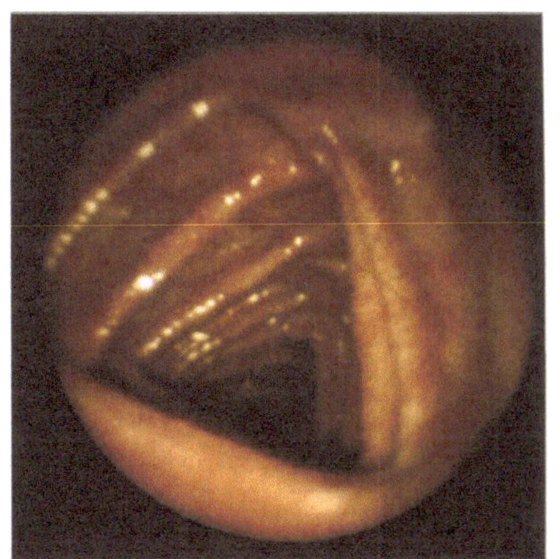

161

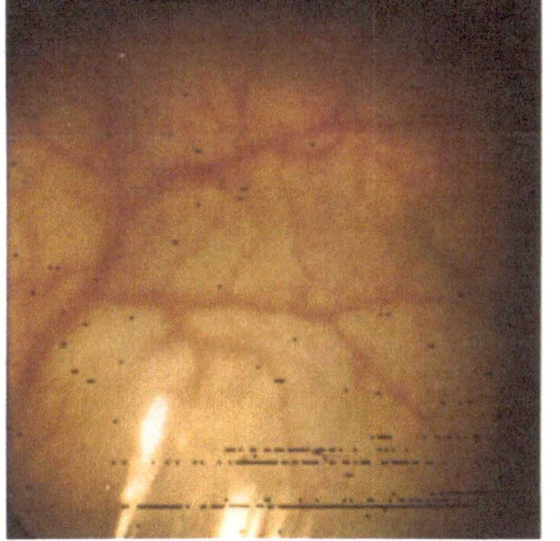

162

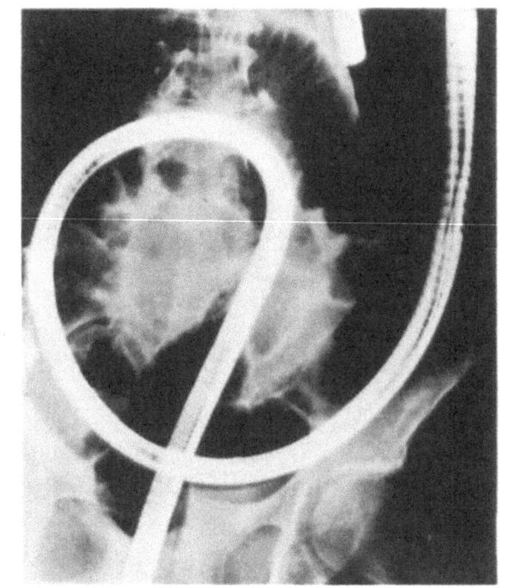

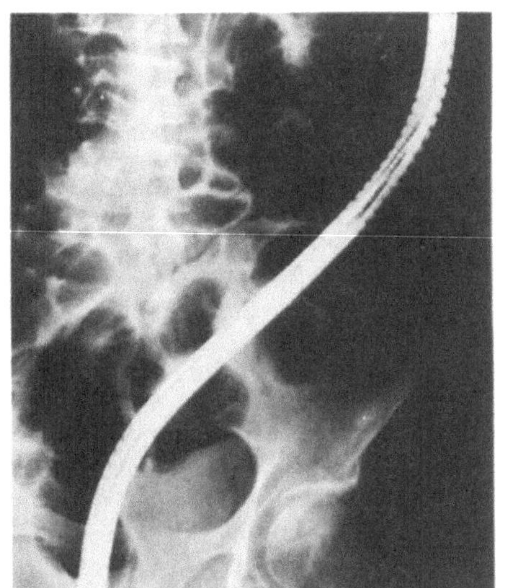

163a

163b

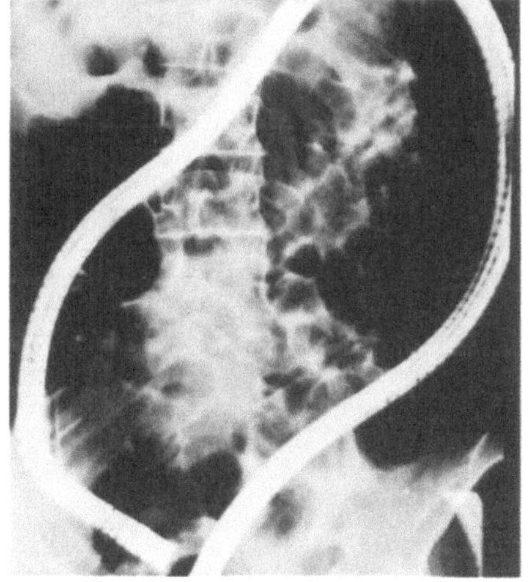

163c

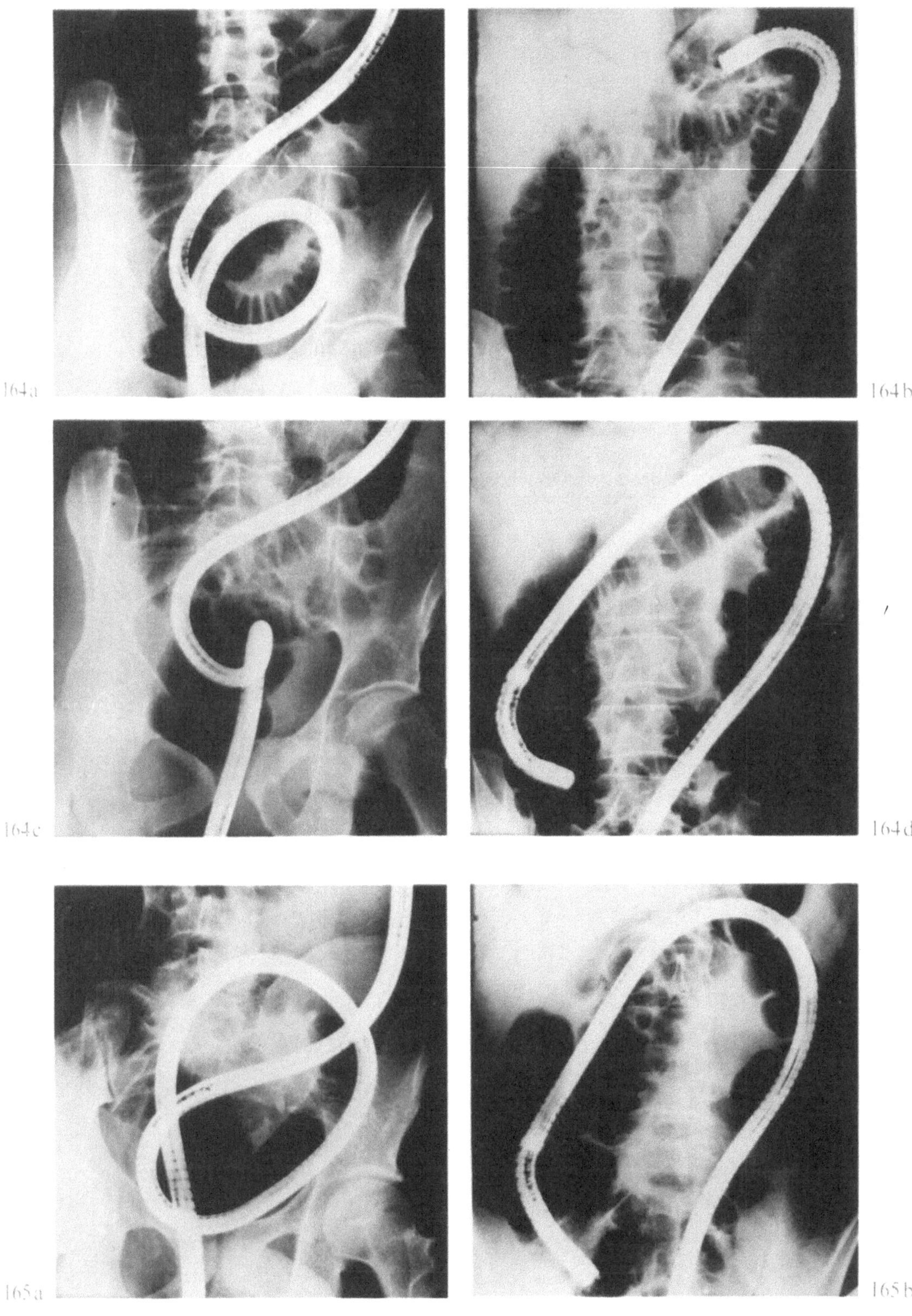

164a
164b
164c
164d
165a
165b

166a   Eta-Form

166b   Partielle Begradigung der Eta-Form nach Erreichen des distalen Colon descendens durch Zug am Coloskop

166c   Vollständige Begradigung

167a   Dolichosigma bei kombinierter Phi- und Eta-Form

167b   Begradigung des Dolichosigmas vor der partiellen Versteifung

167c   Begradigtes Dolichosigma nach partieller Versteifung

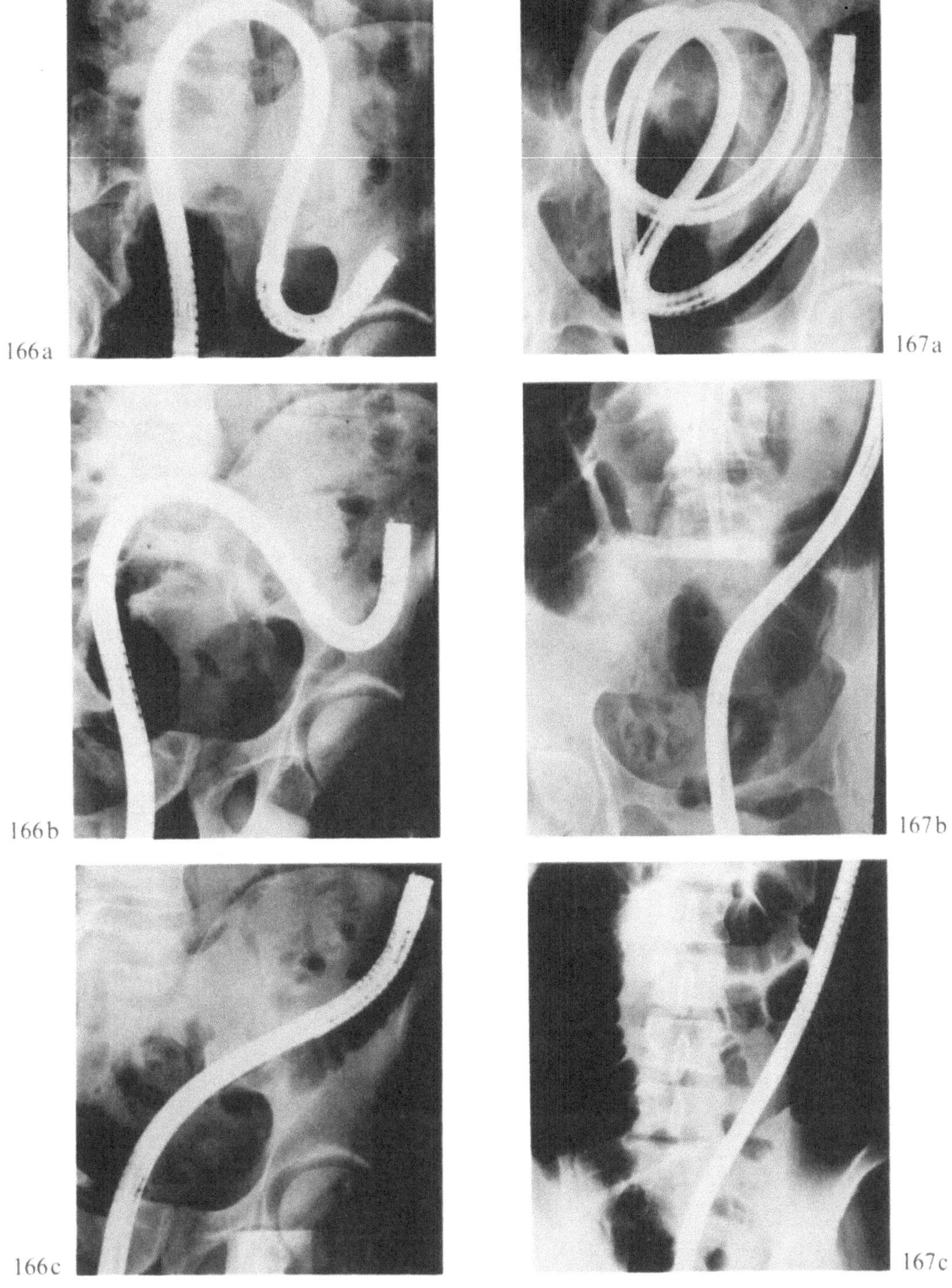

166a

166b

166c

167a

167b

167c

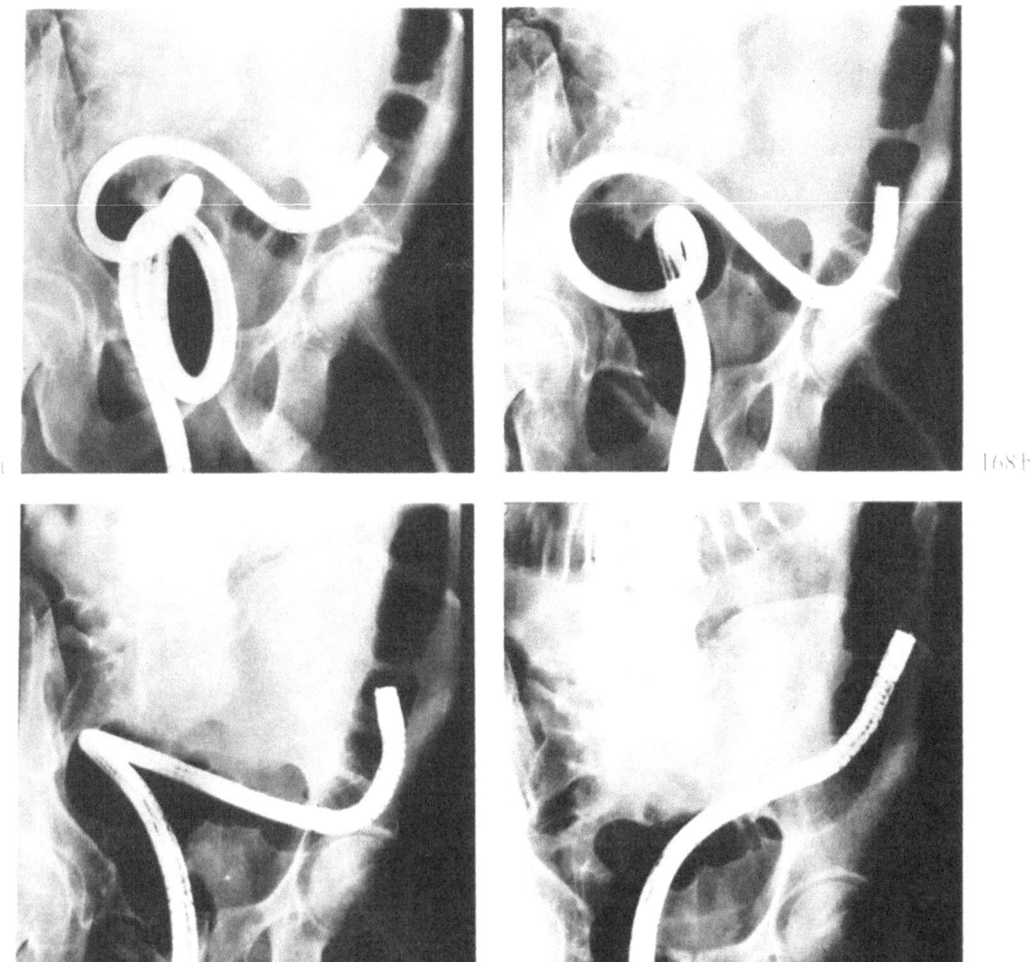

168a

168b

168c

168d

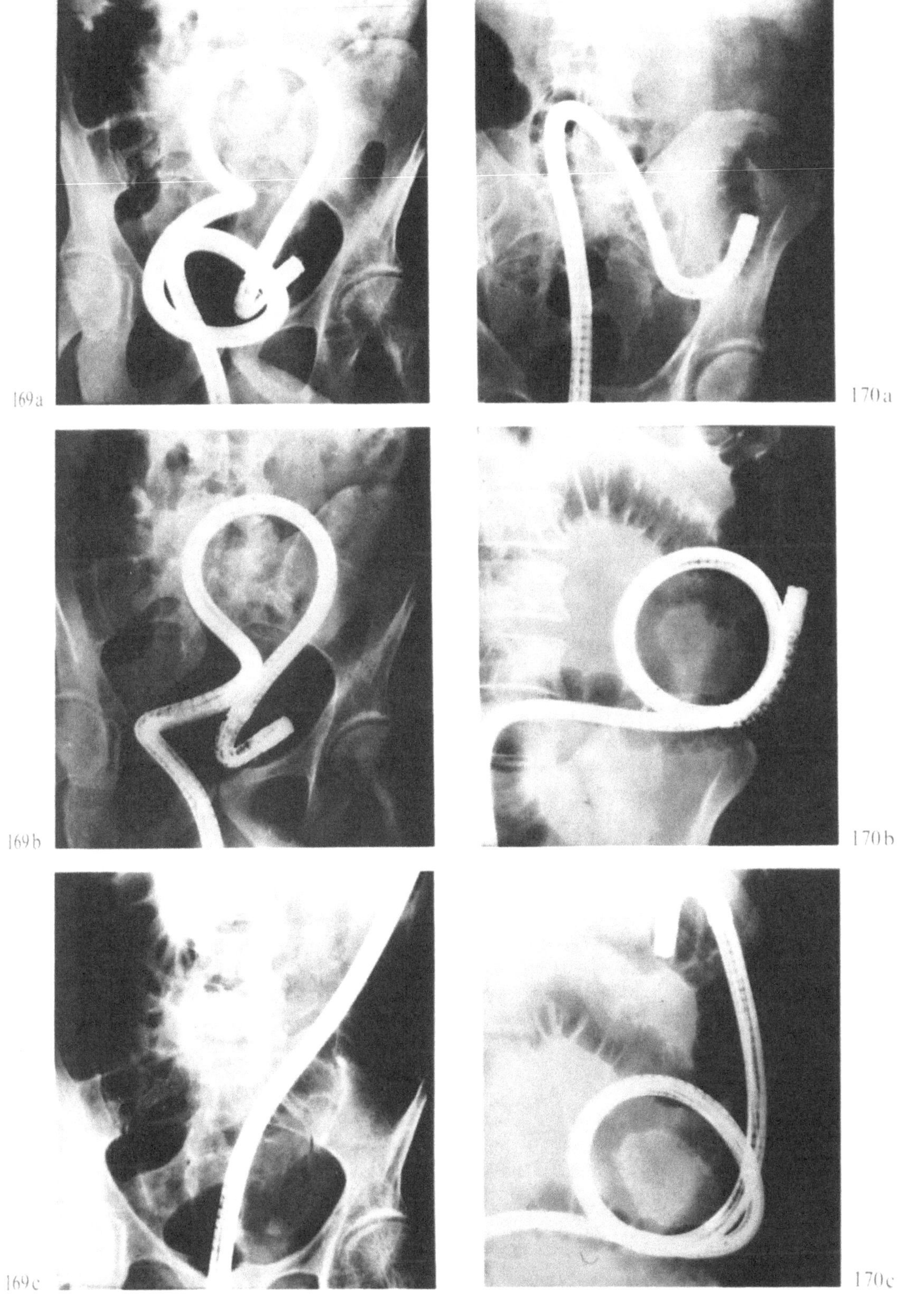

169a
170a
169b
170b
169c
170c

5.2 Colon transversum

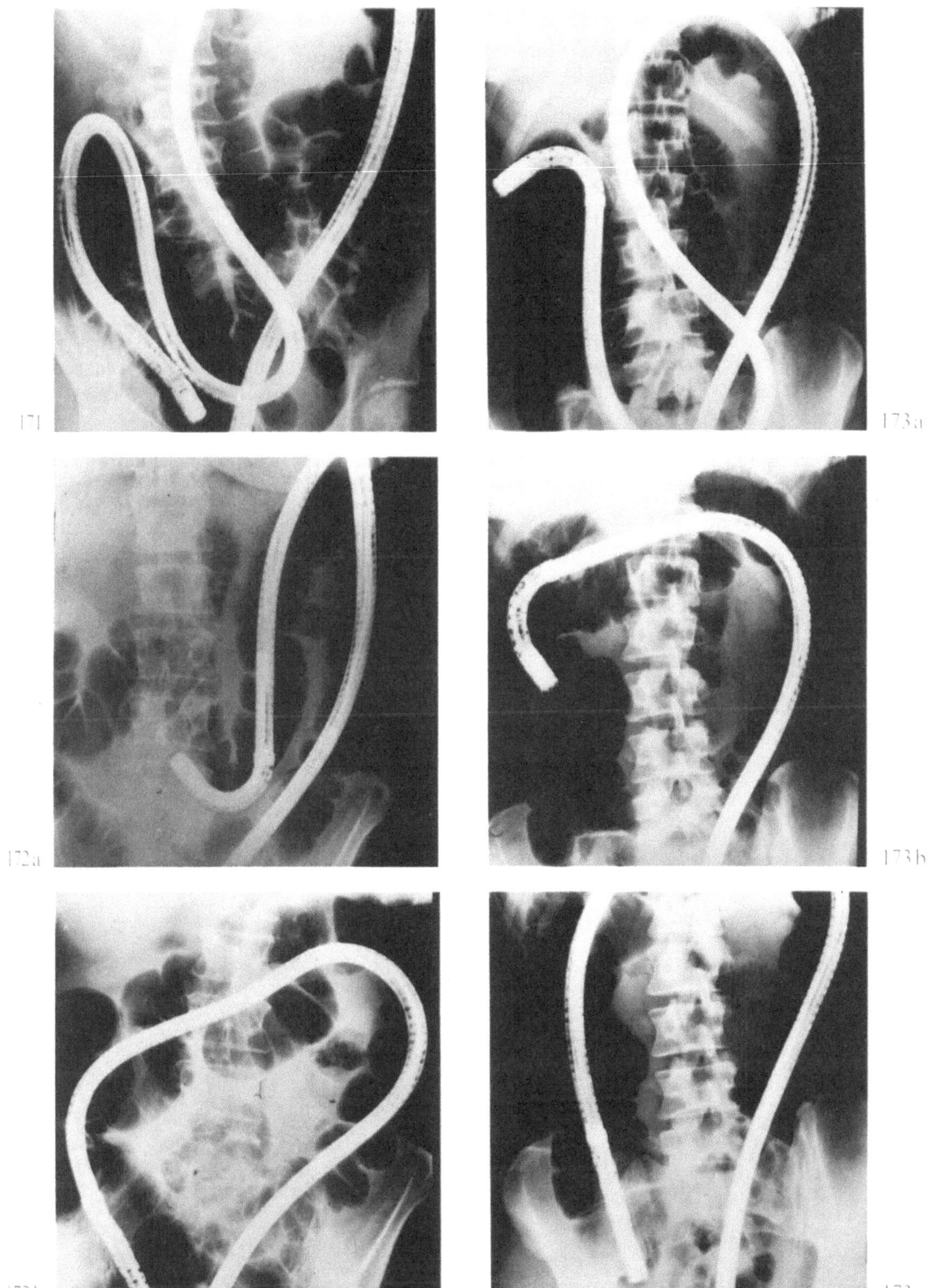

171

172a

172b

173a

173b

173c

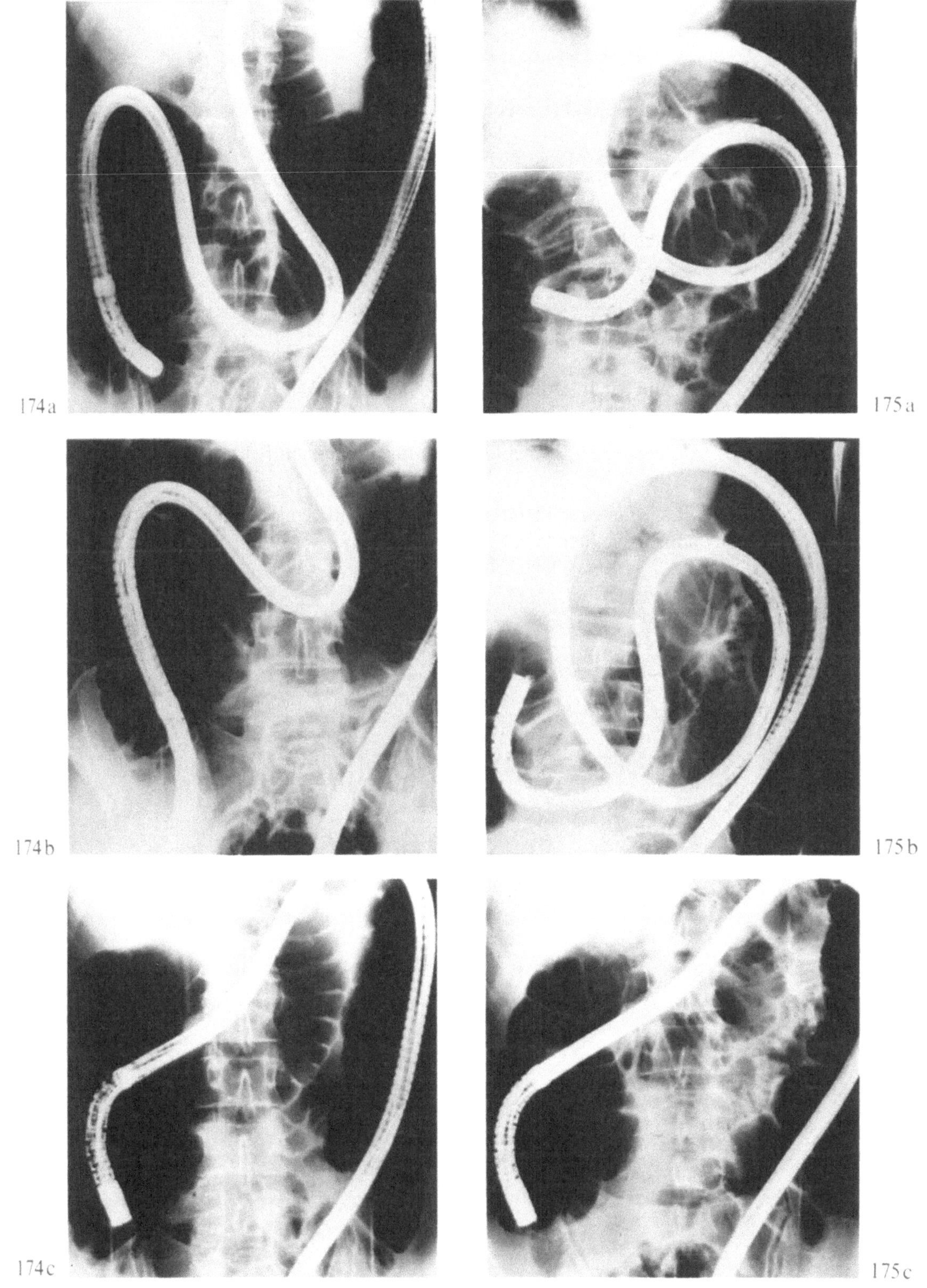

174a
175a
174b
175b
174c
175c

5.3 Inversion

5.4 Ileoskopie

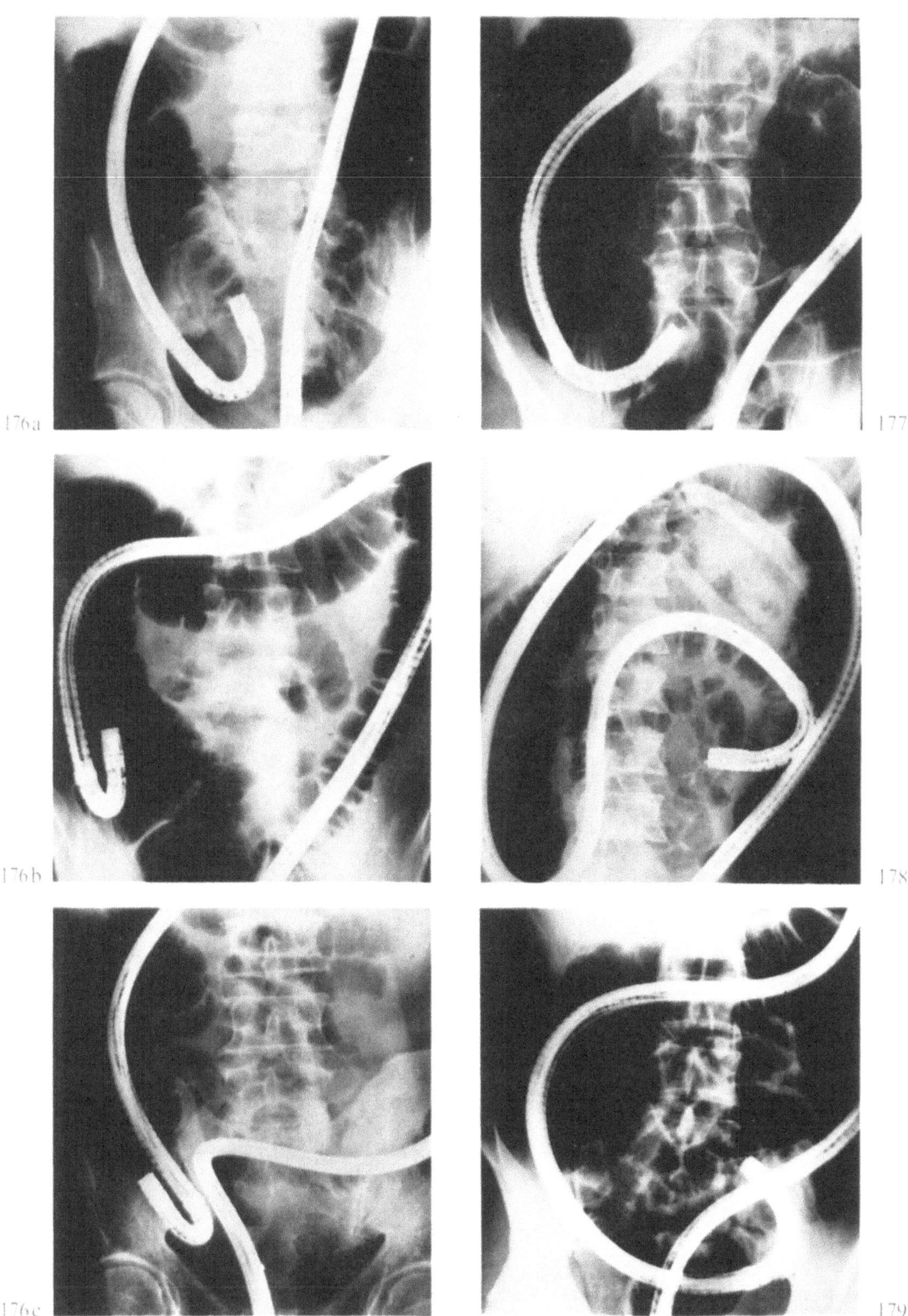

176a

176b

176c

177

178

179

6. Befunde

6.1 Valvula ileocoecalis (Bauhini)

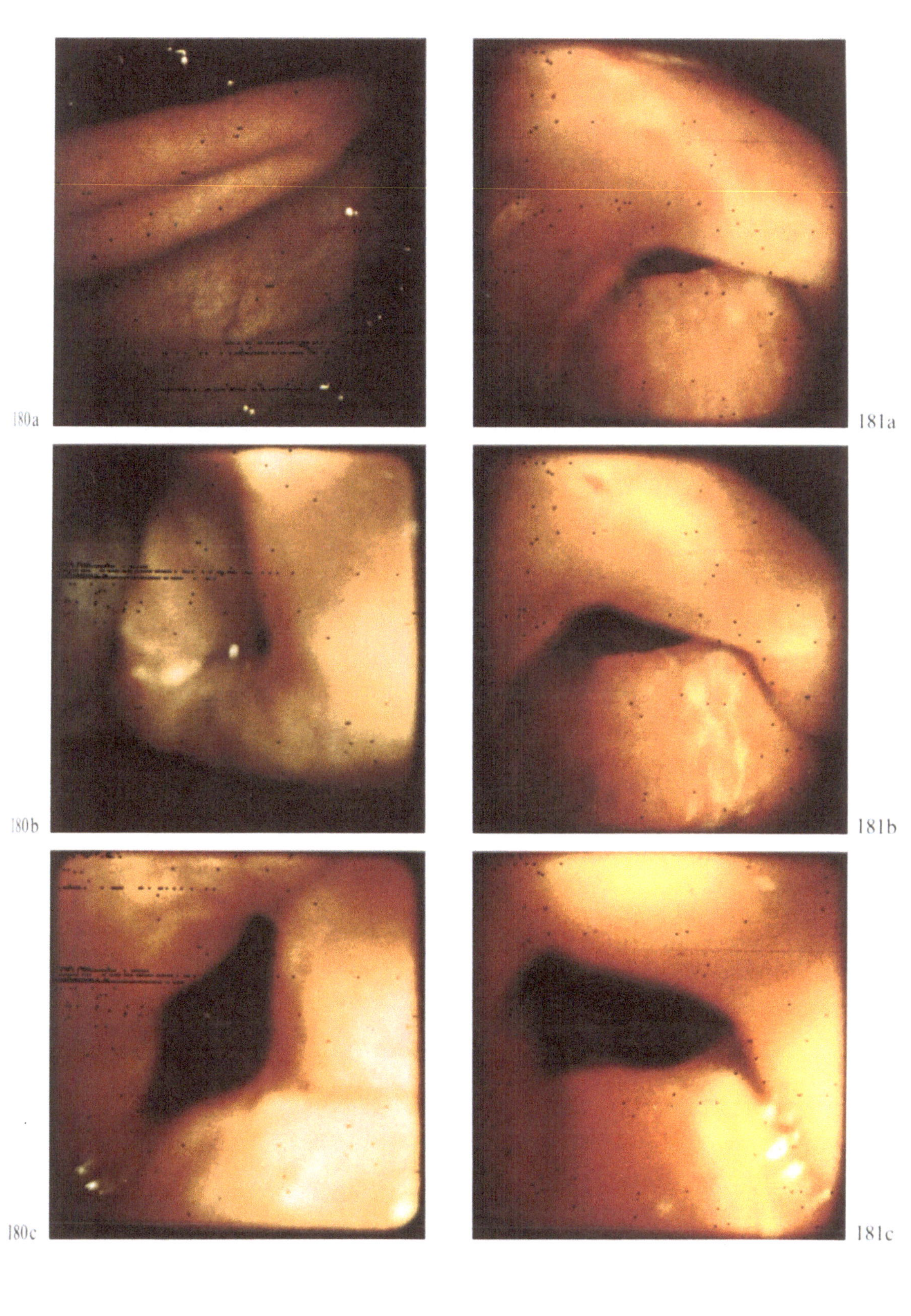

180a

180b

180c

181a

181b

181c

181 d—i   Physiologisches Klappenspiel der Valvula ileocoecalis (vollständige
Öffnung und nachfolgende Schließung)

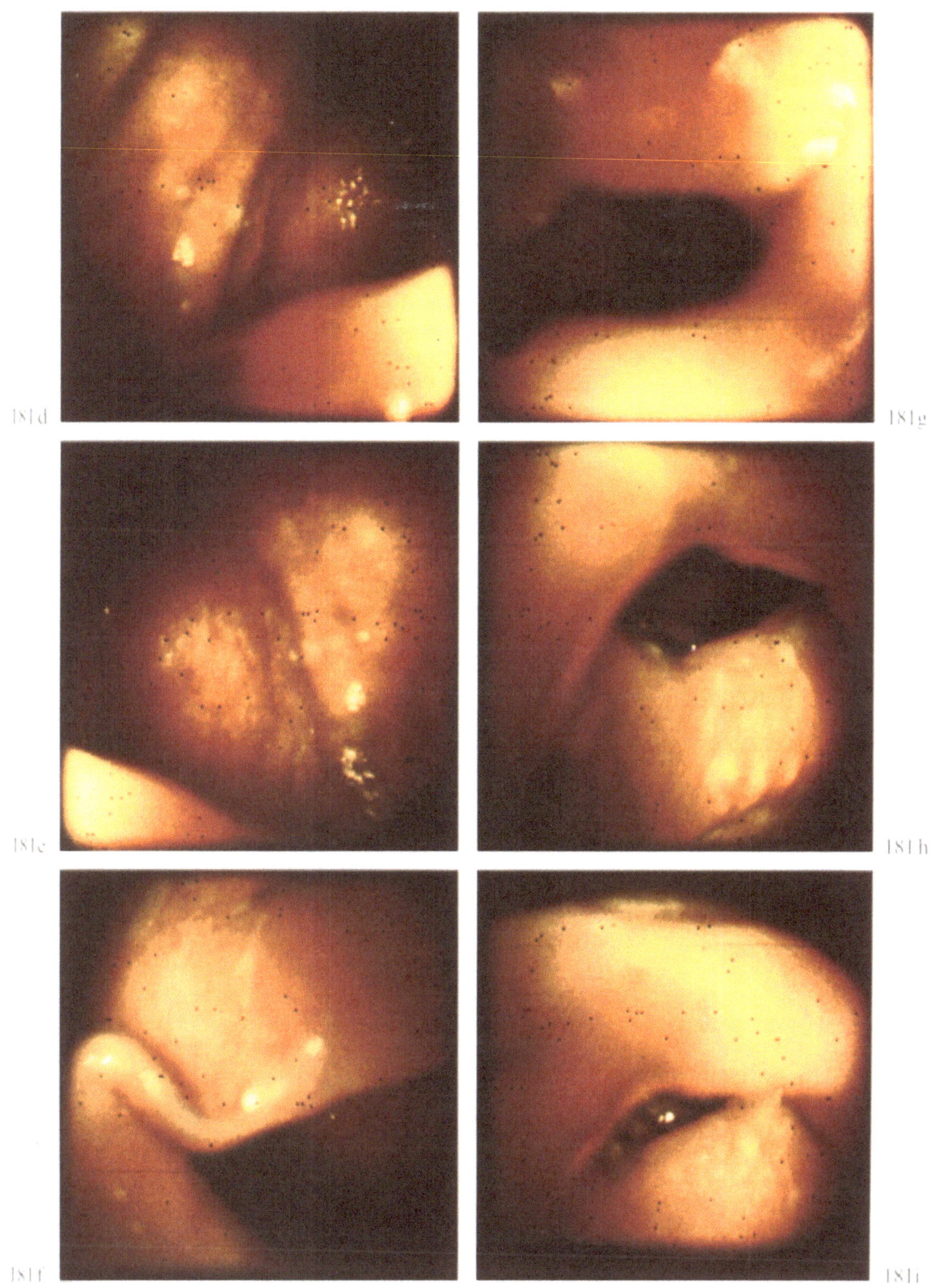
181d
181g
181e
181h
181f
181i

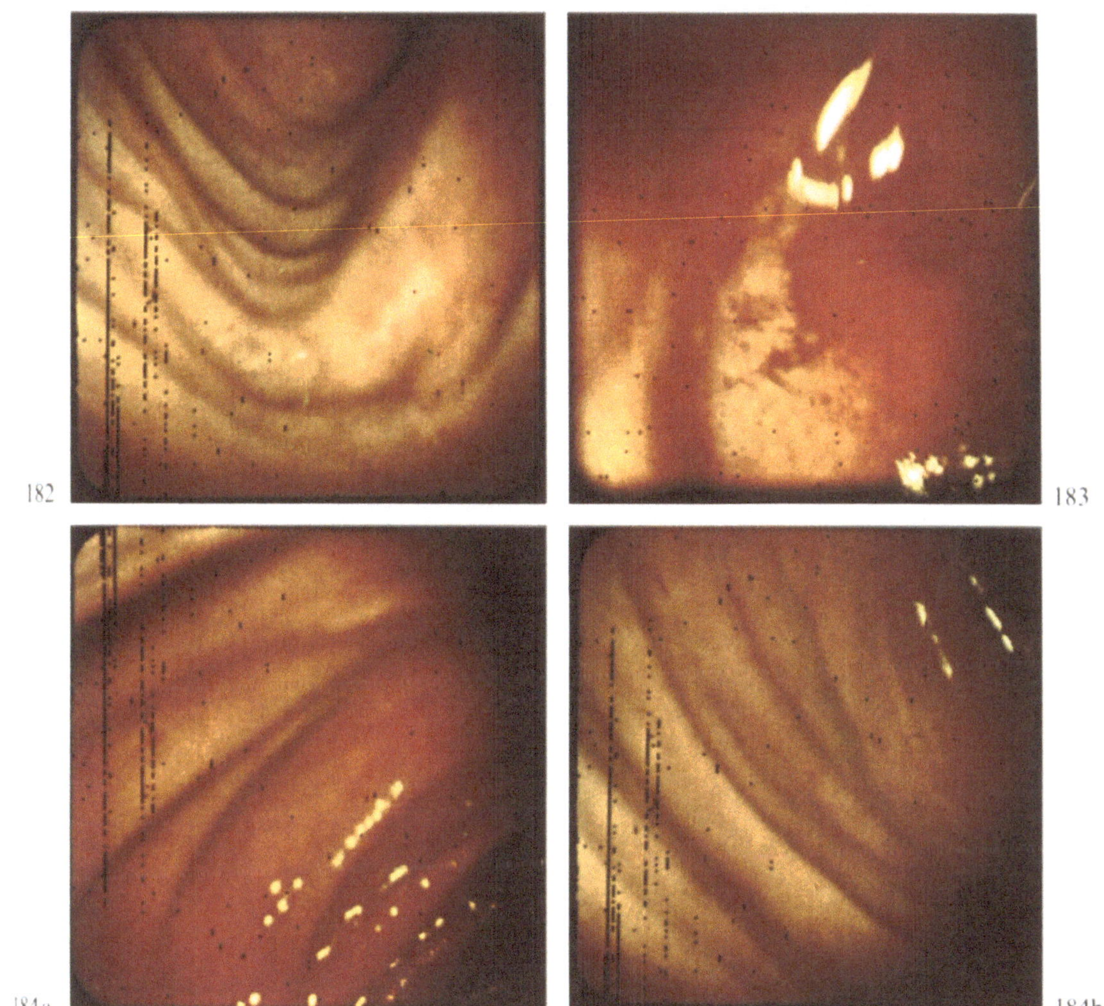

182

183

184 a

184 b

6.3 Selektive coloskopische Appendixdarstellung

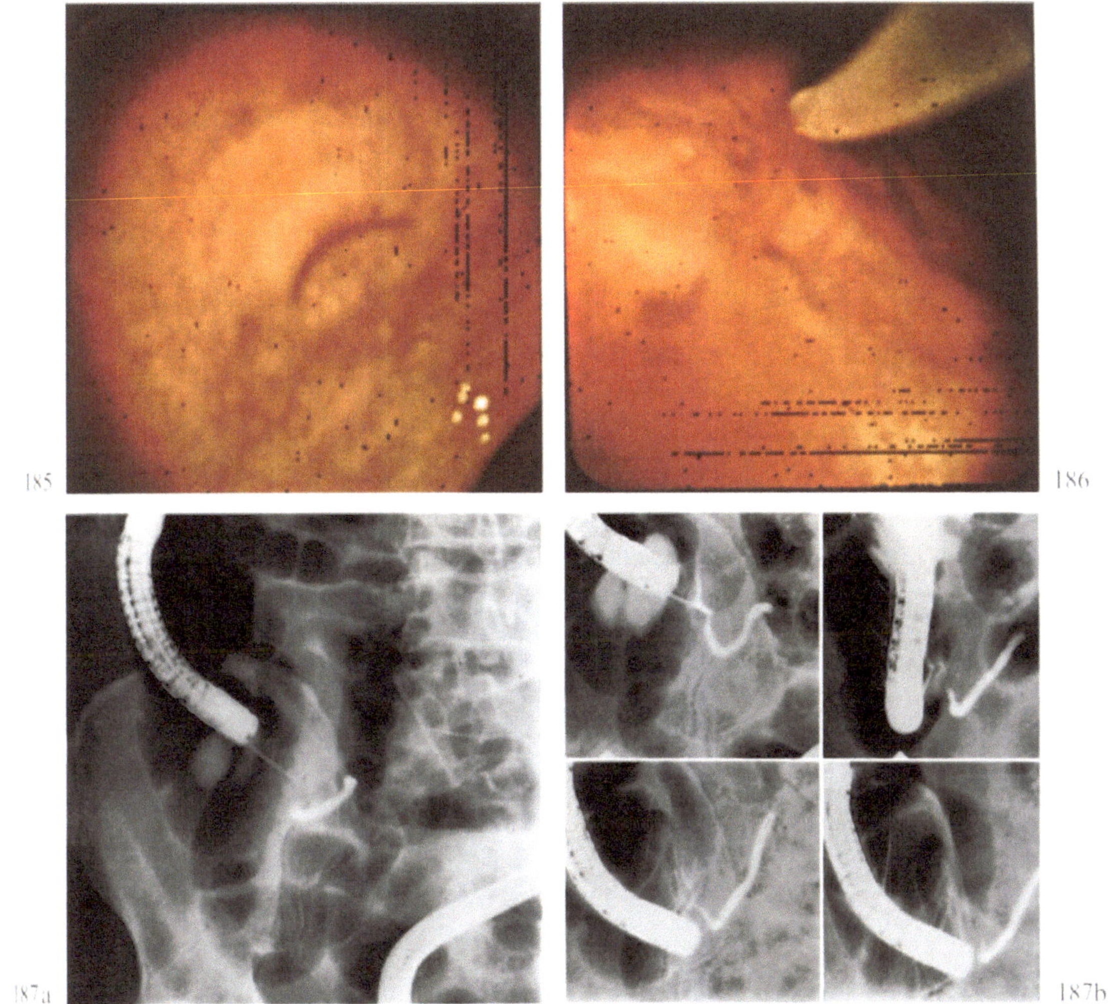

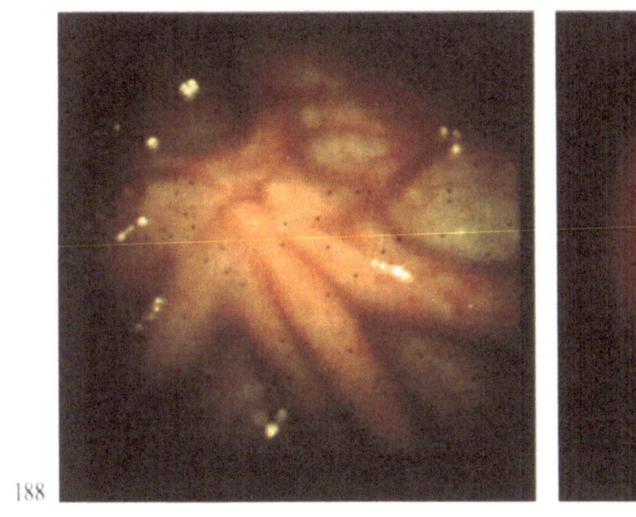

188

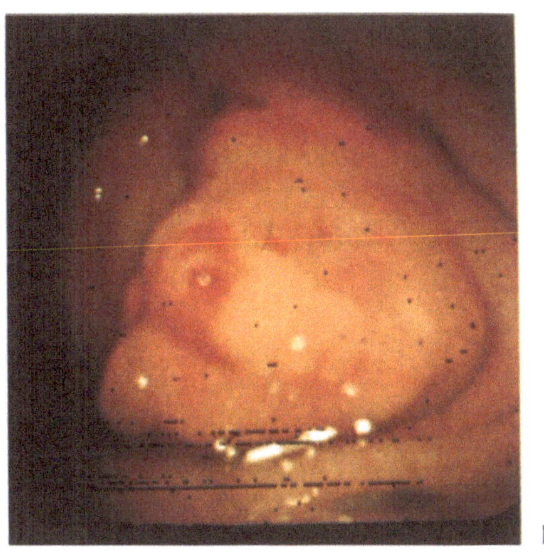

189

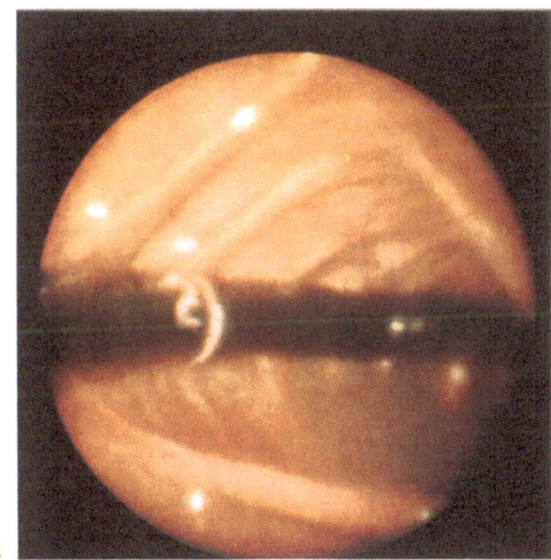

190a

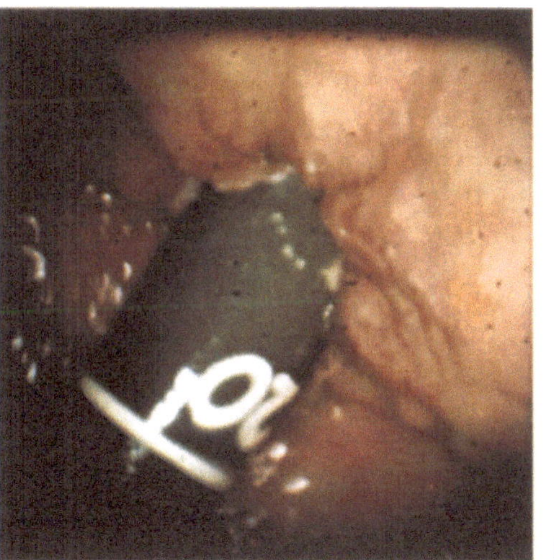

190b

8. „Operative" Coloskopie

8.1 Mechanische Abtragung

191a Versuch der mechanischen Entfernung mit Alteration eines 3 cm
      großen und gestielten Sigmapolypen (Basis 6 mm)

191b Unterbrechung der Abtragung wegen beginnender Blutung

191c Unblutige Polypektomie mit der Hochfrequenzdiathermieschlinge
      in einer 2. Sitzung (polypöses Adenom)

8.2 Elektrokoagulation

192 Elektrothermische Verkochung (b) eines kleinen Polypen (a) und
     Koagulation der Basis (c). (TURELL: Diseases of the Colon and
     Anorectum)

8.3 Hochfrequenzströme

193a Röhrenstrom: Hochfrequenzstrom ungedämpfter Schwingungen

193b Funkenstrom: Hochfrequenzstrom mit gedämpften Schwingungen
      und hohen Spannungsspitzen

193c Mischstrom: Kombinierter Röhren- und Funkenstrom

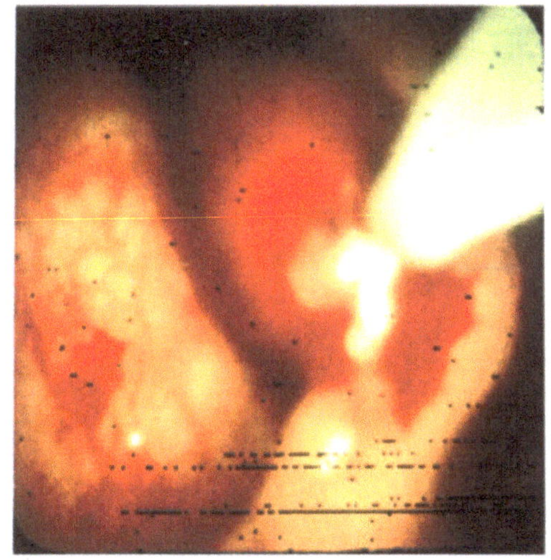

191a

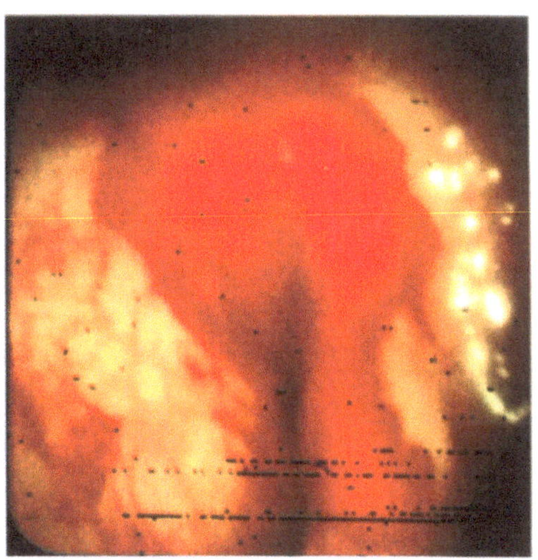

191b

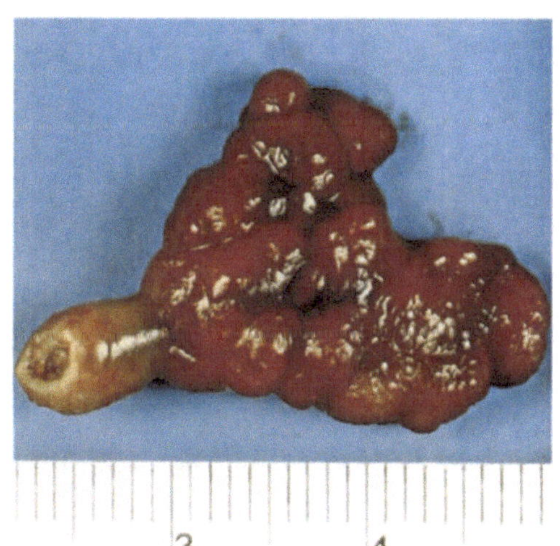

191c

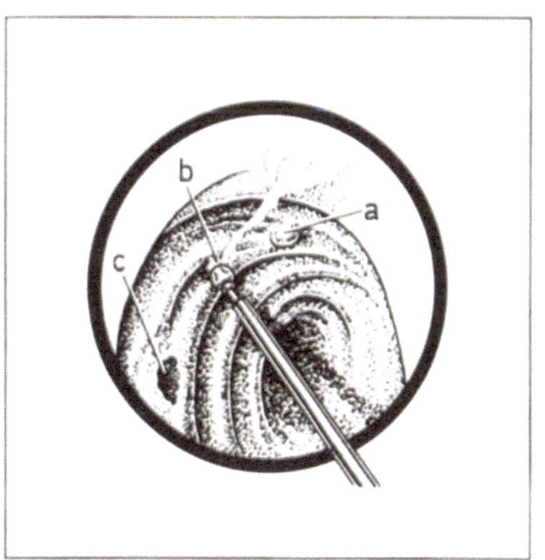

192

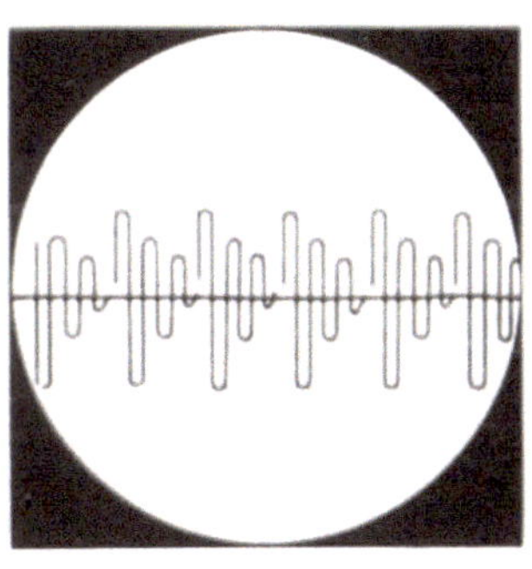

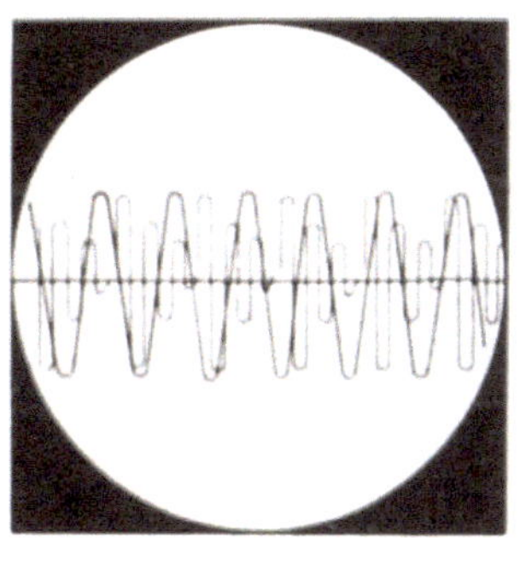

193

8.4 Elektroresektion mit der Hochfrequenzdiathermieschlinge

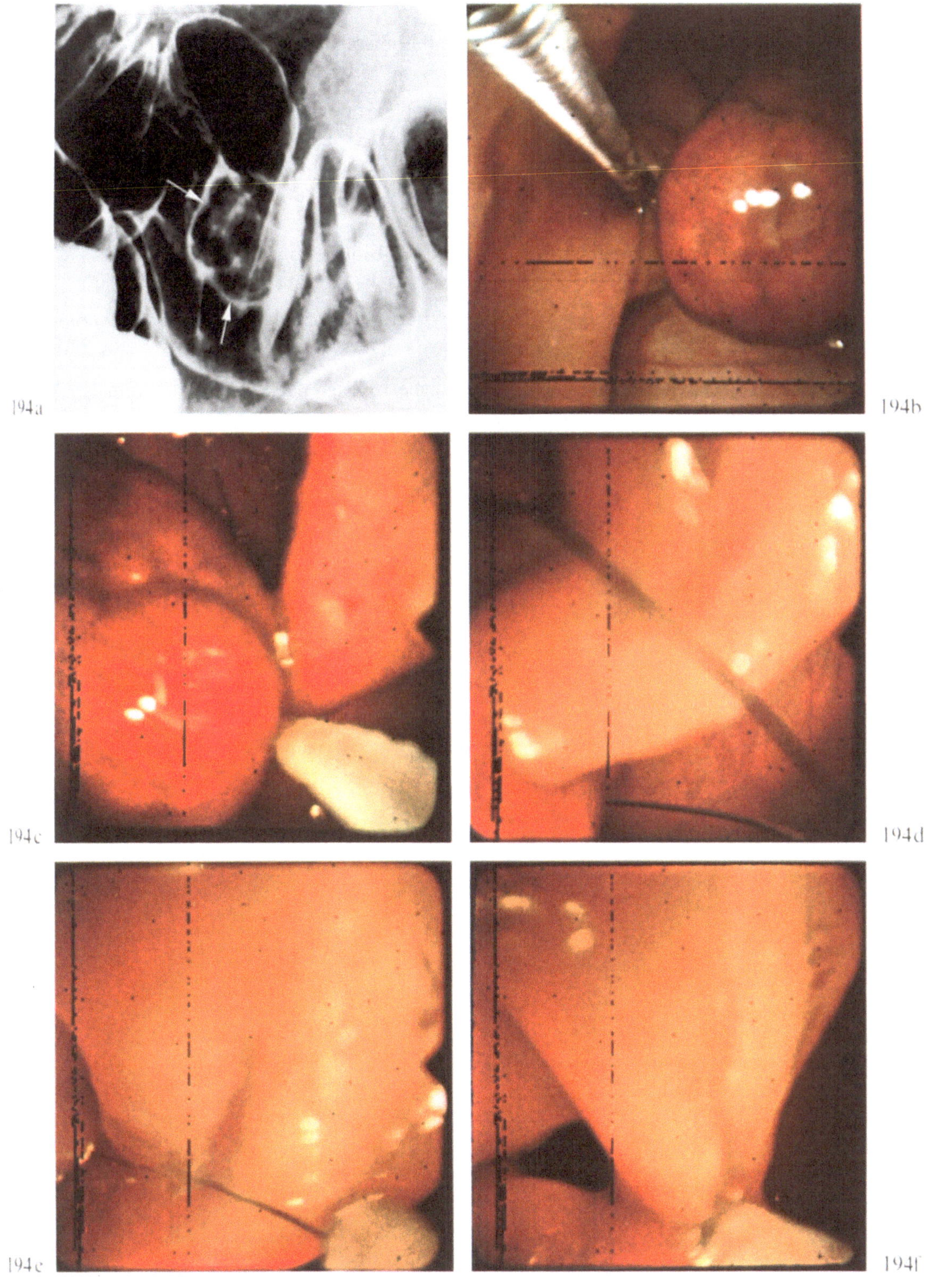

194a
194b
194c
194d
194e
194f

8.4 Elektroresektion mit der Hochfrequenzdiathermieschlinge (Fortsetzung)

194g u. h   Ausbildung einer schmalen Nekrosezone an der Abtragungsstelle

194i   Unblutig abgetragener Polyp

194j   Bergung der Polypen mit einer Biopsiezange

194k   Geborgener Polyp mit gyrierter Oberfläche (polypöses Adenom)

194l   Kleine (3 mm) reizlose Narbe 10 Tage nach der Polypektomie

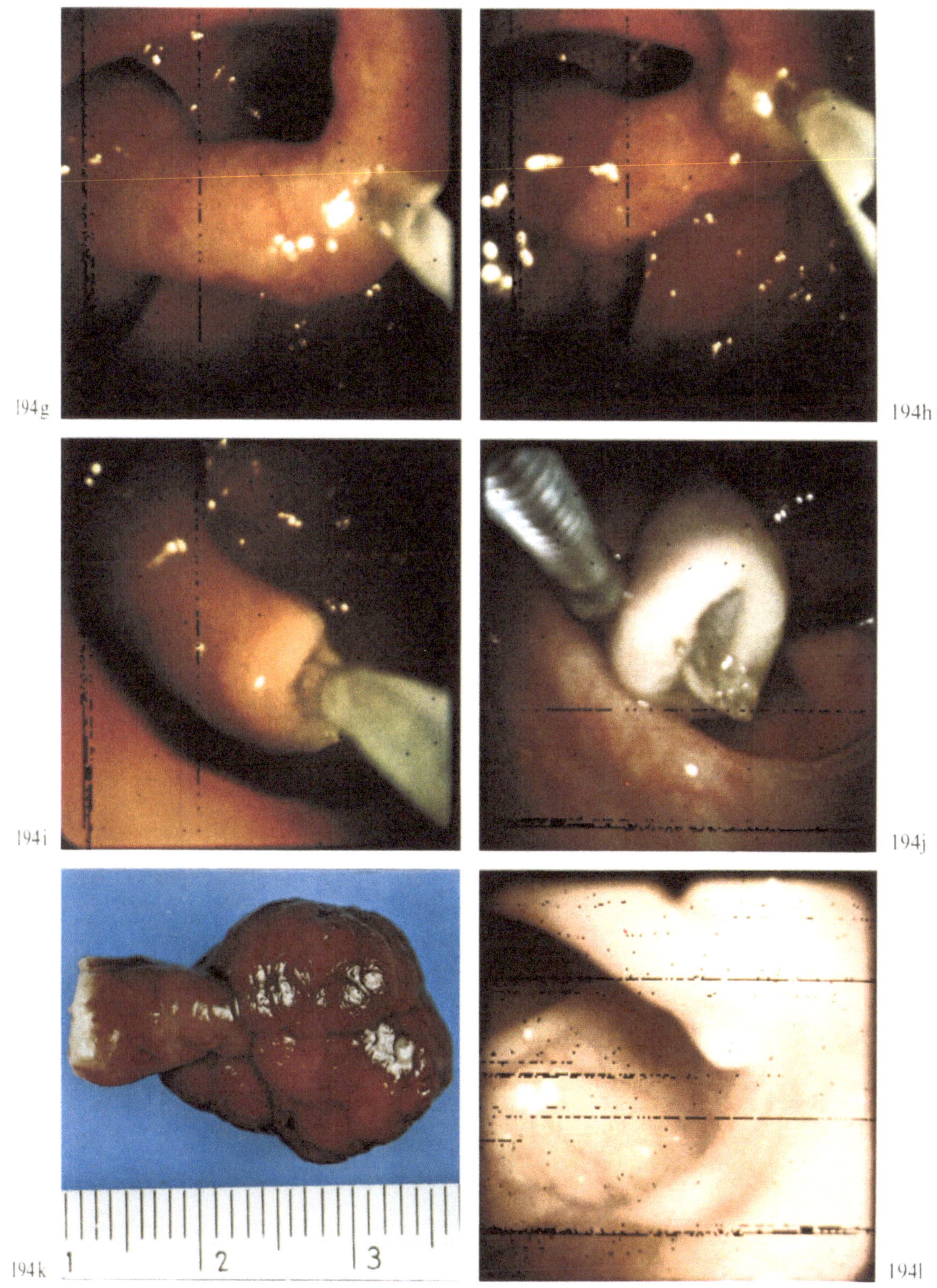

194g 194h 194i 194j 194k 194l

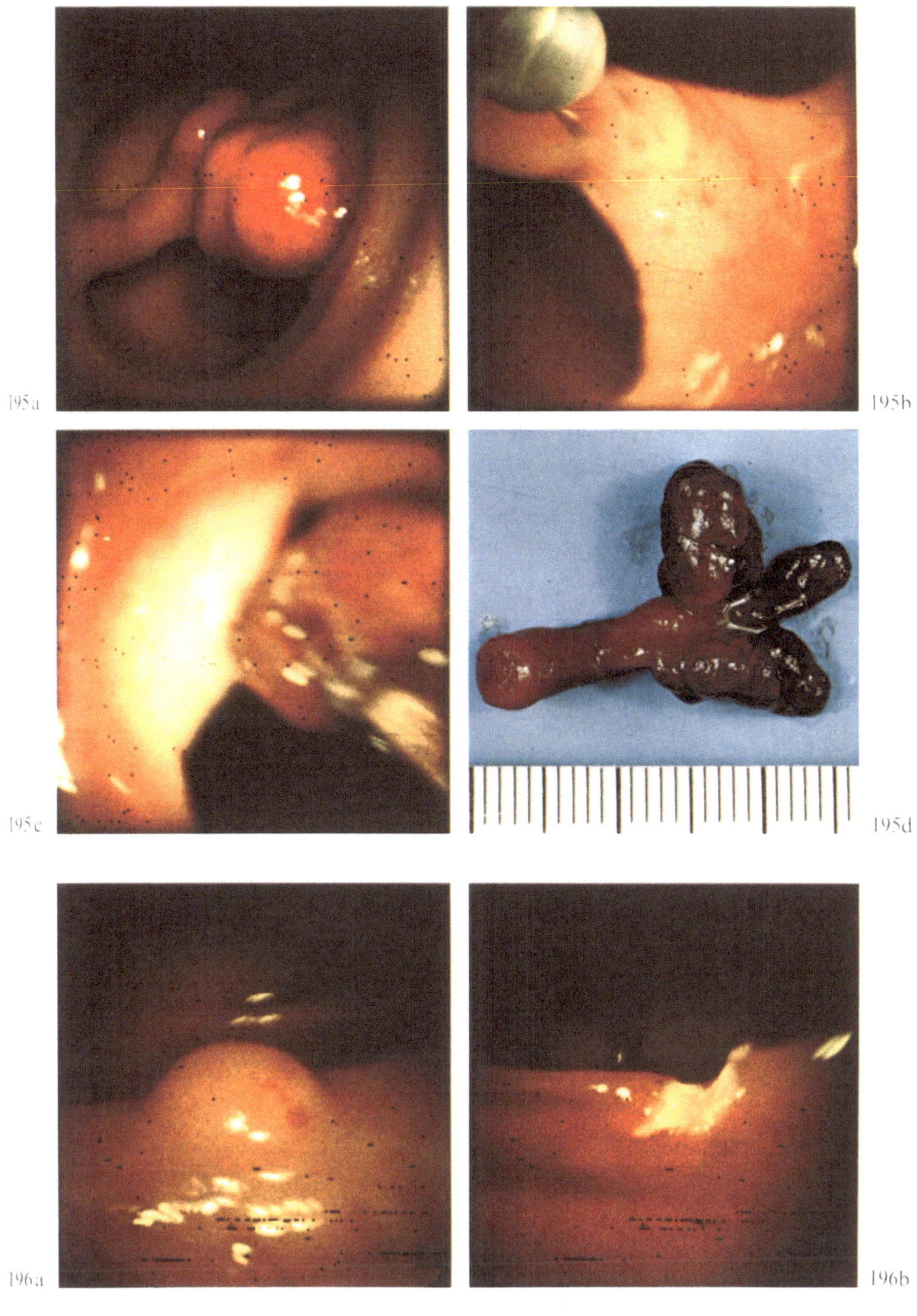

195a

195b

195c

195d

196a

196b

197 a—c   Abtragung und Bergung eines polypösen Adenoms mit histologisch nachgewiesenem fokalem Krebs

197 d—f   Verlaufskontrolle
    d) Polypektomieulcus am Tag der Abtragung (6 mm)
    e) Ulcus (4 mm) mit reizloser Umgebung nach 3 Tagen
    f) Faltenstern 6 Wochen nach der Polypektomie

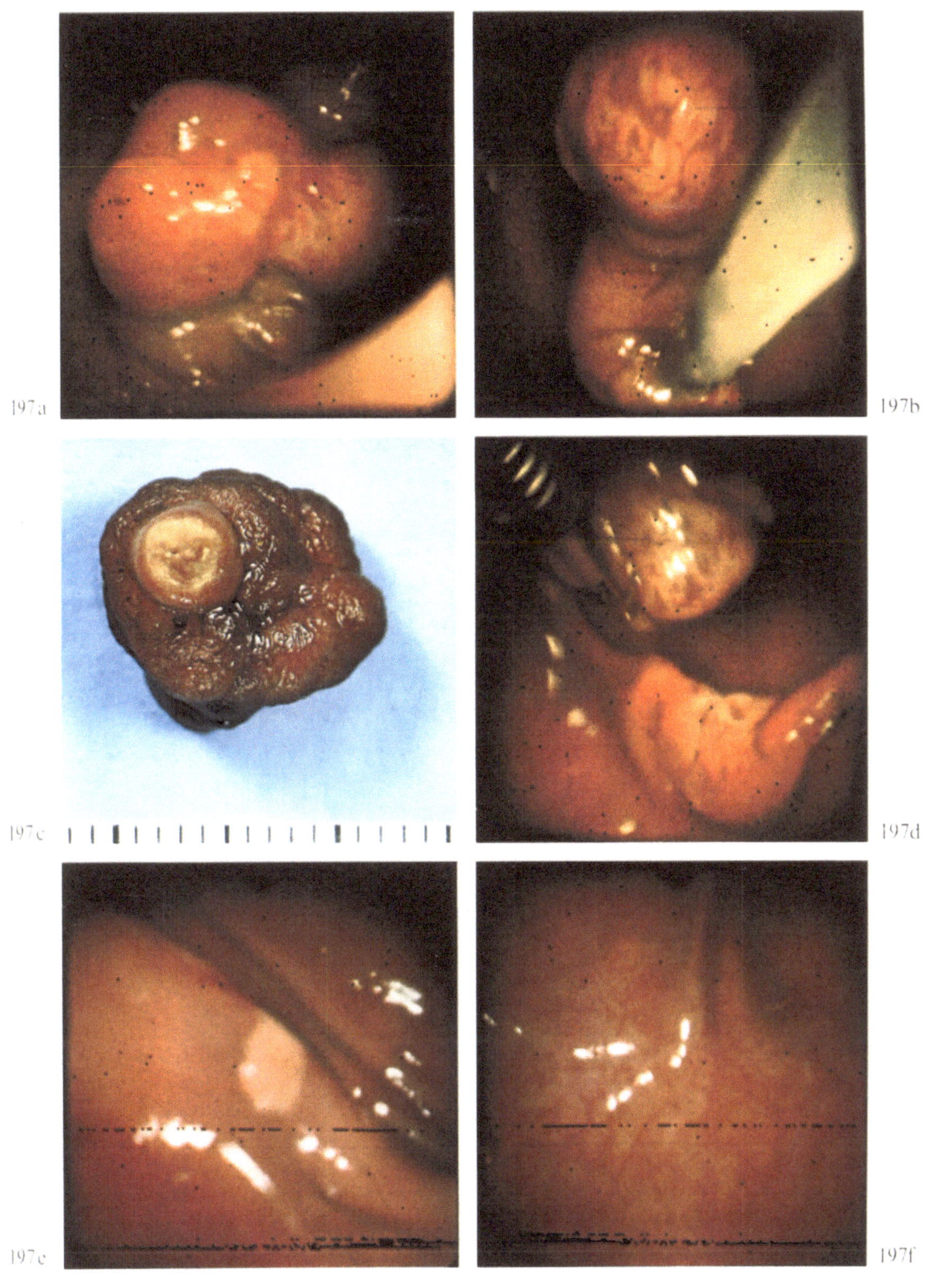

197a
197b
197c
197d
197e
197f

198a—h   Elektroresektion eines großen gestielten und mehrfach gelappten
Sigmapolypen mit der offenen Hochfrequenzdiathermieschlinge

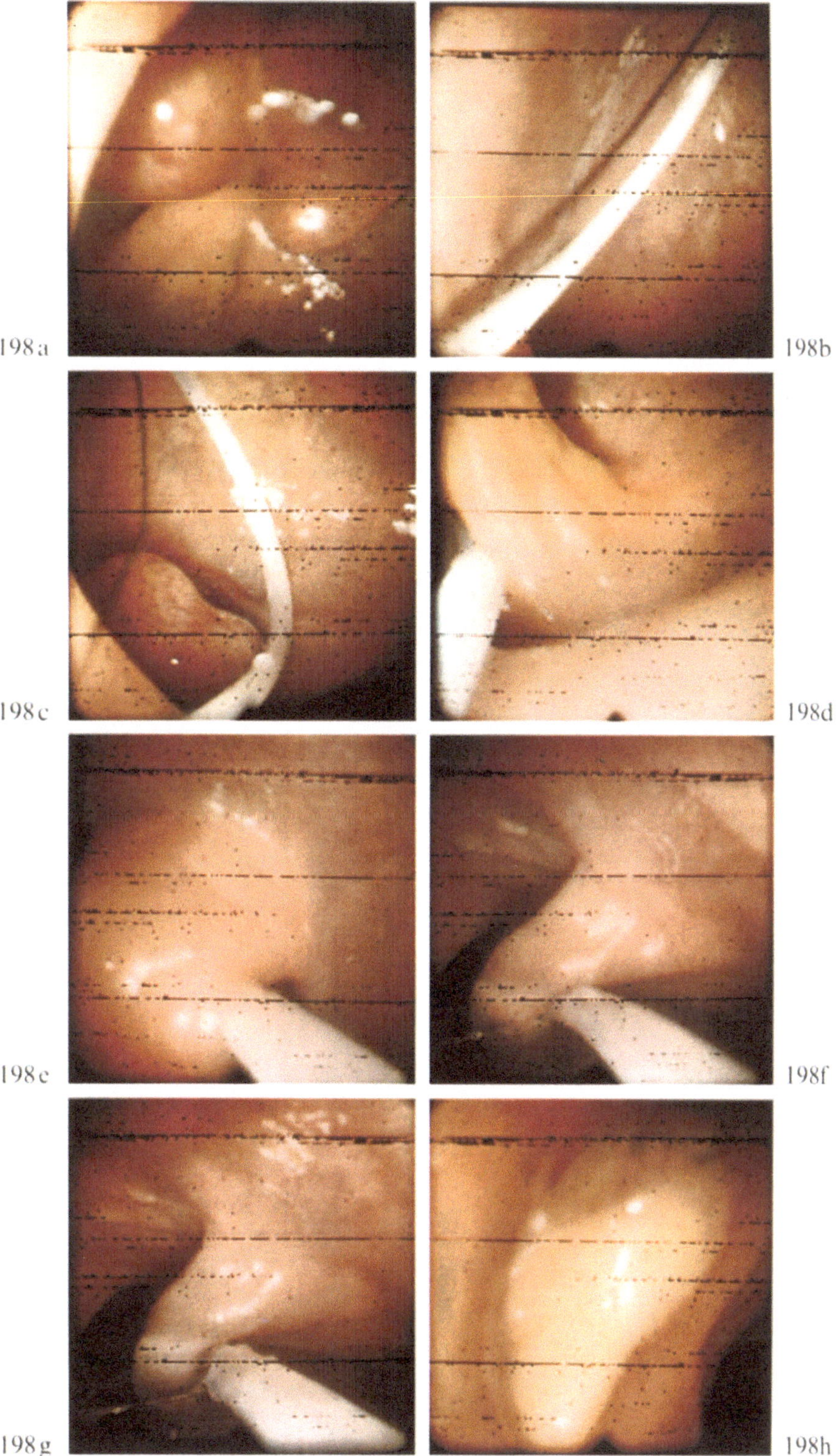

198a

198b

198c

198d

198e

198f

198g

198h

8.5 Breitbasige Colonpolypen

199a u. b   Polypöse Adenome (Basis 1,5/2 cm)

200a u. b   Papilläres Adenom (Oberfläche)
             Papilläres Adenom (Basis 3 cm)

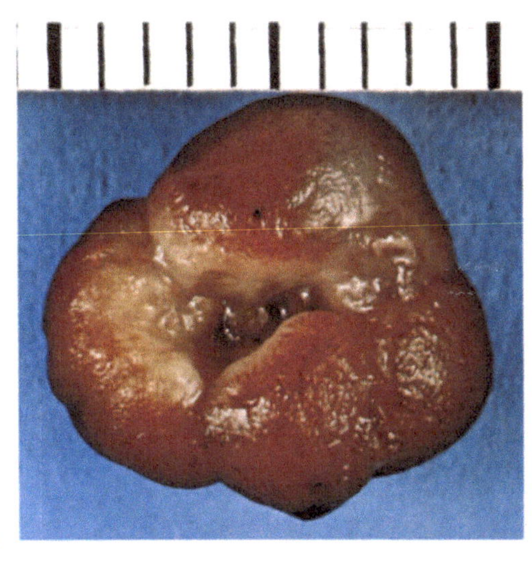

199a

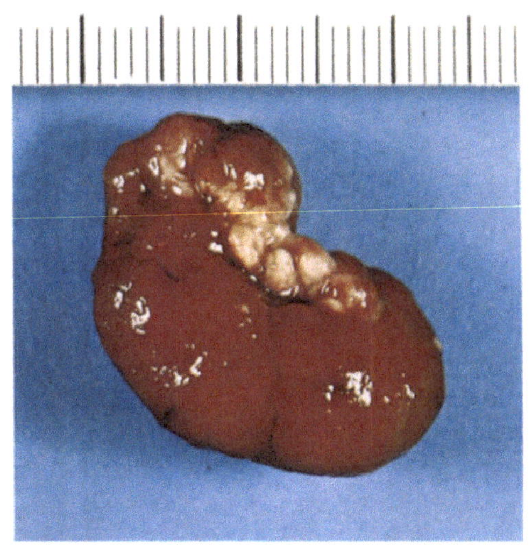

199b

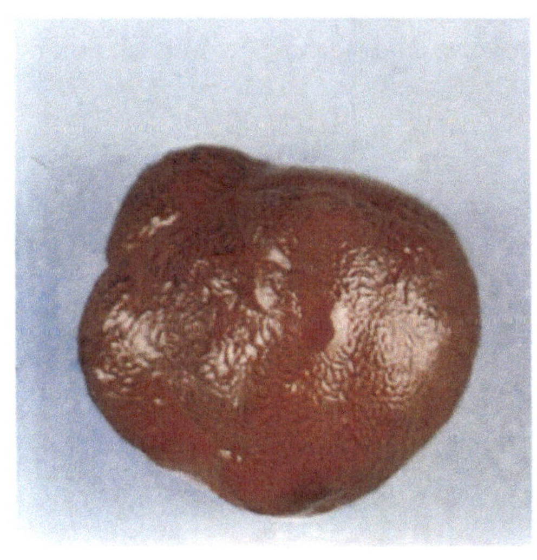

200a

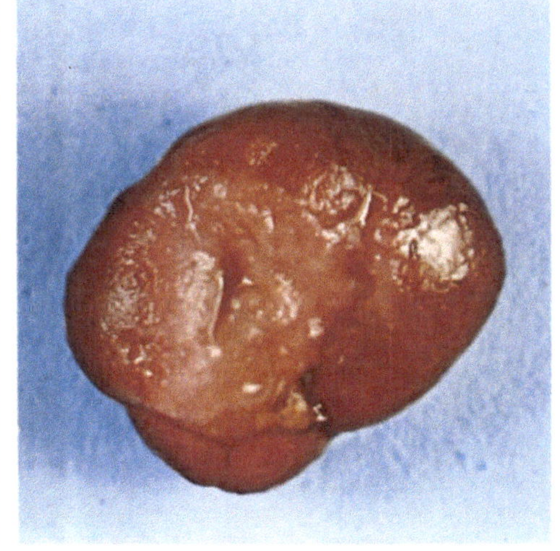

200b

8.5 Breitbasige Colonpolypen (Fortsetzung)

201a u. b   Villöses Papillom (Oberfläche)
             Villöses Papillom (Basis 2 cm)

202a u. b   Polypöse Adenome mit fokalem Krebs

8.6 Peutz-Jeghers-Polypen

203a   Großer gestielter, im Bereich der Kuppe gelappter Polyp im Colon
        ascendens (Kuppe 3 cm, Basis 1 cm)

203b   Extrahierter Polyp

203c   Histologie: Papillomatöser Polyp mit Fiederung der Muscularis mu-
        cosae (Peutz-Jeghers-Polyp)

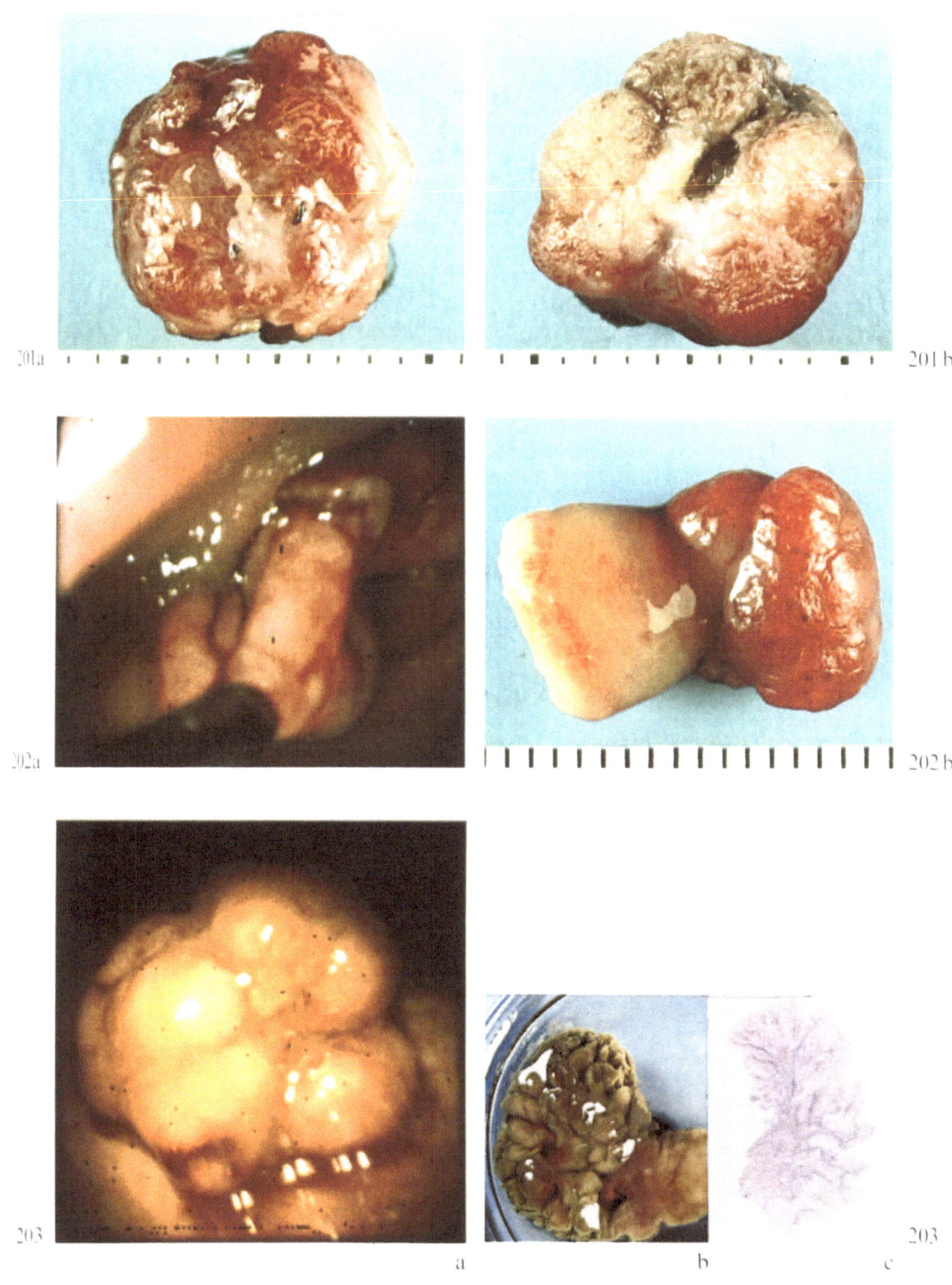

201a

201 b

202a

202 b

203

a

b

c

203

204a   Gestielter Polyp im oberen Sigma (Kuppe 2 × 2,5 cm, Basis 1 cm)

204b   Flaches glattrandiges Restulcus (4 mm) nach 5 Wochen

204c   Kleine Narbe mit Faltenkonvergenz nach 12 Wochen

205a   Polypektomieulcus eines breitbasigen (1,5 cm) Sigmapolypen unmittelbar nach der Abtragung (Adenomatöser Polyp mit fokalem Krebs)

205b   Kontrolle der Abtragungsstelle nach 3 Tagen. Scharf begrenzte Nekrose (1 cm) mit leicht erhabenem Randwall

205c   Kontrolle der Abtragungsstelle nach 5 Tagen. Entrundetes Ulcus (10 × 6 mm). Vollständige Abheilung nach 18 Tagen

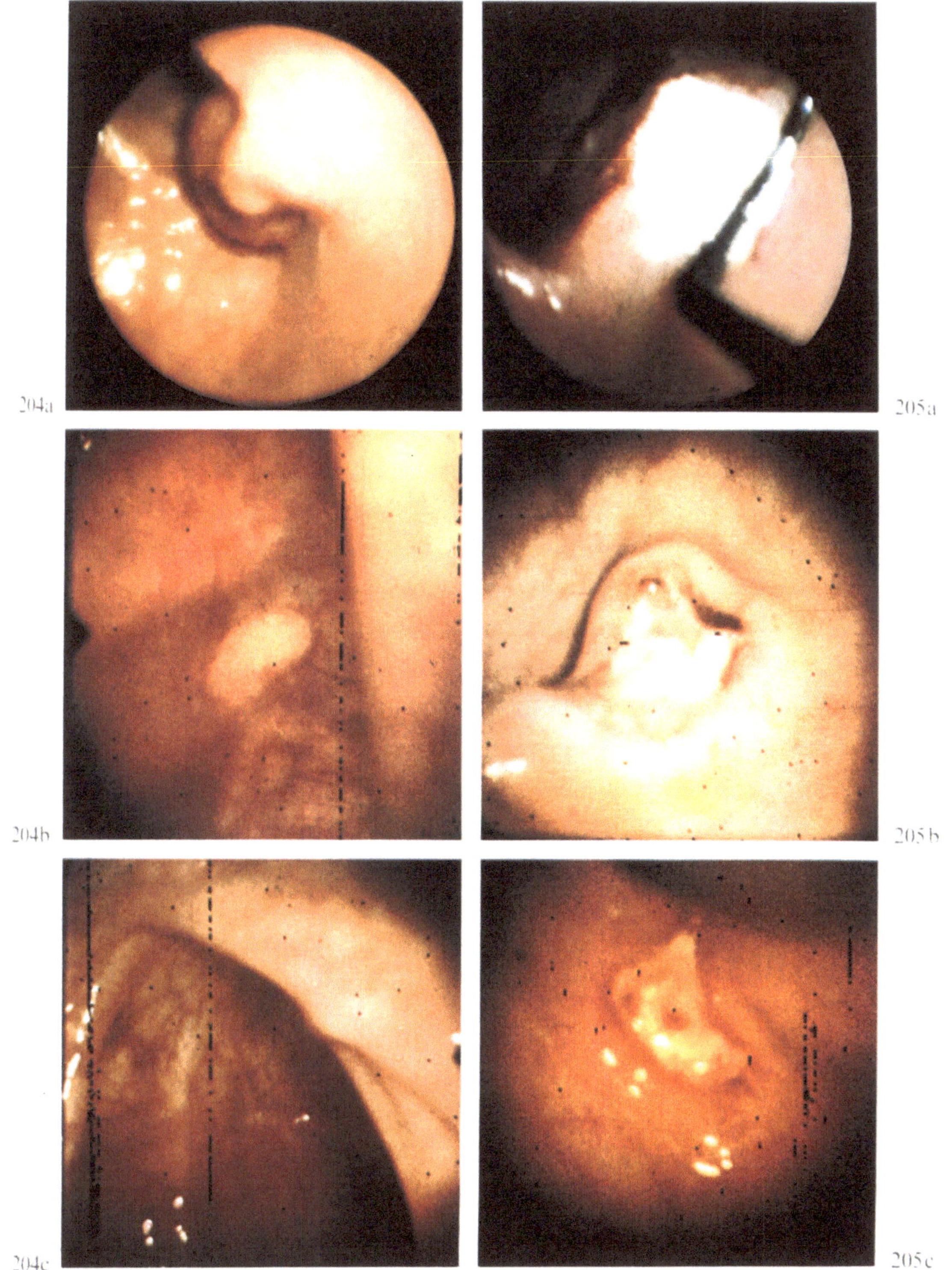

204a

205a

204b

205b

204c

205c

8.8 Fremdkörperentfernung

206a—c   Bergung einer im oberen Sigma inkarzerierten transintestinalen
Sonde und des mit Schrotkugeln gefüllten Guide

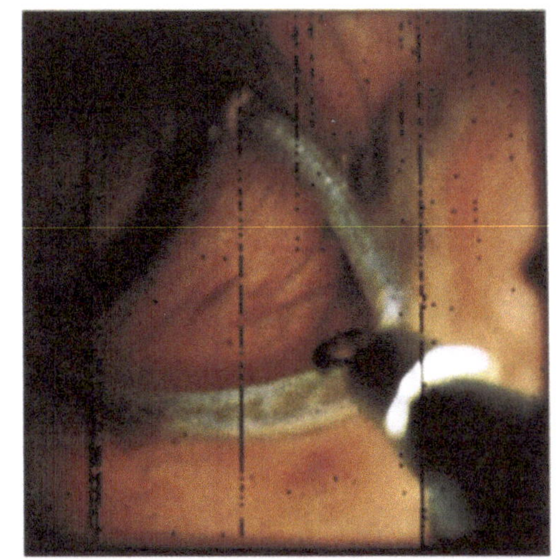

206 a

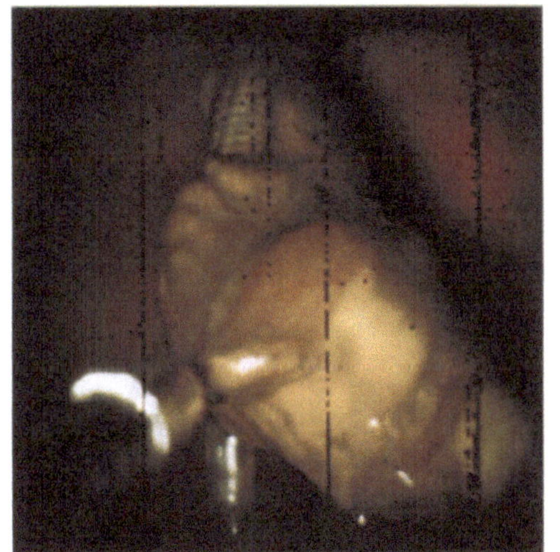

206 b

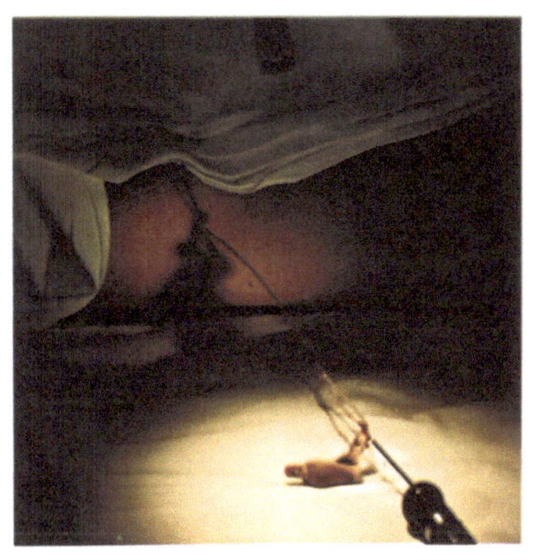

206 c

8.9 Injektionen

207a u. b   Verödung eines kleinen Hämangiomes im Colon transversum
a) vor der Injektion
b) Fibrosierung nach 14 Tagen

8.10 Elektrokoagulation

208a u. b   Blutendes Hämangiom (C. ascendens) vor und nach Elektrokoagulation

8.11 Angiographie

209a u. b   Endoskopisch-angiographische Darstellung von Colonvaricen
(C. ascendens)

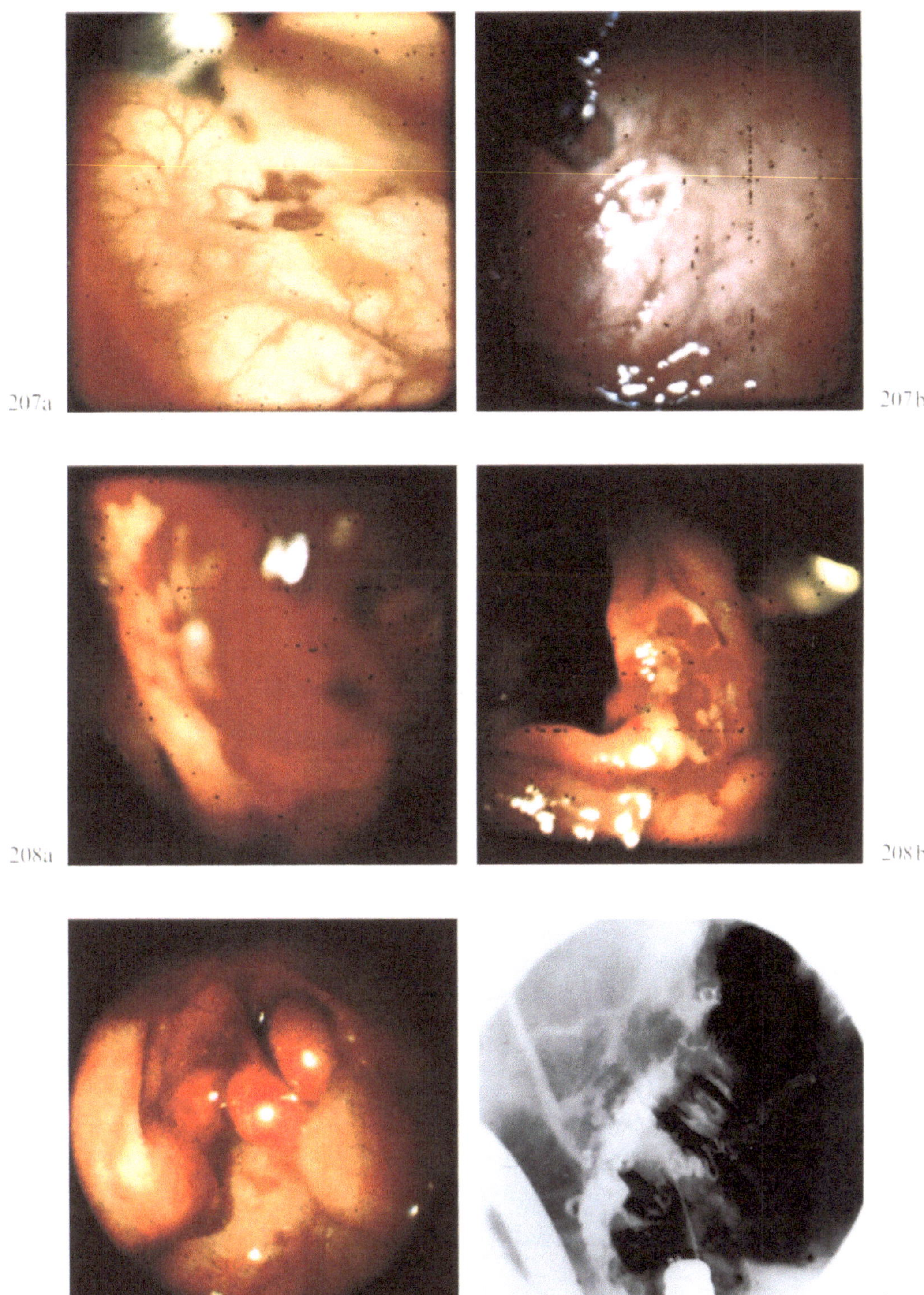

207a
207b
208a
208b
209a
209b

9. Tumoren des Colons

9.1 Benigne Tumoren

210a—c   Polypöses Adenom (10 mm) bei ausgedehnter Sigma-Divertikulose

211   Längsovales breitbasiges polypöses Adenom des Coecum (20×5 mm)

212   Gestieltes polypöses Adenom des Sigma (Stiel 1,5 cm, Kuppe 2×3 cm)

213   Zwei papilläre Adenome des Sigma an einem gemeinsamen Stiel

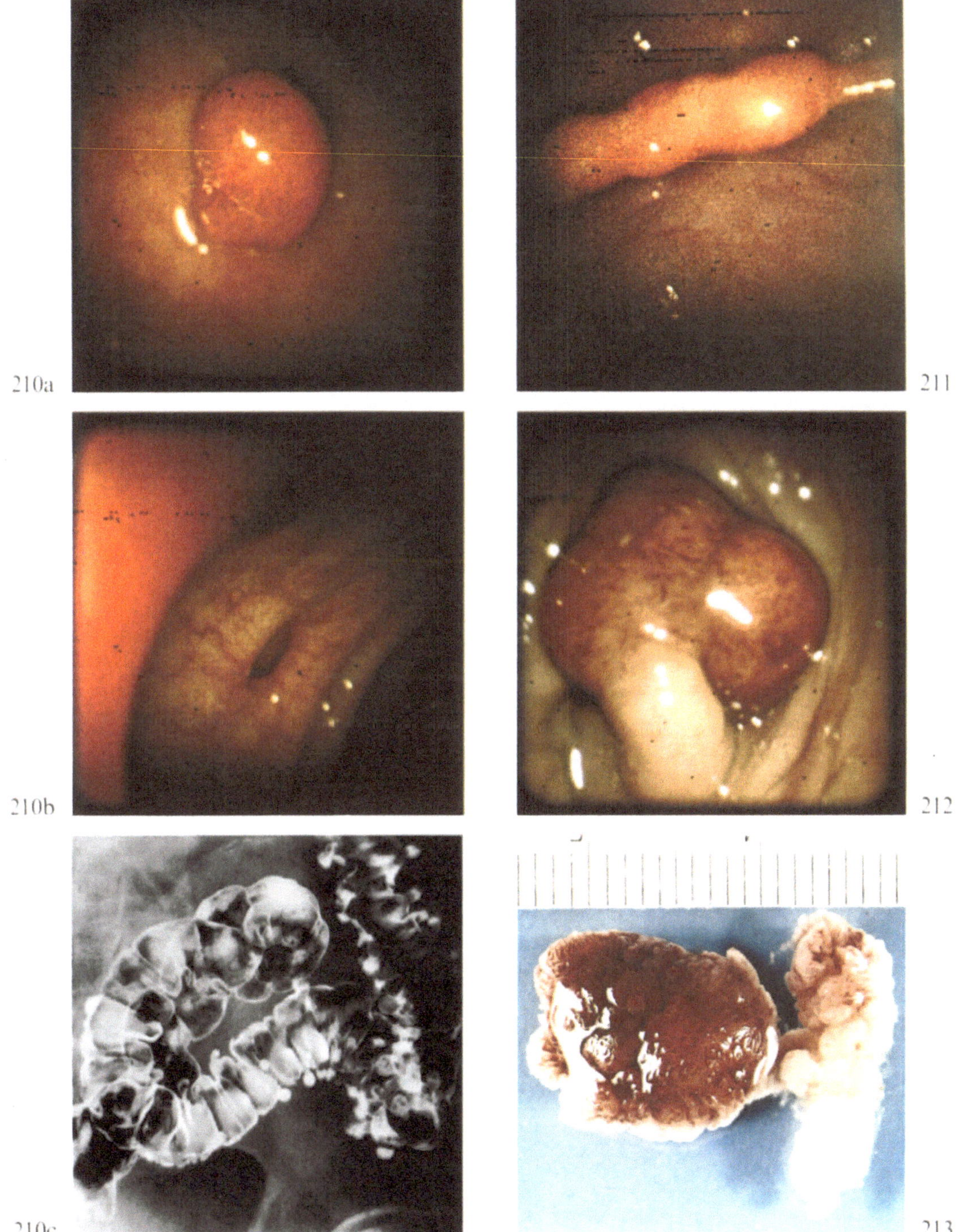

210a

210b

210c

211

212

213

9.1 Benigne Tumoren (Fortsetzung)

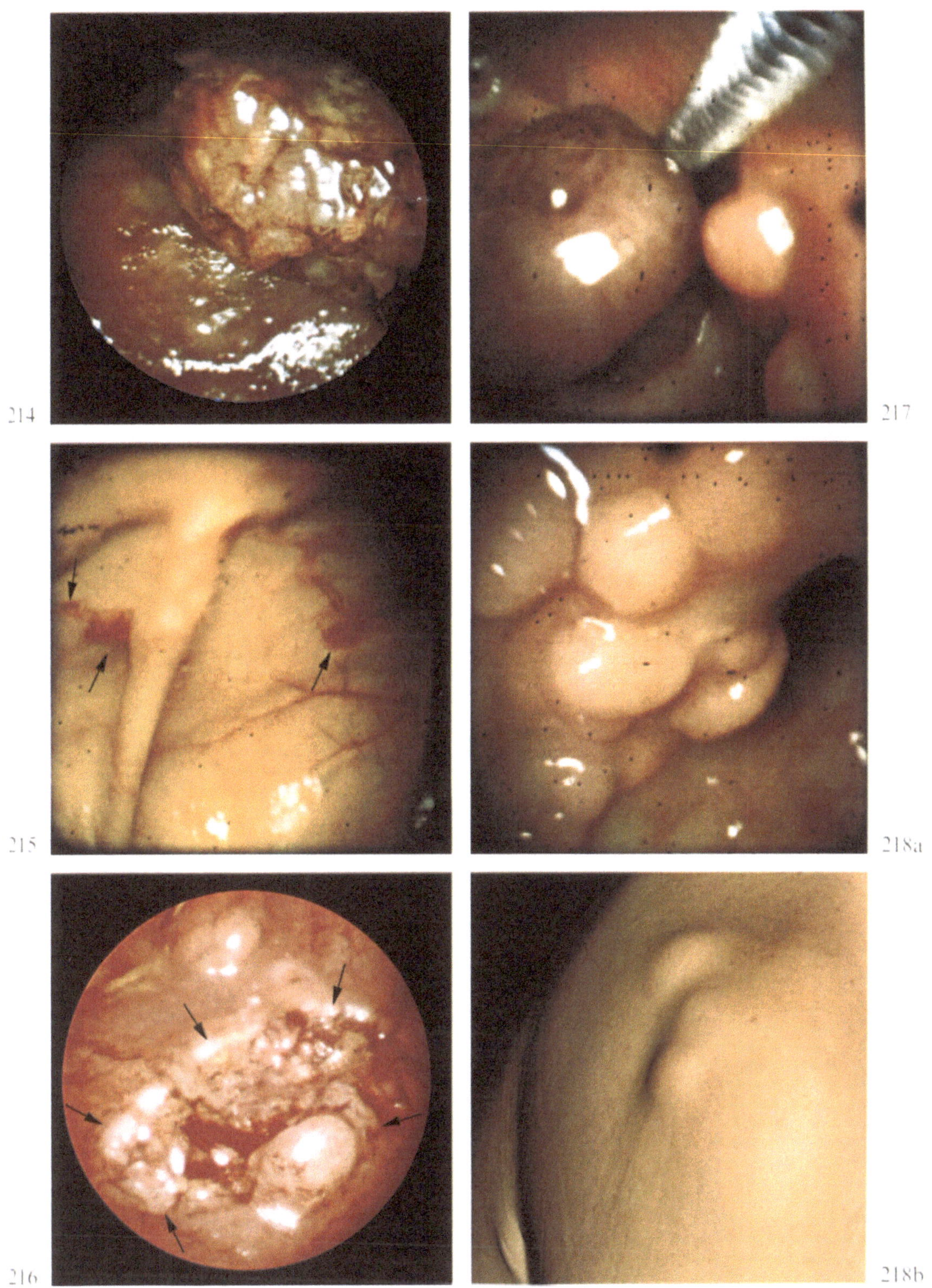

214

217

215

218a

216

218b

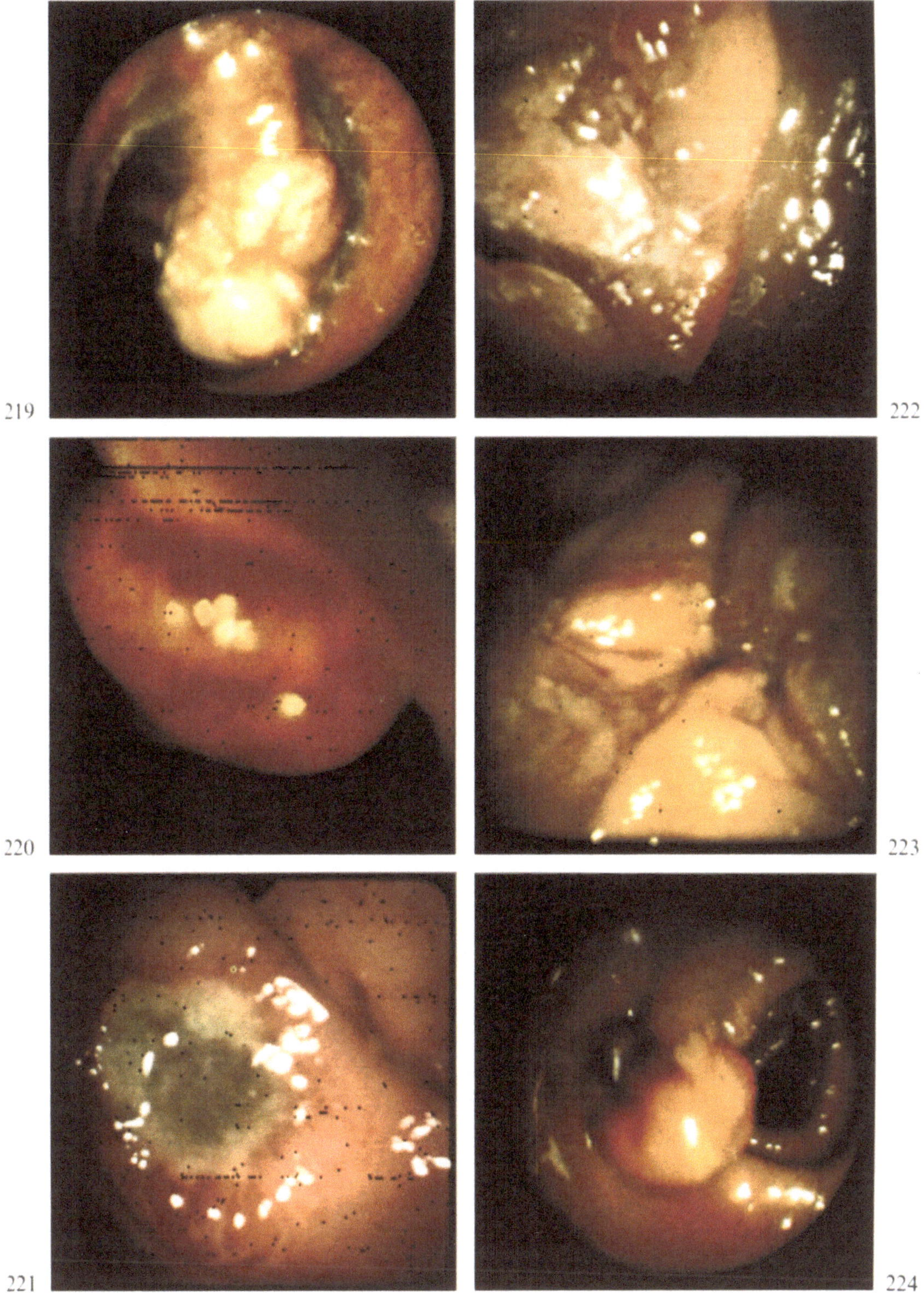

219

220

221

222

223

224

225a u. b   Polypoid wachsendes und zentral exulcerierendes Adenocarcinom des Sigma (225a) mit zwei sessilen adenomatösen Polypen (225b) 10 cm distal des Malignoms (sentinal polyps)

226a u. b   Rezidiv eines Sigmacarcinoms (226a) acht Zentimeter distal der Anastomose (226b)

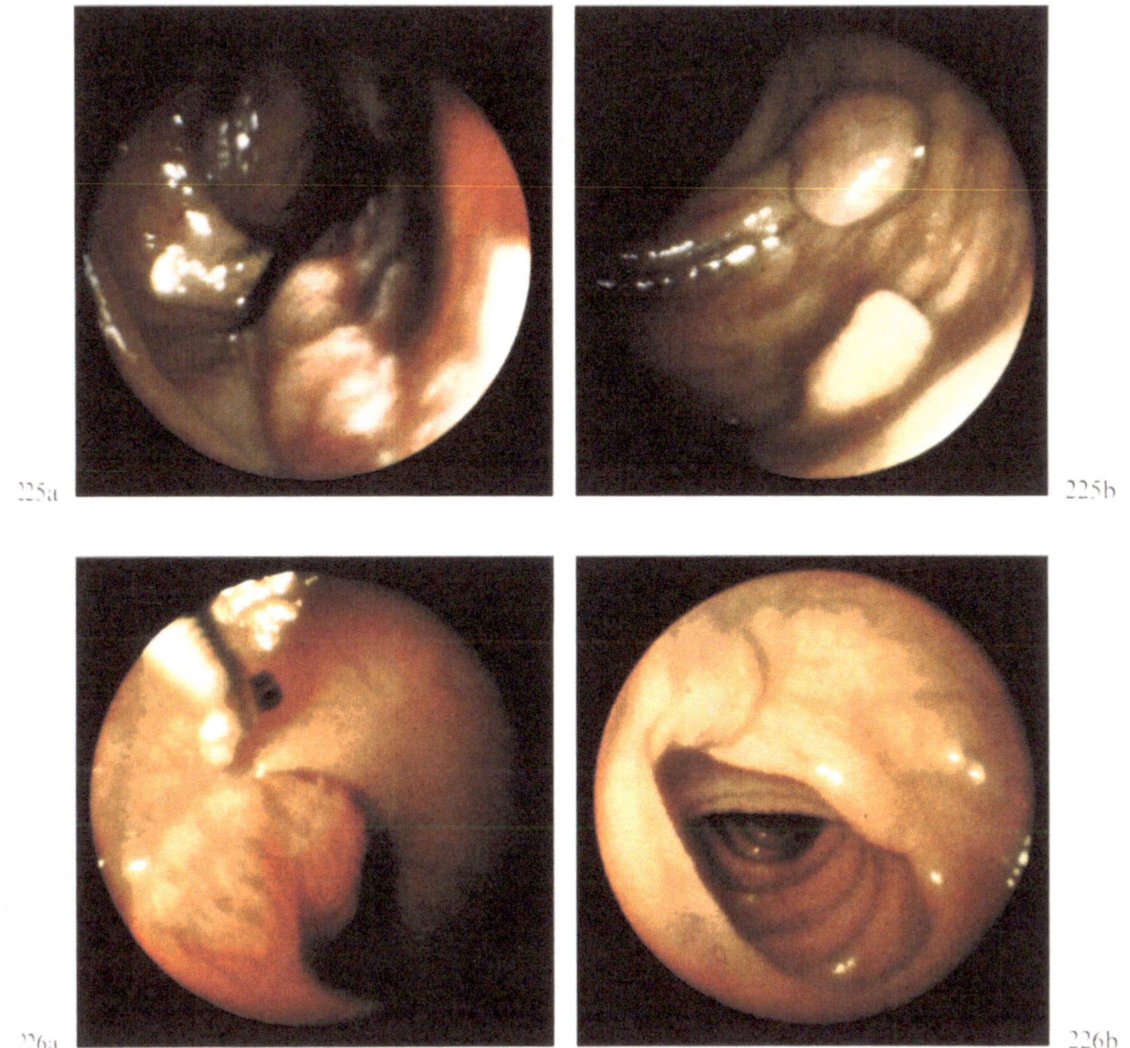

225a

225b

226a

226b

9.3 Sigmastenosen

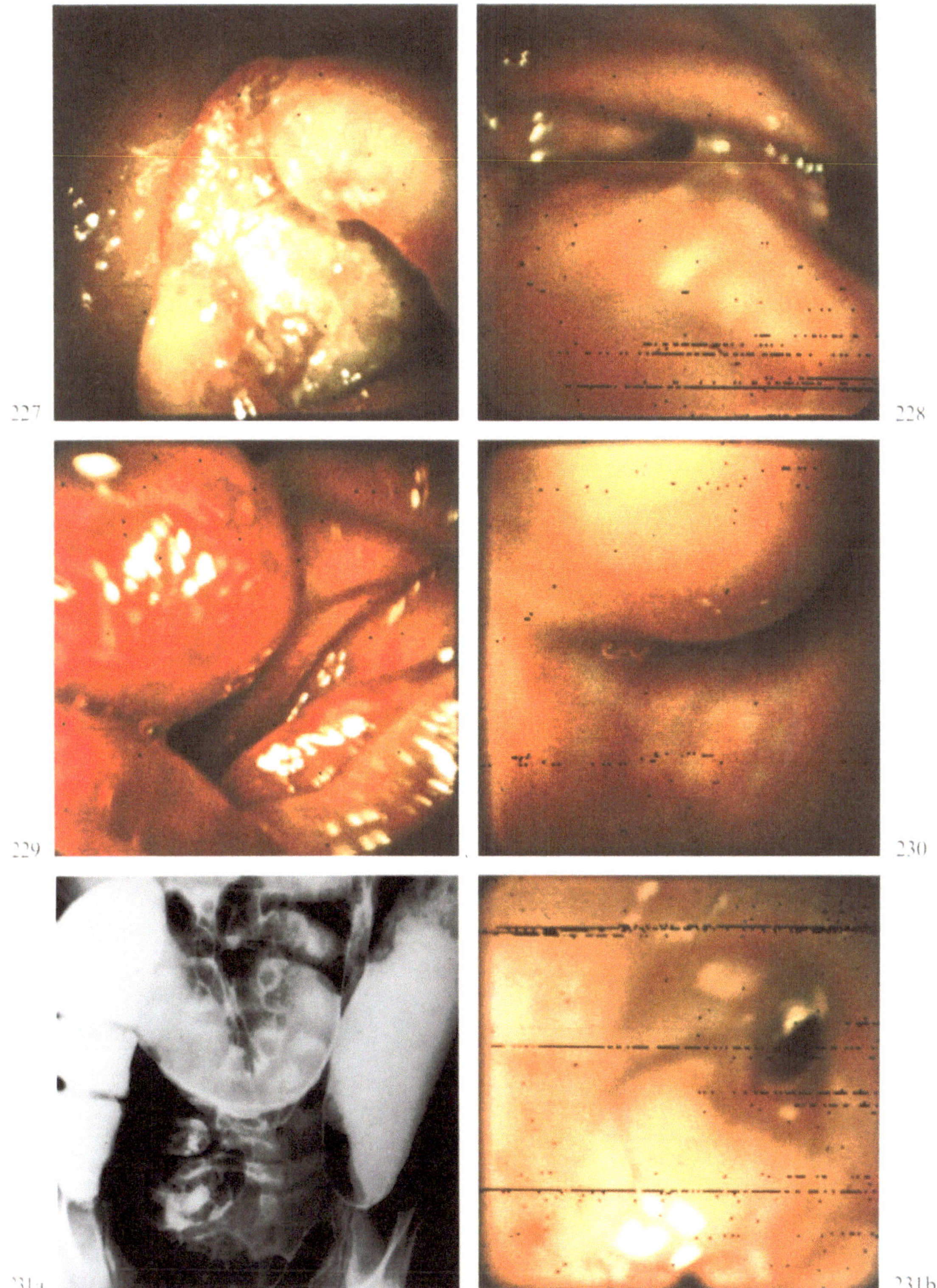

227

228

229

230

231a

231b

9.4 Tumorähnliche Läsionen

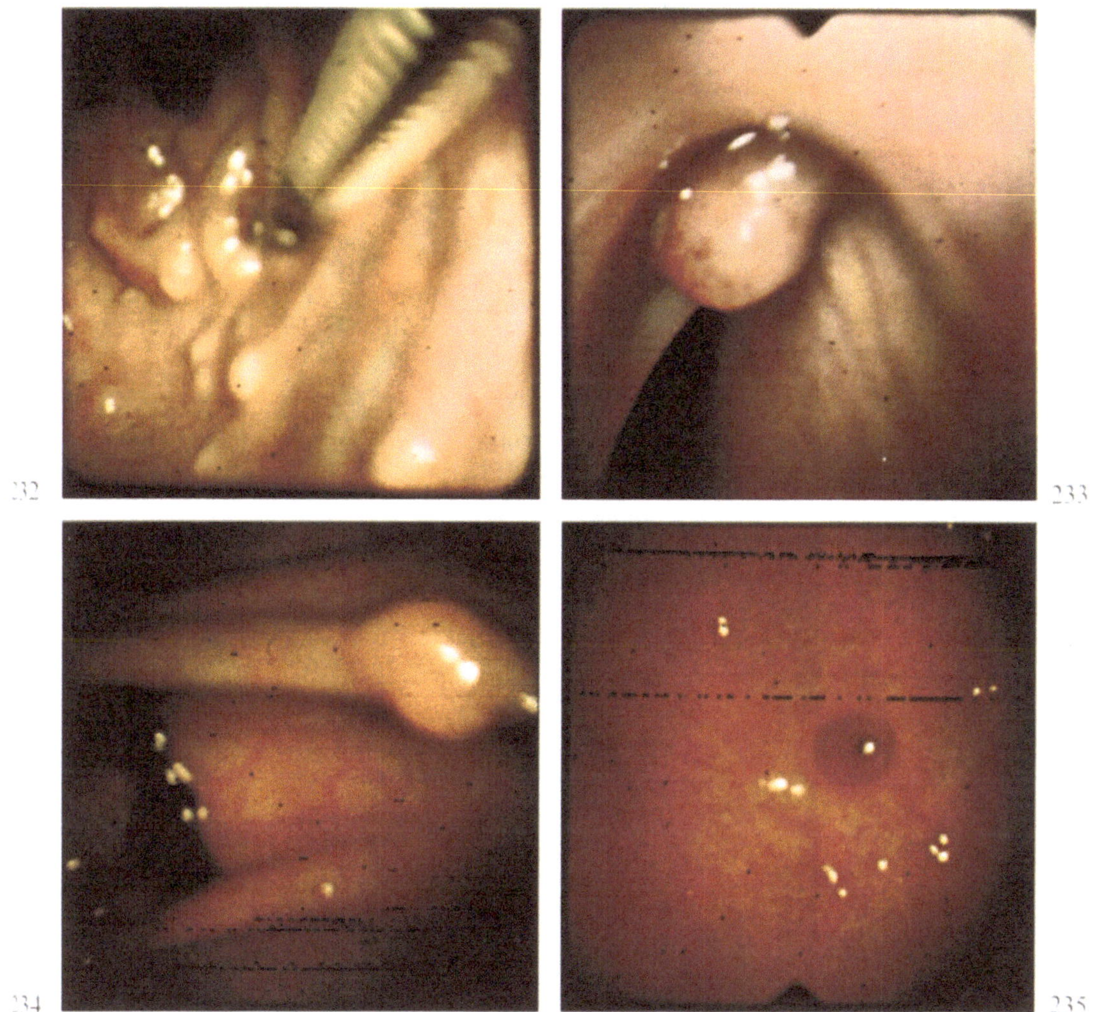

232 233

234 235

10. Colitis ulcerosa

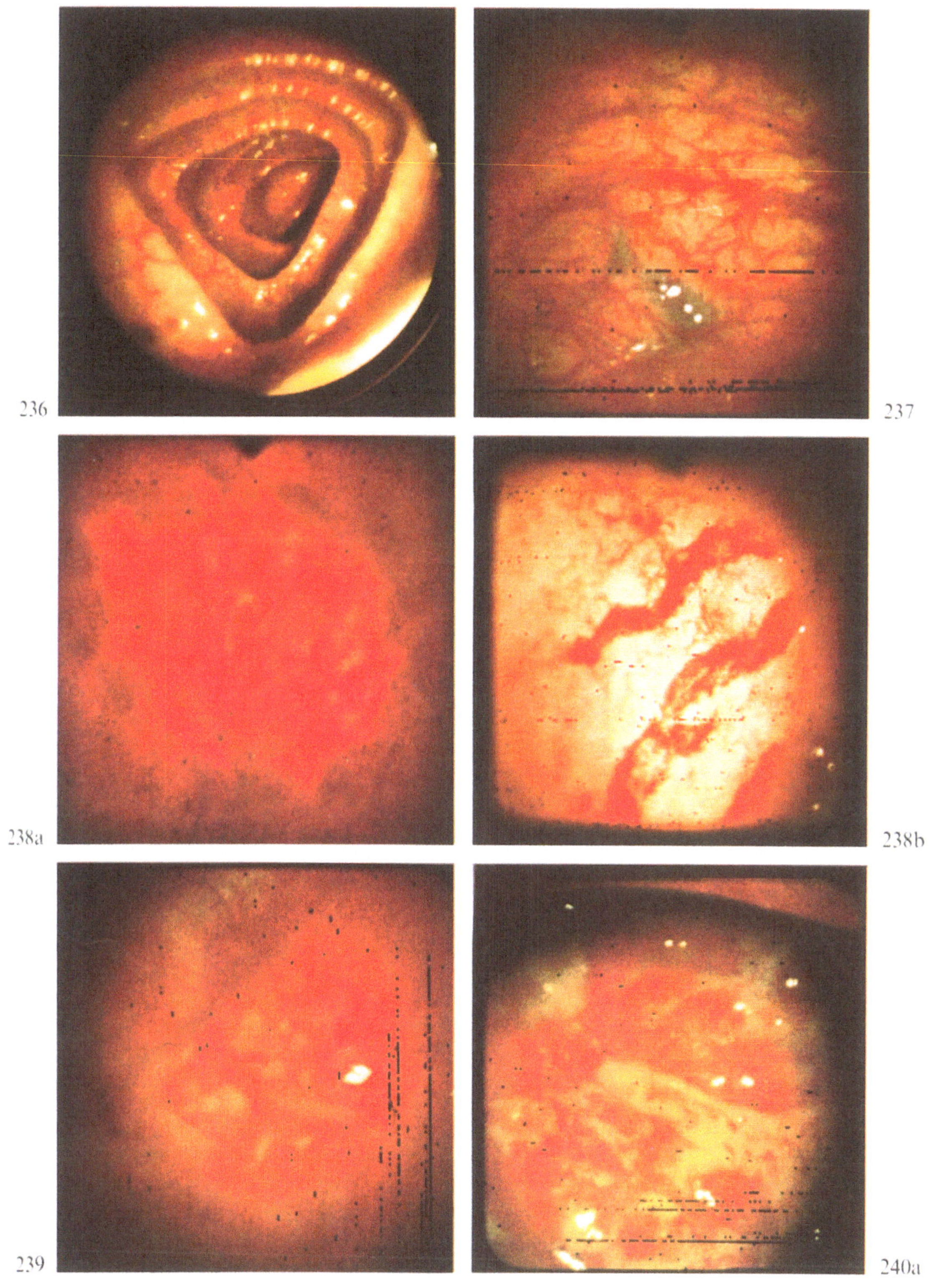

236

237

238a

238b

239

240a

10. Colitis ulcerosa (Fortsetzung)

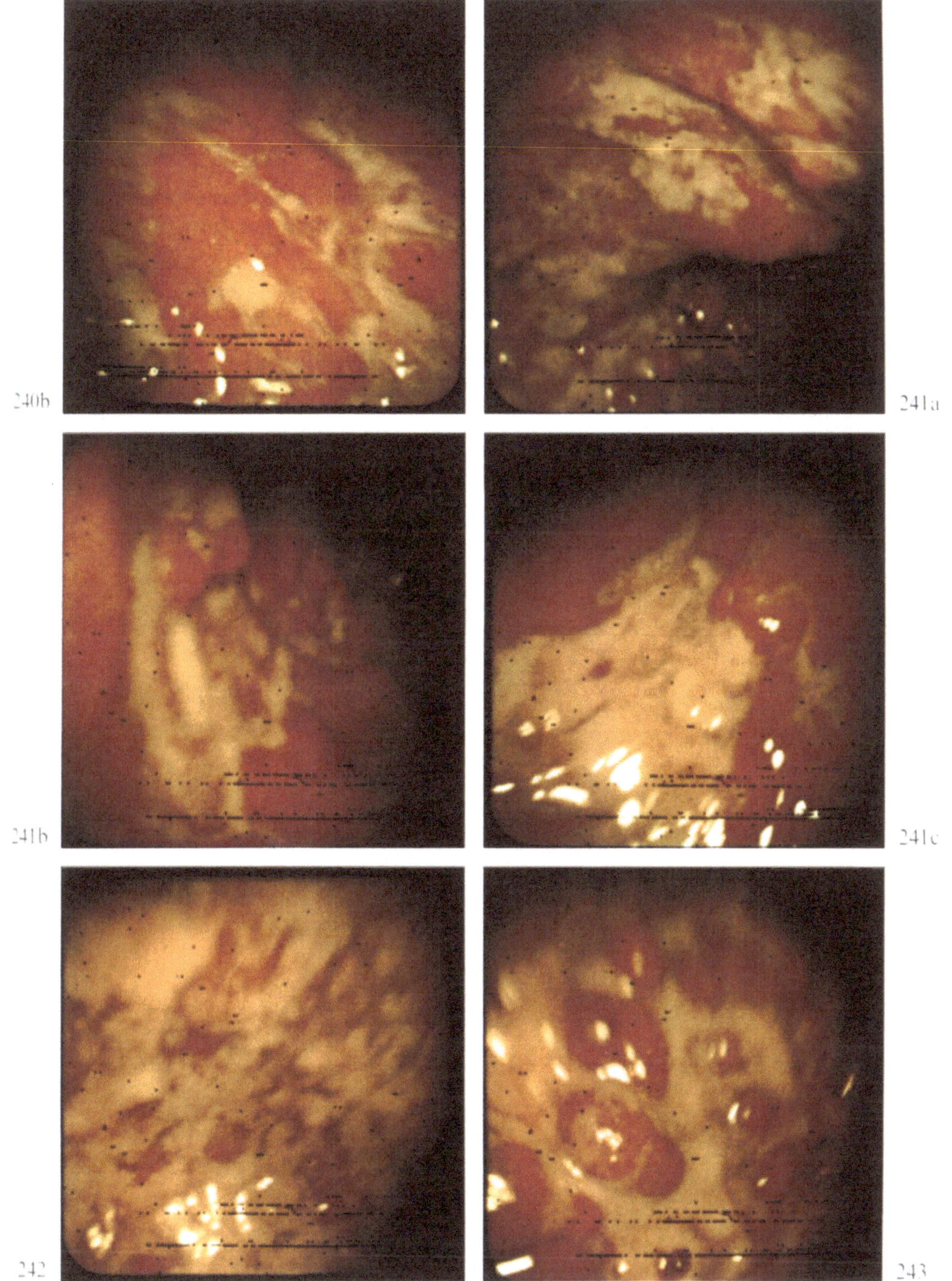

240b
241a
241b
241c
242
243

10. Colitis ulcerosa (Fortsetzung)

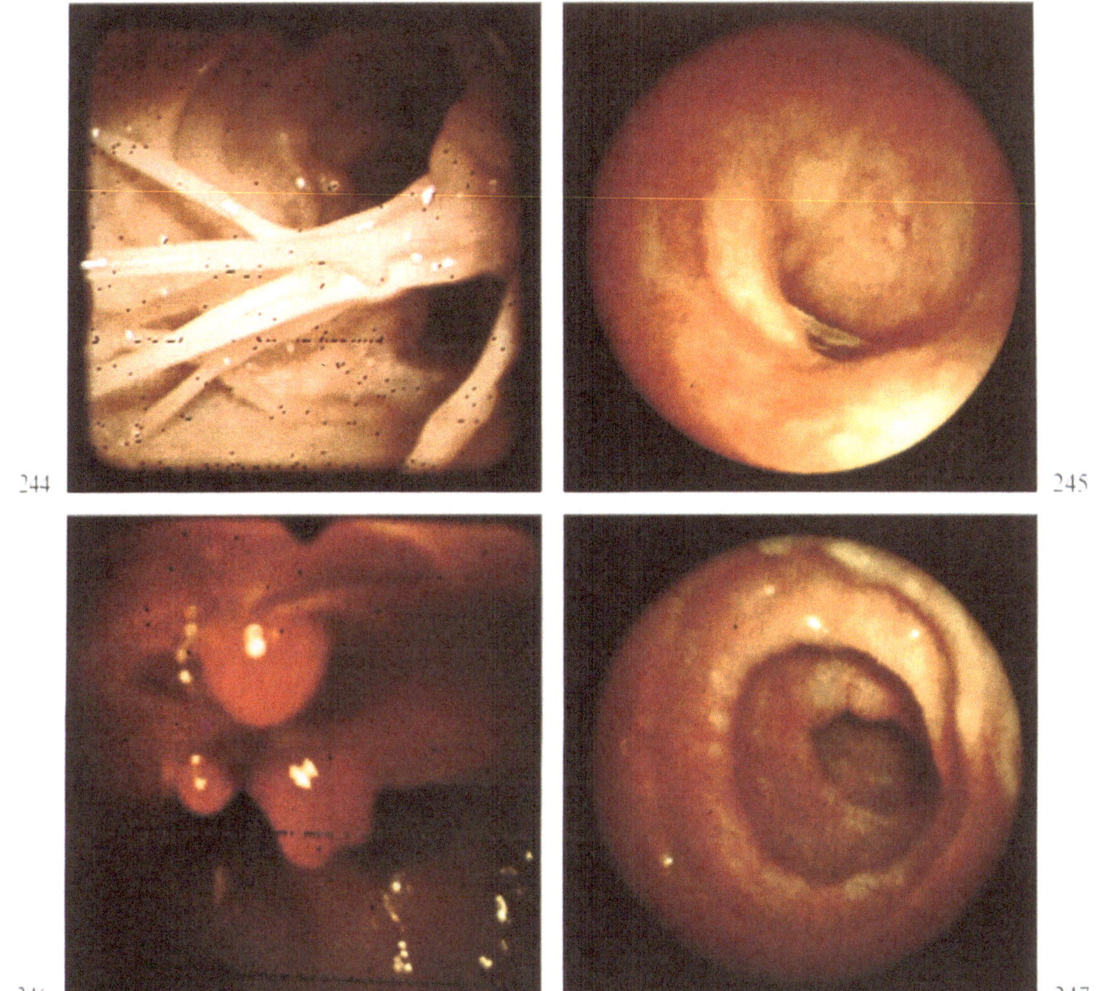

244

245

246

247

11. Morbus Crohn des Dickdarmes und des terminalen Ileums

248   Multiple perianale Fisteln und Fissuren (Morbus Crohn)

249   Von normaler Schleimhaut umgebene erosive Defekte (skip lesions) im Rectum

250   Morbus Crohn des Colons (Fissuren, Ödem)

251   Ileitis terminalis (akute Form): Verdickte polypoid in das Lumen vorspringende Valvula Bauhini

252   Ileitis terminalis (akute Form): Polycyclisch begrenzte Läsion, Wandstarre und Lumeneinengung im terminalen Ileum, von unauffälliger Schleimhaut umgeben (skip lesion)

253   Unregelmäßig begrenzter erosiver Defekt mit Schleimhautödem im Coecum (skip lesion)

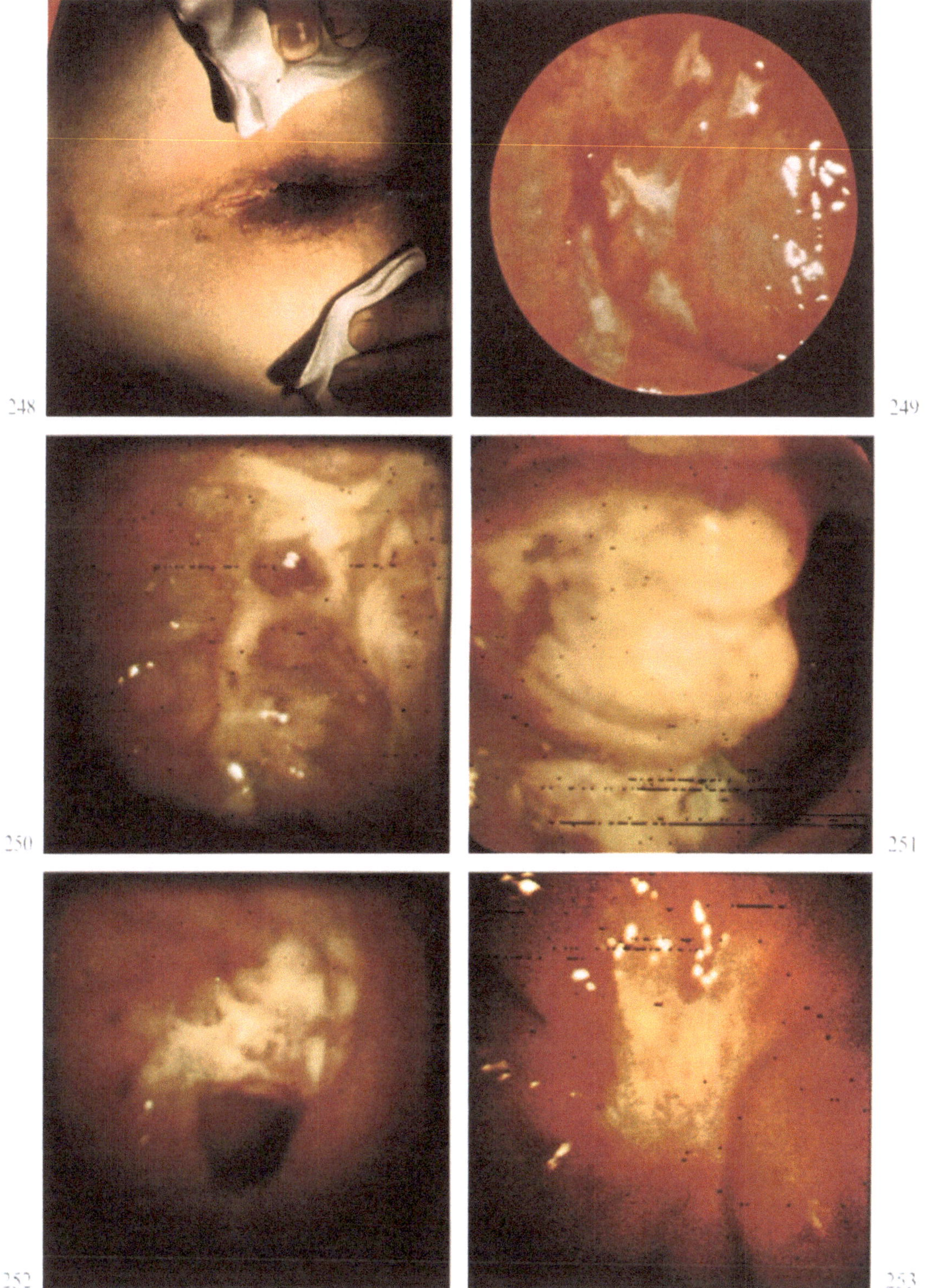

248   249

250   251

252   253

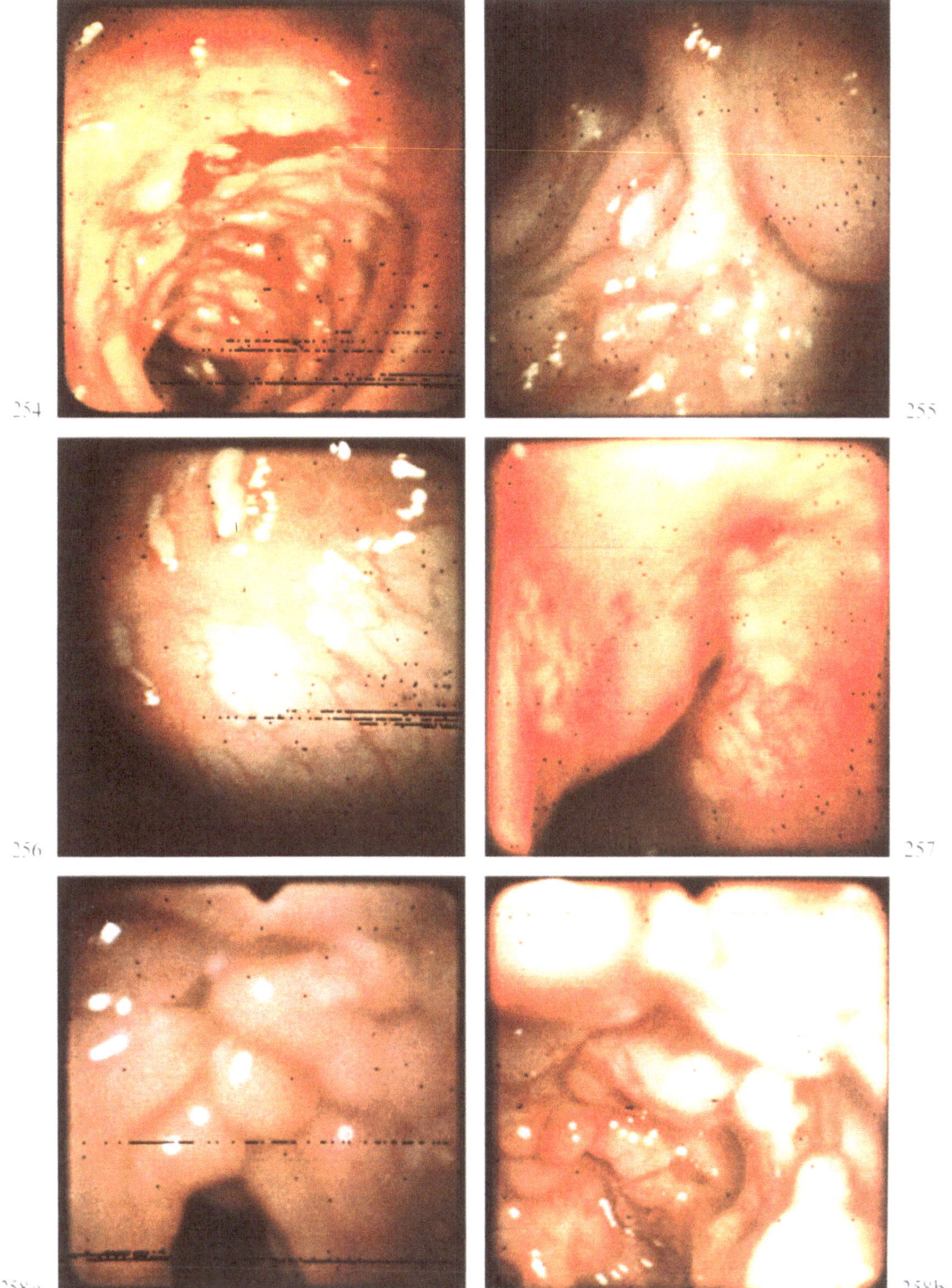

254

255

256

257

258a

258b

11. Morbus Crohn des Dickdarmes und des terminalen Ileums (Fortsetzung)

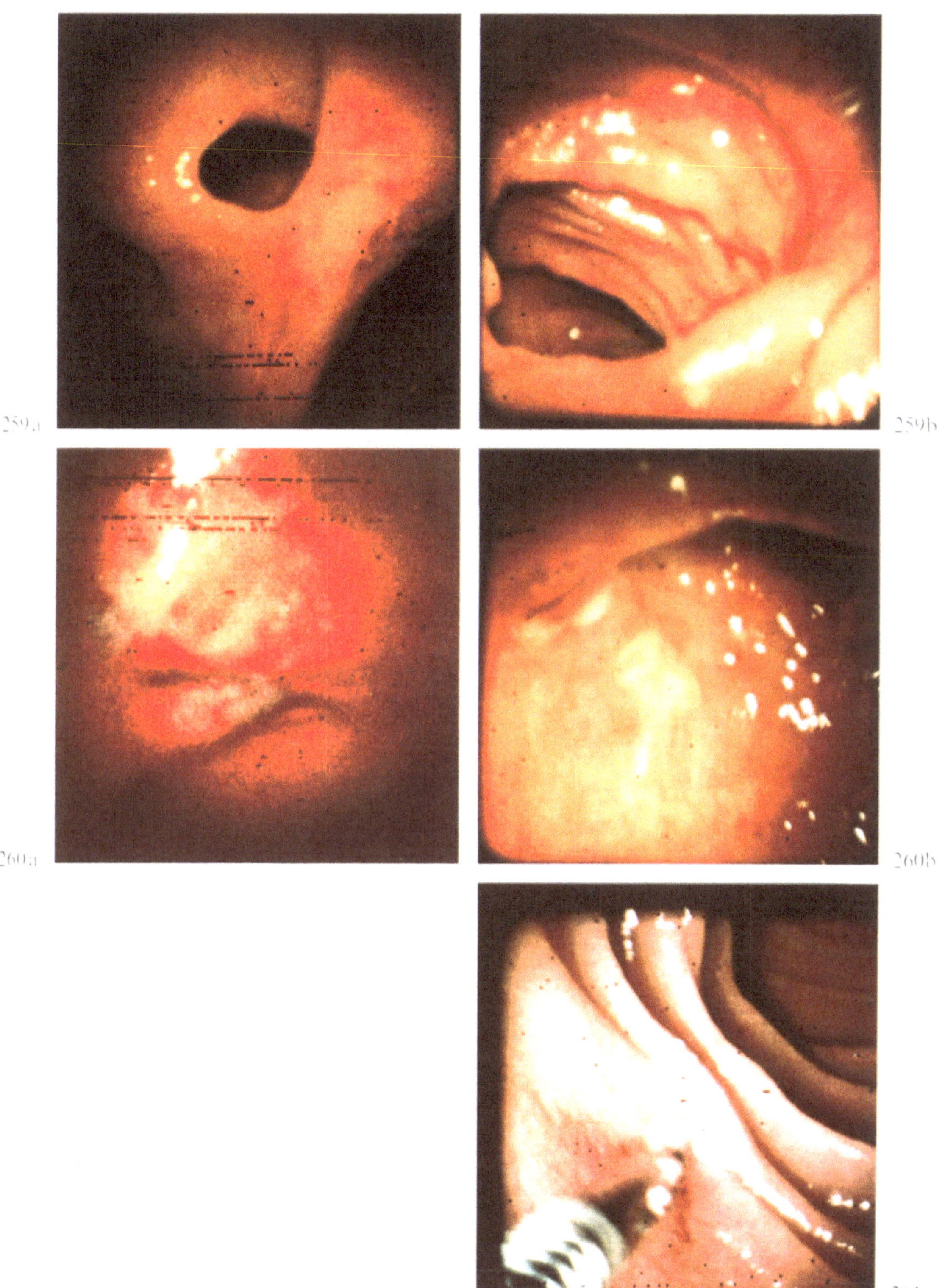

259a

259b

260a

260b

261

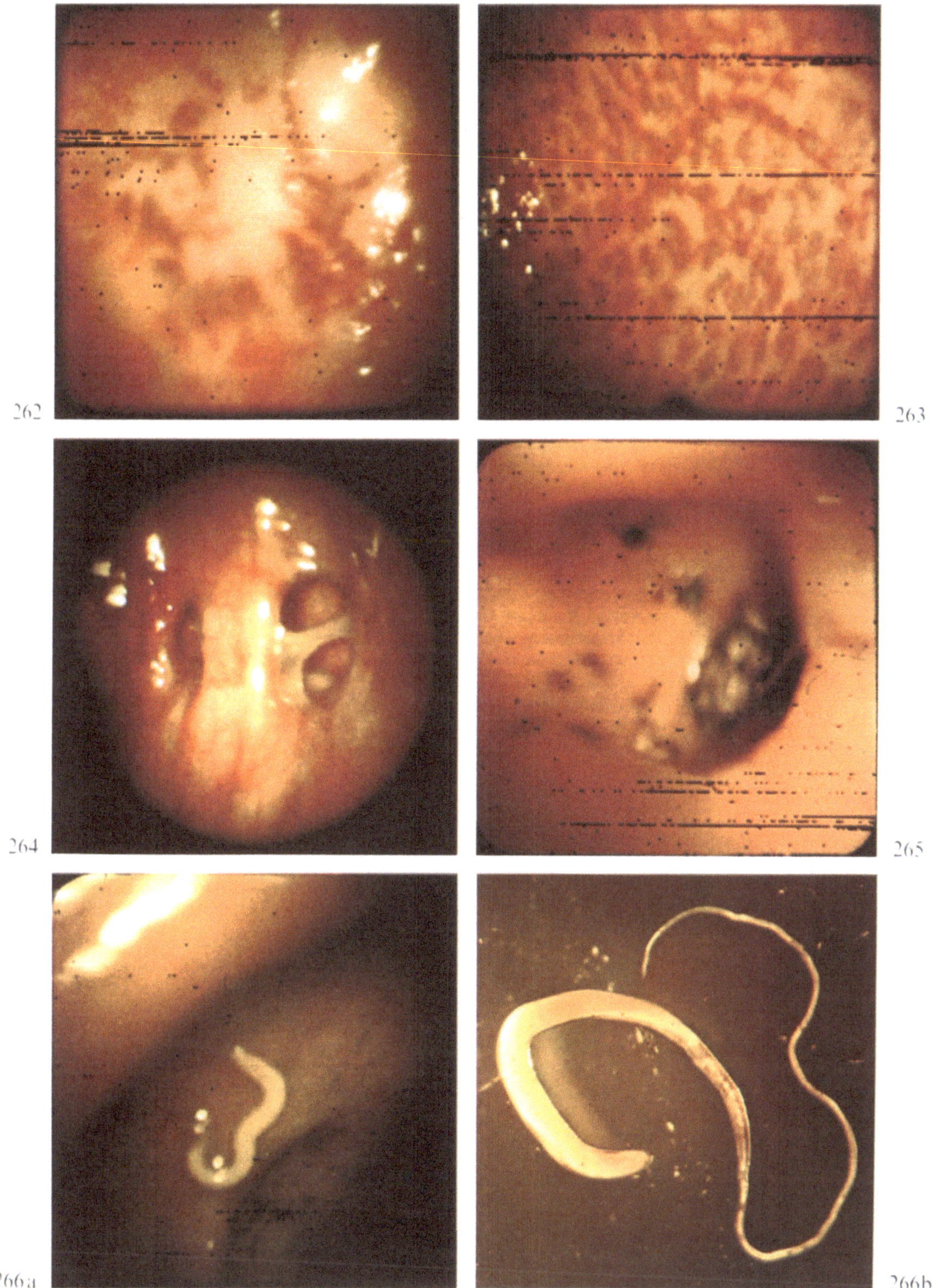

262

263

264

265

266a

266b